Amati Holle

Wesentliches
auf den Punkt gebracht

Dieses Buch möchte ich allen widmen,
die zu seiner Entstehung beigetragen haben.

Amati Holle

Wesentliches auf den Punkt gebracht

Essenzen der homöopathischen
Familien & Reiche

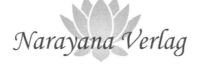

Übersicht

1. Stadien und Serien nach Jan Scholten 5
2. Schlüsselwörter der Miasmen 13
3. Arzneimittel aus dem Mineralienreich 17
   3.1 Einzelne Arzneimittel von A-Z 17
   3.2 Säuren 77
   3.3 Radioaktivität 85
   3.4 Edelsteine 89
4. Arzneimittel aus dem Pflanzenreich 103
   4.1 Pflanzenfamilien 103
   4.2 Bäume 199
5. Pilze 211
6. Arzneimittel aus dem Tierreich 219
   6.1 Insekten 221
   6.2 Schmetterlinge 227
   6.3 Spinnen 233
   6.4 Schlangen 239
   6.5 Vögel 243
   6.6 Meeresmittel 249
   6.7 Milchmittel 259
   6.8 Nosoden 267
7. Einheimische Blüteninspirationen und Bach-Blüten 273
8. Astrologische Inspiration 289

Anhang 293

Inhaltsverzeichnis

Vorwort von Amati Holle 1
Periodensystem der Elemente 4

1. Stadien und Serien nach Jan Scholten 5
Stadien 5   Serien 9

2. Schlüsselwörter der Miasmen 13
nach Rajan Sankaran 13   Nach Jan Scholten 14

3. Arzneimittel aus dem Mineralienreich 17
3.1 Einzelne Arzneimittel von A-Z.. 17

A

Alcoholus.................................... 17
Alumina....................................... 18
Ammonium 18
Ammonium carbonicum 18
Ammonium muriaticum 18
Antimonium-Verbindungen.... 18
    Antimonium metallicum 18
    Antimonium crudum 19
    Antimonium tartaricum...... 19
Argentum metallicum 19
Argentum nitricum................... 20
Argon... 20
Arsenicum album 20
Astatinum................................... 20
Aurum-Verbindungen 21
    Aurum............................... 21
    Aurum arsenicosum 21
    Aurum muriaticum 21
    Aurum sulphuricum 21

B

Barium-Verbindungen............. 22
    Barium metallicum............22
    Barium carbonicum 22
    Barium muriaticum 22
    Barium nitricum 22
    Barium phosphoricum...... 23
    Barium sulphuricum......... 23
Beryllium metallicum 23
Bismuthum metallicum 23
Borium purum metallicum 24
Borium causticum..................... 24
Borax veneta 24
Bromium..................................... 25
    Radium bromatum............25

C

Caesium 25
Cadmium metallicum 25
Calcium-Verbindungen 26
    Calcium bromatum...........26
    Calcium carbonicum 26
    Calcium fluoricum 26
    Calcium muriaticum 26
    Calcium phosphoricum....26
    Calcium silicatum 27
    Calcium sulphuricum 27
Carbonat-Verbindungen..........27
    Ammonium carbonicum ...28
    Barium carbonicum..........28
    Carbo animalis..................28
    Carbo vegetabilis..............28

Inhaltsverzeichnis

    Magnesium carbonicum 28
    Natrium carbonicum 28
Causticum 29
Cerium-Verbindungen 29
    Cerium metallicum 29
    Cerium bromatum 29
    Cerium carbonicum 29
    Cerium oxydatum 29
    Cerium phosphoricum 30
    Cerium iodatum 30
Chloratum-Verbindungen 30
    Acidum muriaticum 30
    Ammonium muriaticum 31
    Aurum muriaticum 31
    Barium muriaticum 31
    Calcium muriaticum 31
    Kalium muriaticum 31
    Magnesium muriaticum 31
Chromium 31
Cobaltum 32
Cuprum 32

D

Dysprosium-Verbindungen 32
    Dysprosium metallicum 32
    Dysprosium carbonicum 32
    Dysprosium fluoratum 32
    Dysprosium nitricum 33
    Dysprosium oxydatum 33
    Dysprosium sulphuricum 33

E

Erbium-Verbindungen 33
    Erbium metallicum 33
    Erbium carbonicum 34
    Erbium oxydatum 34
    Erbium phosphoricum 34
Europium-Verbindungen 34
    Europium metallicum 34
    Europium carbonicum 34
    Europium nitricum 35
    Europium oxydatum 35
    Europium phosphoricum 35

F

Ferrum metallicum 35
Ferrum phosphoricum 35
Fluoratum 36

G

Gadolinium-Verbindungen 36
    Gadolinium metallicum 36
    Gadolinium nitricum 36
    Gadolinium oxydatum 36
    Gadolinium phosphoricum 37
    Gadolinium sulphuricum 37
Gallium 37
Germanium 37
Glonoinum 37
Graphites 38

H

Hecla lava 38
Hafnium metallicum 38
Helium 38
Holmium-Verbindungen 39
    Holmium metallicum 39
    Holmium carbonicum 39
    Holmium muriaticum 39
    Holmium oxydatum 39
Hydrogenium 40

I

Indium metallicum 40
Iodum purum 40
Iridium metallicum 40

K

Kalium-Verbindungen 41
    Kalium arsenicosum 41
    Kalium bichromicum 41
    Kalium bromatum 41
    Kalium carbonicum 42
    Kalium iodatum 42
    Kalium muriaticum 42
    Kalium phosphoricum 42
Krypton 43

Inhaltsverzeichnis

L

Lanthanum-Verbindungen ... 43
   Lanthanum metallicum ... 43
   Lanthanum bromatum ... 43
   Lanthanum carbonicum ... 44
   Lanthanum fluoratum ... 44
   Lanthanum oxydatum ... 44
Lithium carbonicum ... 44
Lutetium-Verbindungen ... 45
   Lutetium metallicum ... 45
   Lutetium fluoratum ... 45
   Lutetium oxatum ... 45

M

Magnesium-Verbindungen ... 46
   Magnesium metallicum ... 46
   Magnesium carbonicum ... 46
   Magnesium iodatum ... 47
   Magnesium lacticum ... 47
   Magnesium muriaticum ... 47
   Magnesium phosphoricum ... 47
   Magnesium sulphuricum ... 47
Manganum metallicum ... 47
Mercurius-Verbindungen ... 48
   Mercurius vivus ... 48
   Mercurius corrosivus ... 49
   Mercurius cyanatus ... 49
   Mercurius dulcis ... 49
   Mercurius iodatus flavus ... 49
   Mercurius sulphuricus ... 49
Molybdaenum ... 49

N

Natrium-Verbindungen ... 50
   Natrium arsenicosum ... 50
   Natrium carbonicum ... 50
   Natrium causticum ... 50
   Natrium fluoratum ... 51
   Natrium hypochlorosum ... 51
   Natrium muriaticum ... 51
   Natrium nitricum ... 51
   Natrium oxalicum ... 51
   Natrium phosphoricum ... 51
   Natrium silicatum ... 51
   Natrium sulphuricum ... 52
Neodymium-Verbindungen ... 52
   Neodymium metallicum ... 52
   Neodymium carbonicum ... 52
   Neodymium fluoratum ... 52
   Neodymium nitricum ... 52
   Neodymium oxydatum ... 53
   Neodymium phosphoricum ... 53
   Neodymium sulphuricum ... 53
Neon ... 53
Niccolum ... 53
Niobium ... 54
Nitrogenium ... 54

O

Osmium metallicum ... 54
Oxygenium ... 55

P

Palladium metallicum ... 55
Petroleum ... 55
Phosphor-Verbindungen ... 56
   Phosphorus ... 56
   Aluminium phosphoricum ... 57
   Barium phosphoricum ... 57
   Calcium phosphoricum ... 57
   Ferrum phosphoricum ... 57
   Germanium phosphoricum ... 57
   Kalium phosphoricum ... 58
   Magnesium phosphoricum ... 58
   Natrium phosphoricum ... 58
   Phosphoricum acidum ... 58
   Plumbum phosphoricum ... 58
Platinum ... 59
Plumbum metallicum ... 59
Polonium metallicum ... 59
Praseodymium-Verbindungen ... 59
   Praseodymium metallicum ... 59
   Praseodymium carbonicum ... 60
   Praseodymium fluoricum ... 60
   Praseodymium muriaticum ... 60
   Praseodymium oxydatum ... 60
   Praseodymium sulphuricum ... 60

Inhaltsverzeichnis

R

Radium bromatum 61
Radon 61
Rhenium 61
Rhodium metallicum 62
Rubidium metallicum 62
Ruthenium 62

S

Saccharum raffinatum 63
Samarium-Verbindungen 63
    Samarium metallicum 63
    Samarium carbonicum 63
    Samarium fluoratum 64
    Samarium muriaticum 64
    Samarium oxydatum 64
    Samarium phosphoricum 64
    Samarium sulphuricum 64
    Scandium metallicum 65
Selenium 65
Silicea 65
Stannum 66
Strontium 66
Strontium carbonicum 66
Sulphur-Verbindungen 67
    Sulphur lotum 67
    Aurum sulphuratum 68
    Barium sulphuricum 68
    Calcium sulphuricum 68
    Chininum sulphuricum 68
    Magnesium sulphuricum 68
    Mercurius sulphuricus 68
    Natrium sulphuricum 69

    Sulphuricum acidum 69
    Hepar sulphuris 69

T

Tantalum metallicum 69
Technetium 70
Tellurium metallicum 70
Terbium-Verbindungen 70
    Terbium metallicum 70
    Terbium muriaticum 70
    Terbium oxydatum 70
    Terbium phosphoricum 71
    Terbium sulphuricum 71
Thallium metallicum 71
Titanium metallicum 71
Tungstenium metallicum 72

V

Vanadium metallicum 72

X

Xenon 73

Y

Ytterbium-Verbindungen 73
    Ytterbium metallicum 73
    Ytterbium carbonicum 73
    Ytterbium nitricum 74
    Ytterbium phosphoricum 74
Yttrium 74

Z

Zincum 75
Zirconium 75

3.2. Säuren 77

Aceticum acidum 78
Benzoicum acidum 78
Boricum acidum 78
Butyricum acidum 79
Carbolicum acidum 79
Chrysophanicum acidum 79
Chromicum acidum 79
Citricum acidum 79

Fluoricum acidum 80
Formicicum acidum 80
Gallicum acidum 80
Hydrocyanicum acidum 81
Lacticum acidum 81
Muriaticum acidum 81
Nitricum acidum 81
Nitromuriaticum acidum 81

Inhaltsverzeichnis

Oxalicum acidum 82
Phosphoricum acidum 82
Picricum acidum 82
Ribonucleicum acidum 82
Salicylicum acidum 83
Sarcolacticum acidum 83
Sulphuricum acidum 83
Uricum acidum 83

3.3. Radioaktivität 85
Die Uranium-Serie 85
Plutonium 86
Plutonium nitricum 86
Radium bromatum 86
Uranium metallicum 86
X-Ray 87

3.4. Edelsteine 89
Adamas 89
Amethyst 90
Aquamarin 90
Chalcedon 91
Chrysopras 92
Jaspis 92
Karneol/Sarder 93
Lapislazuli 93
Lapis marmoreus 94
Olivin/Chrysolith/Peridot 95
Rubin 95
Saphir 96
Sardonyx 96
Smaragd 97
Succinum 98
Topas imperial 98
Turmalin 99
Zirkon/Hyazinth 99
Hecla lava 100

4. Arzneimittel aus dem Pflanzenreich 103
4.1. Pflanzenfamilien 103
Anacardiaceae 104
   Anacardium orientale 104
   Rhus toxicodendron 104
   Rhus venenata 104
Apiaceae/Umbelliferae 105
   Aethusa cynapium 105
   Apium graveolens 106
   Asa foetida 106
   Cicuta virosa 106
   Conium maculatum 107
   Coriandrum sativum 107
   Hydrocotyle asiatica 108
   Oenanthe crocata 108
   Phellandrium aquaticum 108
   Sumbulus moschatus 109
      Carum carvi 109
      Pastinaca sativa 109
Araliaceae 110
   Aralia racemosa 110
   Ginseng quinquefolia 110
   Hedera helix 110
Berberidaceae 111
   Berberis aquifolium 111
   Berberis vulgaris 111
   Caulophyllum thalictroides 112
   Podophyllum peltatum 112
Boraginaceae 113
   Borago officinalis 113
   Myosotis arvensis 114
   Onosmodium virginianum 114
   Pulmonaria officinalis 114
   Symphytum officinale 114
Cactaceae 115
   Anhalonium lewinii 116
   Cactina 116
   Carnegiea gigantea 116
   Cactus grandiflorus 116
   Cereus bonplandii 117

Inhaltsverzeichnis

Cereus serpentinus 117
Opuntia vulgaris 117
Campanulaceae 118
   Campanula rotundifolia 118
Caprifoliaceae 118
   Lonicera caprifolium 119
   Lonicera xylosteum 119
   Sambucus nigra 119
   Viburnum opulus 119
Caryophyllaceae 120
   Agrostemma githago 120
   Phytolacca decandra 120
   Stellaria media 121
Compositae (Asteraceae) 121
   Achillea millefolium 121
   Artemisia abrotanum 122
   Arnica montana 122
   Bellis perennis 122
   Calendula officinalis 122
   Chamomilla 123
   Cina (Artemisia cina) 123
   Echinacea angustifolia 123
   Eupatorium perfoliatum 123
   Helianthus annuus 124
   Inula helenium 124
   Lactuca virosa 124
   Lappa arctium 124
   Senecio aureus 124
   Tanacetum vulgare 125
   Taraxacum officinale 125
   Valeriana officinalis 125
Cruciferae (Brassicaceae) 126
   Brassica napus 126
   Cochlearia armoracia 126
   Eutrema japonica 127
   Lepidium bonariense 127
   Matthiola 127
   Raphanus sativus var. niger 127
   Thlaspi bursa pastoris 128
Cucurbitaceae 128
   Bryonia alba 129
   Colocynthis 129
   Cucurbita pepo 129
Cucurbita citrullus 130
Elaterium 130
Luffa operculata 130
Dioscoreaceae 131
   Dioscorea villosa 131
Ericaceae 132
   Arbutus andrachne 132
   Arctostaphylos uva ursi 132
   Calluna vulgaris 133
   Chimaphila umbellata 133
   Gaultheria procumbens 133
   Kalmia latifolia 133
   Ledum 133
   Rhododendron chrysanthum 134
   Vaccinum myrtillus 134
Euphorbiaceae 134
   Acalypha indica 135
   Croton eluteria 135
   Croton tiglium 136
   Euphorbia 136
   Hippomane mancinella 136
   Hura brasiliensis 137
   Stillingia silvatica 137
Gentianaceae 138
   Centaurium erythraea 138
   Gelsemium 138
   Gentiana cruciata 139
   Gentiana lutea 139
Geraniaceae 140
   Cocainum hydrochloricum 140
      Ayahuasca 140
      Coca 140
      Guajacum officinale 140
      Tribulus terrestris 141
      Oxalis acetosella 141
Gramineae/Poaceae 141
   Arundo mauritanica 142
   Arundo donax 142
   Avena sativa 142
   Bambusa arundinaceae 142
   Cymbopogon citratus 143
   Holcus lanatus 143
   Hordeum vulgare 143

Inhaltsverzeichnis

Secale cornutum 143
Zea mays 144
Hamamelidaceae 144
   Hamamelis virginiana 144
      Cannabis indica 145
      Cannabis sativa 145
Karnivoren/Nepenthales 146
   Drosera rotundifolia 146
   Nepenthes distillatoria 146
   Sarracenia purpurea 147
Labiatae 147
   Agnus castus 148
   Collinsonia canadensis 148
   Lamium album 148
   Lycopus virginicus 149
   Melissa officinalis 149
   Mentha piperita 149
   Mentha pulegium 149
   Mentha viridis 150
   Mentholum 150
   Ocimum canum 150
   Ocimum sanctum 150
   Origanum majorana 150
   Origanum vulgare 151
   Teucrium marum verum 151
   Teucrium scordonia 151
Scrophulariaceae 152
   Chelone 152
   Digitalis purpurea 152
   Digitalinum 153
   Euphrasia 153
   Gratiola officinalis 153
   Scrophularia nodosa 153
   Verbascum thapsus 153
   Veronica officinalis 154
Leguminosae/Fabaceae 154
   Baptisia tinctoria 154
   Balsamum peruvianum 155
   Chrysarobinum 155
   Copaiva 155
   Melilotus officinalis 155
   Robinia pseudoacacia 156
   Sarothamnus scoparius 156

Liliales 156
   Colchicum autumnale 157
   Lilium tigrinum 157
   Paris quadrifolia 157
   Sabadilla 158
   Veratrum album 158
   Veratrum viride 158
Untergruppen der Liliales 158
   Asparagales 158
      Agraphis nutans 159
      Allium cepa 159
      Allium sativum 159
      Aloe vera 159
      Convallaria 160
      Crocus sativus 160
      Galanthus nivalis 160
      Ornithogalum umbellatum 161
      Sarsaparilla officinalis 161
      Squilla maritima 161
   Orchidaceae 161
      Cypripedium pubescens 162
Loganiaceae 162
   Curare 162
   Ignatia amara 163
   Nux vomica 163
   Spigelia anthelmia 163
   Strychninum 164
   Gelsemium 164
Magnoliales 164
   Camphora 165
   Cinnamomum ceylanicum 165
   Nux moschata 165
   Virola sebifera 166
      Aristolochia clematitis 166
      Asarum canadense 166
      Prunus laurocerasus 166
Malvaceae 167
   Abelmoschus 167
   Cacao 167
   Gossypium herbaceum 168
      Chocolate 168
Untergruppen der Malvaceae 169
   Tilioideae 169

Inhaltsverzeichnis

Tilia europaea 169
Cistaceae 169
Sterculioideae 169
    Kola 170
Thymelaeaceae 170
    Abrama augusta 170
Myrtales 171
    Angophora lanceolata 171
    Eucalyptus globulus 171
    Eugenia jambos 171
Papaveraceae 172
    Argemone 173
    Atropinum 173
    Chelidonium majus 173
    Codeinum 174
    Corydalis formosa 174
    Fumaria officinalis 174
    Morphinum aceticum 174
    Morphinum sulphuricum 175
    Opium 175
    Sanguinarium nitricum 175
    Sanguinaria canadensis 175
Piperaceae 176
    Aristolochia clematitis 176
    Asarum canadense 176
    Piper nigrum 177
    Piper methysticum 177
Primulaceae 177
    Anagallis arvensis 178
    Cyclamen europaeum 178
    Primula obconica 179
Ranunculaceae 179
    Aconitum napellus 180
    Actaea spicata 180
    Adonis vernalis 181
    Anemone nemorosa 181
    Cimicifuga racemosa 181
    Clematis erecta 181
    Cocculus indicus 181
    Helleborus niger 182
    Hydrastis canadensis 183
    Pulsatilla pratensis 183
    Ranunculus acris 183
    Ranunculus bulbosus 183
    Ranunculus sceleratus 184
    Staphisagria 184
Rosaceae 185
    Crataegus oxyacantha 185
    Laurocerasus officinalis 185
    Malus domestica 186
    Rosa canina 186
    Rosa damascena 186
    Nuphar luteum 187
Rubiaceae 187
    China officinalis 188
    Chininum sulphuricum 188
    Coffea cruda 188
    Coffea tosta 189
    Coffeinum 189
    Galium aparine 189
    Ipecacuanha 189
    Yohimbinum 190
Rutaceae 190
    Citrus vulgaris 190
    Ruta graveolens 191
Solanaceae 191
    Atropinum 192
    Belladonna 192
    Capsicum 192
    Fabiana imbricata 192
    Hyoscyamus 193
    Mandragora 193
    Solanum dulcamara 193
    Solanum lycopersicum 194
    Solanum mammosum 194
    Solanum nigrum 194
    Solanum tuberosum 194
    Solanum tuberosum aegrotans 194
    Stramonium 195
    Tabacum 195
    Franciscea uniflora 195
Theaceae 196
    Hypernicum 196
    Thea chinensis 196
Violaceae 196
    Viola odorata 197
    Viola tricolor 197

Inhaltsverzeichnis

4.2. Bäume 199
Lycopodium clavatum 199
Coniferales/Pinales 200
   Abies canadensis 200
   Abies nigra/Picea nigra 201
   Agathis australis 201
   Juniperus communis 201
   Larix decidua 202
   Sabina juniperus 202
   Taxus baccata 202
   Thuja occidentalis 202
   Pinus sylvestris 203
Fagales 203
   Betula alba 204
   Castanea vesca 204
   Corylus avellana 204
   Fagus sylvatica 204
   Juglans regia 204

Myrica cerifera 205
Quercus robur 205
Oleaceae 205
   Olea europaea 205
   Fraxinus americana 206
      Chionanthus virgine 206
      Syringa vulgaris 206
      Ligustrum vulgare 206
Laubbäume 207
   Aesculus hippocastanum 207
   Ginkgo biloba 207
   Hippophae rhamnoides 207
   Hura brasiliensis 207
   Salix babylonica 208
   Ulmus campestris 208
      Kreosotum 208
      Terebinthiniae oleum. 208

5. Pilze 211
Fleischige Großpilze 212
   Agaricus muscarius 212
   Agaricus campestris 212
   Agaricus pantherinus 212
   Agaricus phalloides 212
   Bovista/Lycoperdon 213
   Gyromitra esculenta 213
   Phallus impudicus 213
   Psilobcybe caerulescens 213
Schimmelpilze 214
   Aspergillus 214
   Penicillium glaucum 214

Penicillium Roquefortii 214
Penicillinum 214
Parasiten 215
   Cyclosporinum 215
   Secale cornutum 215
   Ustilago maydis 216
Hefepilze 216
   Candida albicans 216
   Candida parapsilosis 216
   Saccharomyces cerevisiae 217
Lungenflechten 217
   Sticta pulmonaria 217

6. Arzneimittel aus dem Tierreich 219

6.1. Insekten 221
Apis mellifica 221
Cantharis vesicatoria 221
Coccinella septempunctata 222
Coccus cacti 222
Doryphora decemlineata 222
Formica rufa 223

Formica nigra/Lasius niger 223
Vespa crabro 223
Parasiten 223
   Cimex lectularius 223
   Pediculus (humanus) capitis 224
   Pulex irritans 224

Inhaltsverzeichnis

6.2. Schmetterlinge 227
Acherontia atropos 227
Apeira syringaria 228
Bombyx chrysorrhoea 228
Bombyx processionea 228
Gonepteryx rhamni 228
Graphium agamemnon 229
Inachis io 229
Limenitis bredowii californica 229
Morpho peleides 230
Nymphalis urticae 230
Pieris brassicae 230

6.3. Spinnen 233
Aranea diademata 233
Aranea ixobola 234
Latrodectus mactans 234
Mygale lasiodora 234
Tarentula cubensis 235
Tarentula hispanica 235
Theridion curassavicum 235
Buthus australis 236
Limulus cyclops 236

6.4. Schlangen 239
Bothrops lanceolatus 239
Cenchris contortrix 239
Crotalus cascavella 240
Crotalus horridus 240
Dendroaspis polylepsis 240
Elaps corallinus 240
Lachesis muta 240
Naja tripudians 241
Vipera berus 241
Bufo rana 241

6.5. Vögel 243
Falconiformes 243
    Buteo jamaicensis 243
    Falco peregrinus 243
    Haliaeetus leucocephalus 244
Vultures/Corvidae 244
    Corvus corax principalis 244
    Pica pica 245
Galliformes 245
    Anas indica 245
Anser anser 246
Ara macao 246
Calcera ovi testae 246
Columba palumbus 246
Cuculus canorus 247
Cygnus cygnus 247
Larus argentatus 247
Pelicanus onocrotalus 247

6.6. Meeresmittel 249
Aqua marina 249
Ambra grisea 249
Asterias rubens 250
Corallium rubrum 250
Cypraea eglantina 250
Gadus morrhua 250
Homarus gammarus 250
Lac delphinum 251
Lac phoca vitulina 251
Limulus cyclops 251
Mater perlarum 251
Medusa (Aurelia aurita) 251
Murex purpurea 252
Mytilus edulis 252
Mytili margerita 252
Oleum jecoris aselli 252
Pecten jacobaeus 252
Sepia 252
Spongia tosta 253
Venus mercenaria 253
    Astacus fluviatilis 253
    Anas indica 254

Inhaltsverzeichnis

Calcium-Verbindungen 254
Carassius auratus 254
Cygnus Cygnus 254
Gadus morrhua 254
Iodum purum 254
Kalium iodatum 255
Kalium muriaticum 255
Lac simiae 255

Larus argentatus 255
Magnesium iodatum 255
Muriaticum-Verbindungen 255
Natrium muriaticum 256
Pelecanus onocrotalus 256
Pisces 256
Squilla maritima 256

6.7. Milchmittel 259

Lacticum acidum 259
Lac asinum 259
Lac caninum 260
Lac caprinum 260
Lac defloratum 260
Lac delphinum 260
Lac elefantis asiatica 261
Lac equinum 261
Lac felinum 261
Lac glama 262

Lac humanum 262
Lac leoninum 262
Lac lupinum 263
Lac oryctolagi cuniculi 263
Lac ovinum 263
Lac phascolarctos 263
Lac phoca vitulina 264
Lac simiae 264
Lac suinum 264

6.8. Nosoden 267

Carcinosinum 267
Lyssinum/Hydrophobinum 267
Medorrhinum 268

Psorinum 268
Syphilinum 269
Tuberculinum bovinum 269

7. Einheimische Blüteninspirationen und Bach-Blüten 273

Ahorn 273
Arnika 273
Augentrost 273
Baldrian 273
Bärentraube 274
Bärlauch 274
Beifuß 274
Beinwell 274
Berberitze 274
Bibernelle 274
Bilsenkraut 275
Birke 275
Borretsch 275
Brennessel 275
Brombeere 275
Buschwindröschen 276
Dill 276

Eberesche 276
Efeu 276
Eiche 276
Eisenhut, Sturmhut 276
Eisenkraut 277
Enzian 277
Erika 277
Esche 277
Ess-, Edelkastanie 277
Fuchsie 277
Gauklerblume, gefleckte 278
Gauklerblume II 278
Ginster 278
Goldrute 278
Hahnenfuß 278
Hainbuche 278
Hartriegel 279

Inhaltsverzeichnis

Heckenrose 279
Holzapfel 279
Hornkraut 279
Ilex, Stechpalme 279
Jelängerjelieber 279
Johanniskraut 280
Kamille 280
Kiefer 280
Kirschpflaume 280
Klee, roter Wiesenklee 280
Knäuel, einjähriges Scleranthus 280
Knoblauch 280
Königskerze 281
Lavendel 281
Lärche 281
Leimkraut 281
Löwenzahn 281
Mais 281
Malve, Stockrose 281
Margerite 282
Milchstern 282
Odermennig 282
Olivenbaum 282
Pfefferminze 282
Pinie, Kiefer 282
Platterbse 283
Quellwasser, heilkräftiges 283
Quitte 283
Rainfarn 283
Ringelblume 283
Rittersporn 283
Rosskastanie (Knospe) 283
Rotbuche 284
Rote Kastanie 284
Schafgarbe 284
Schierlingsreiherschnabel 284
Schwertlilie 284
Seerose 284
Senf, wilder 285
Sonnenblume 285
Sonnenröschen 285
Springkraut, drüsentragendes 285
Sumpfwasserfeder 285
Tausendgüldenkraut 285
Tigerlilie 286
Ulme 286
Waldrebe, weiße Clematis 286
Waldtrespe 286
Walnuss 286
Wegwarte 286
Weide 287
Weiße Kastanie 287
Weinrebe 287
Wermut 287
Zitterpappel 287

8. Astrologische Inspiration 289

Widder 289
Stier 289
Zwilling 289
Krebs 290
Löwe 290
Jungfrau 290
Waage 290
Skorpion 290
Schütze 291
Steinbock 291
Wassermann 291
Fische 291

Anhang 293

Tabellen 294
Literaturverzeichnis 314
Repertorium 317
Arzneimittelverzeichnis 333
Die Autorin 340
Impressum 341

Vorwort von Amati Holle

Es schläft ein Lied in allen Dingen,
Die da träumen fort um fort,
Und die Welt hebt an zu singen,
Triffst du nur das Zauberwort.

Joseph Frhr. von Eichendorff (1788-1857)

Trefflicher lässt sich kaum beschreiben, was sich offenbart, wenn das **Wesen** der verabreichten Arznei dem des Menschen ähnlich ist. Es ist mir immer wieder eine große Freude, nach jenem **Wesen**tlichen in der Arznei zu suchen und das von Eichendorff beschworene Zauberwort für die Behandlung zu enthüllen. Darin sehe ich die Aufgabe der Homöopathie, in jedem Lebewesen den innewohnenden Klang zu ergründen, der Klang des Liedes in unserem Inneren, in dem wir uns wiedererkennen und der, indem er unseren Wesenskern leuchten lässt, uns zur Heilung führt.

Dieses Buch ist eine Zusammenfassung von Arzneimittelmerkmalen aus unterschiedlichen Quellen, die ich im Laufe der Jahre, während meiner Arbeit in der Praxis und bei meiner Lehrtätigkeit, zusammengetragen habe. Da ich zu Beginn nicht an eine Veröffentlichung gedacht hatte, bitte ich um Verständnis, wenn sich die Quellen nicht mehr ganz lückenlos rekonstruieren lassen. In den meisten Fällen finden sich jedoch ausführliche Quellenhinweise.

Da es sich bei den aufgeführten Symptomen um Kurzbeschreibungen handelt, habe ich mich in der Formulierung auf das Nötigste beschränkt, das heißt, wenn Sie als Symptom lesen: „Legen viel Wert auf Äußeres", dann ist damit gemeint: „Menschen, denen dieses Arzneimittel gut helfen kann, legen viel Wert … etc."

„Das Feld ist die einzige bestimmende Kraft der Materie.",

sagte einmal Albert Einstein. In der Homöopathie steht vor dem Abgleichen mit den „Feldern" der Arzneilehre, zunächst so viel wie möglich vom Wesen eines Menschen zu verstehen.

Eine Sammlung von Kurzbeschreibungen wie diese stellt keine Rechtfertigung für die leichtfertige Verordnung einer Arznei dar. Einige Empfindungen oder Symptome

Vorwort von Amati Holle

herauszunehmen und mit ihnen eine Arznei suchen zu wollen, führt nicht selten zu unfreiwilligen Arzneimittelprüfungen. Das ist nicht der Sinn dieses Buches.

Hingegen kann es eine wertvolle Arbeitsgrundlage für die tägliche Praxisarbeit bedeuten, um uns Themenbereiche in Erinnerung zu rufen und uns zu helfen, in wenigen Worten die Essenz einer Substanz zu verstehen. Ich schätze die Art des Einblicks ins Repertorium, bei der ich eine Tür vorfinde, hinter der sich immer auch verwandte Türen zeigen. Ist z. B. *Lycopodium* aufgeführt, bedeutet dies für mich, ebenfalls an andere Bäume zu denken. Lese ich in einer Rubrik Apis, könnten auch andere Insekten interessant sein.

Botanische Zuordnungen ändern sich, und so ist es nicht verwunderlich, wenn verschiedene Autoren verschiedene Aspekte erkennen. Am Beispiel von Sambucus nigra *(Holunder)* soll dies deutlich gemacht werden. Die Stellung der Gattung „Sambucus" im Pflanzensystem ist seit langer Zeit umstritten. Botanisch gehörte sie lange Zeit der Familie der Caprifoliaceae *(Geißblattgewächse)* an. Auch Jan Scholten zählt sie noch heute zu dieser Gruppe. Die moderne Botanik gliedert Pflanzen wie Sambucus *(Holunder)* und auch Viburnum *(Schneeball)* jedoch der Familie der Adoxaceae *(Moschuskrautgewächse)* ein.[14] Schließlich wurde eine eigene Familie der Sambucaceae definiert, da es nicht klar war, wohin sie nun gehören, dem schließe ich mich an.

Ich habe mich bemüht, die wegweisenden Forschungsergebnisse von Rajan Sankaran in diese Sammlung zu integrieren. Bei einigen Arzneien, bei denen die familiäre Zuordnung nicht klar war, habe ich sie (über Wikipedia) hinzugefügt. Mögen Sie selbst entscheiden, in welches „Feld" Sie die jeweilige Arznei stellen.

Ich gehe davon aus, dass wir in den nächsten Jahren einen viel tieferen Einblick in das Wesen der Arzneien bekommen. Wir stehen erst am Anfang einer großartigen neuen Erkenntniswelle. Wenn Sie selbst sich daran beteiligen wollen, senden Sie mir die Information (max. 1 DIN A4 Seite) zu. Vielleicht kann auch Ihr Wissen (mit Nennung Ihres Namens) mit einfließen.

www.amatiholle.de

Amati Holle
Münster, im Mai 2011

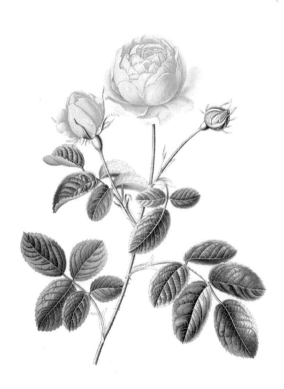

PERIODENSYSTEM DER ELEMENTE

Serien	Stadien 1	2	3	4	5	6	7	8	9	10	11	12	13	14	15	16	17	18
1	1 H Wasserstoff																	2 He Helium
2	3 Li Lithium	4 Be Beryllium											5 B Bor	6 C Kohlenstoff	7 N Stickstoff	8 O Sauerstoff	9 F Fluor	10 Ne Neon
3	11 Na Natrium	12 Mg Magnesium											13 Al Aluminium	14 Si Silicium	15 P Phosphor	16 S Schwefel	17 Cl Chlor	18 Ar Argon
4	19 K Kalium	20 Ca Calcium	21 Sc Scandium	22 Ti Titan	23 V Vanadium	24 Cr Chrom	25 Mn Mangan	26 Fe Eisen	27 Co Cobalt	28 Ni Nickel	29 Cu Kupfer	30 Zn Zink	31 Ga Gallium	32 Ge Germanium	33 As Arsen	34 Se Selen	35 Br Brom	36 Kr Krypton
5	37 Rb Rubidium	38 Sr Strontium	39 Y Yttrium	40 Zr Zirconium	41 Nb Niob	42 Mo Molybdän	43 Tc Technetium	44 Ru Ruthenium	45 Rh Rhodium	46 Pd Palladium	47 Ag Silber	48 Cd Cadmium	49 In Indium	50 Sn Zinn	51 Sb Antimon	52 Te Tellur	53 I Iod	54 Xe Xenon
6	55 Cs Caesium	56 Ba Barium	57 La* Lanthan	72 Hf Hafnium	73 Ta Tantal	74 W Wolfram	75 Re Rhenium	76 Os Osmium	77 Ir Iridium	78 Pt Platin	79 Au Gold	80 Hg Quecksilber	81 Tl Thallium	82 Pb Blei	83 Bi Bismut	84 Po Polonium	85 At Astat	86 Rn Radon
7	87 Fr Francium	88 Ra Radium	89 Ac** Actinium	104 Rf Rutherfordium	105 Db Dubnium	106 Sg Seaborgium	107 Bh Bohrium	108 Hs Hassium	109 Mt Meitnerium	110 Ds Darmstadtium	111 Rg Roentgenium	112 Cn Copernicium	113 Uut Ununtrium	114 Uuq Ununquadium	115 Uup Ununpentium	116 Uuh Ununhexium	117 Uus Ununseptium	118 Uuo Ununoctium

* Lanthanide	58 Ce Cer	59 Pr Praseodym	60 Nd Neodym	61 Pm Promethium	62 Sm Samarium	63 Eu Europium	64 Gd Gadolinium	65 Tb Terbium	66 Dy Dysprosium	67 Ho Holmium	68 Er Erbium	69 Tm Thulium	70 Yb Ytterbium	71 Lu Lutetium
** Actinide	90 Th Thorium	91 Pa Protactinium	92 U Uran	93 Np Neptunium	94 Pu Plutonium	95 Am Americium	96 Cm Curium	97 Bk Berkelium	98 Cf Californium	99 Es Einsteinium	100 Fm Fermium	101 Md Mendelevium	102 No Nobelium	103 Lr Lawrencium

Kapitel 1

Stadien und Serien nach Jan Scholten[3]

Stadien

1. Stadium

Neuanfang, der spontane Beginn. Impulsiv. Müssen einfach „tun", ohne auf frühere Erfahrungen aufbauen zu können. Allein, manchmal naiv. Gedankenlos.

Miasma: Akut. Reflex, Schrecken. Plötzlich, heftig, instinktiv.[4]
Arzneimittel: Caesium, Francium, Hydrogenium, Kalium, Lithium, Natrium, Rubidium.

2. Stadium

Unsicher, schüchtern. Passt sich an. **Beobachtet** werden. **Beobachten – lieber nichts tun aus Unsicherheit**. Sucht Schutz und Unterstützung. Zweiheit, wie verhalte ich mich zum Rest.

Miasma: Typhus. Intensiv, Krise, Notfall, Heimweh, Ungeduld.[4]
Arzneimittel: Barium, Beryllium, Calcium, Magnesium, Radium, Strontium.

3. Stadium

Die Suche nach dem Richtigen. **Standortbestimmung.** Probieren alles aus. Sind unsicher, unterschätzen sich und bekommen kein Ergebnis. Wollen sich nicht festlegen.

Miasma: Ringworm. Versuchen und Aufgeben. Verärgerung. Akne, Herpes.[4]
Arzneimittel: Actinium, Alumina, Boron, Lanthan, Scandium.

4. Stadium

Der erste Schritt. Offizieller Beginn. **Die Entscheidung steht.** Obwohl sie noch unsicher sind und Zweifel haben. **Gründung.** Festigkeit. Das „Ich". Verbunden mit etwas. Schließen sich an.

Miasma: Granulome.
Arzneimittel: Titanium, Zirconium, Cerium, Hafnium, Thorium.

5. Stadium

Die Vorbereitung des Werkes. Noch provisorisch. Der Berg erscheint zu hoch. Entmutigt, bleiben enttäuscht in den Vorbereitungen stecken. Anläufe und Rückschläge. ***Aufgeben und Tun. Tun immer das Gleiche. Geben auf, tun es dann aber doch wieder.*** Hin und Her. Zweifel.

Miasma: Malaria. intermittierend, verfolgt, feststecken. Pech, Periodizität. Abwechselnd akzeptieren und dagegen angehen. Blockiert. Migräne.[4]
Arzneimittel: Niobium, Praseodymium, Protactinium, Tantalum, Vanadium.

6. Stadium

Stellen sich der Herausforderung. **Entschlossenheit.** Noch zweifeln, aber tun es dennoch. Zum Handeln gezwungen.[37] Unsicherheit überwinden müssen. Mut trotz Gefahr. DraufgängerIn. Verbergen den Zweifel.

Arzneimittel: Chromium, Molybdän, Neodymium, Uran, Wolfram.

7. Stadium

Übung macht den Meister. Haben bewiesen, dass sie es können. Möchten gemeinsam handeln, von anderen lernen. **Zusammenarbeiten.** Wissen, dass sie noch viel lernen müssen.

Miasma: Antrax (Schafe).
Arzneimittel: Manganum, Neptunium, Promethium, Rhenium, Technetium.

8. Stadium

Großes Pensum wird mit Kraft und **Durchhaltevermögen durchschritten.**
Ärger durch Druck, Zeitnot. Unter Druck stehen. Gereiztheit bei Widerständen.

Arzneimittel: Ferrum, Ruthenium, Samarium, Osmium, Plutonium.

9. Stadium

Der letzte Schliff bis alles vollkommen ist. ***Fast fertig.*** Der Erfolg ist schon in Sicht. **Generalprobe.** Angst ***vor dem einen letzten Fehler,*** der dazu führen könnte, doch noch alles aufzugeben. Zustimmung finden.

Arzneimittel: Americium, Cobaltum, Europium, Iridium, Rhodium.

10. Stadium

Das *Ziel ist erreicht und selbstverständlich.* Fühlen sich unabhängig und frei in der Entscheidung. Überzeugungskraft. Hochmut. Erfüllung.

Miasma: Sykose. Geheimnis. Verstecken. Vermeiden vs. Annehmen. Tumore, Gonorrhö, Neurose.[4]

Arzneimittel: Carbon, Curium, Gadolinium, Niccolum, Palladium, Platinum, Silicium.

11. Stadium

Bewahrung des Erreichten. Absicherung von Besitz. Privilegien. Das Erreichte schützen. Wohlwollend teilen. *Großzügigkeit.*

Arzneimittel: Argentum, Aurum, Berkelium, Cuprum, Terbium.

12. Stadium

Zuviel des Guten.[37] Die Macht ist ausgereizt und **übertrieben**. Fürchten Angriff. Streiten, um **Kontrolle** zu behalten. Wiederholung. Macht sich Feinde durch zu viel Dominanz.

Miasma: Krebs: Kontrolle, Vollkommenheitsanspruch, hohe Erwartung, Ordnung und **Chaos. Krebs.**[4]

Arzneimittel: Cadmium, Californium, Dysprosium, Mercurius, Zincum.

13. Stadium

Ziehen sich auf sicheren Boden/überholte Werte zurück.
Nostalgie. Heimweh. Anfang vom Ende. Abgeschoben werden, verzichten müssen.

Miasma: Mykose.

Arzneimittel: Einsteinium, Gallium, Holmium, Indium, Thallium.

14. Stadium

Ausgelaugt, ohne Kraft. Abgeschoben. **Hinter der formalen Fassade verstecken.** Ohne Macht und Verantwortung. Gleichgültig. Atrophie. Lähmung. Rigide Religion. Formales. Trocken. Verbergen. Wahren. Polio.

Arzneimittel: Erbium, Fermium, Germanium, Plumbum, Stannum.

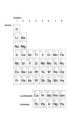

Stadien und Serien nach Jan Scholten

15. Stadium

Verlust und Niederlage. Auch wenn sie nicht nachgeben wollen, müssen sie doch **abdanken**. Vergeben. Vergessen. Verbrennen. Verschwinden. Verzehren sich. Gift/Vergiftung.

Miasma: Tuberkulose: Freiheit. In die Falle gegangen. Trotz. Verlangen nach Veränderung und Aktivität.
Arzneimittel: Antimonium, Arsenicum, Bismuthum, Mendelevium, Nitrogenium, Phosphorus, Thulium.

16. Stadium

Alles ist vorbei, ist aber **in der Phantasie noch etwas Großartiges** sein.
Ekel. Verführen. Saugen. Ausgestoßen. **Verwahrlosung.** Es ist zwecklos, noch etwas zu tun.

Miasma: Lepra: Ekel. Verachtung. Schmutz. Ausgestoßen. Ausgesetzt.[4]
Arzneimittel: Nobelium, Oxygenium, Polonium, Selenium, Sulphur, Tellurium, Ytterbium.

17. Stadium

Alles wird **ausgelöscht** und getilgt. Nicht einmal die Asche bleibt übrig.
Alles **loslassen**. Wollen behalten, müssen sich notfalls nehmen, was benötigt wird.

Miasma: Syphilis: Zerstörung. Verzweiflung. Tod und Verwüstung. Psychose.
Arzneimittel: Astatinum, Bromium, Chlorum, Fluor, Iodum, Lawrencium, Lutetium.

18. Stadium

Ende. Pause. Nichtstun. Flucht aus dem Körperlichen. Koma. Schlaf. **Nichts fühlen.** Tut nichts mehr, will nicht mehr da sein. Rausgehen. Alles ist in der Schwebe. Taubheit. Anästhesie.

Arzneimittel: Argon, Helium, Krypton, Neon, Radon, Xenon.

Serien

1. Wasserstoff-Serie

Verlangen nach Einheit. Dasein. Existenz. Beschützen. Das Ungeborene. Empfinden von „außerhalb von Raum und Zeit".[37]
Nicht ganz mit der Erde materialisiert. Abneigung gegen Einschränkungen.
„Ich werde ..."

Arzneimittel: Helium, Hydrogenium.

2. Kohlenstoff (Carbon)-Serie

Bin ich Teil von etwas oder getrennt? Fühlen. Gehaltenwerden.
Entwicklung des „Ich". Es gibt eine Grenze zwischen Ich und der Welt.
Besitz. Geben und Nehmen. Körperliche Vitalität. Kindliche Aspekte.
„Ich bin ..."

Arzneimittel: Beryllium, Boron, Carbon, Fluor, Lithium, Neon, Nitrogenium, Oxygenium.

3. Silicium-Serie

Beziehungen. Zuhause. Familie. Nachbarschaft. Identität.
Kommunikation, Sprache. Lernen. Spiel. Verbindungen mit anderen Menschen. (Freunde/Geschwister). Bin ich geliebt oder nicht. Liebeleien.[34]
„Ich verbinde mich mit ..."

Arzneimittel: Aluminium, Argon, Chlor, Magnesium, Natrium, Phosphorus, Silicium, Sulphur.

4. Eisen-Serie

Schutz. Angriff vs. Verteidigung. Muss die **Pflichten für** die Gemeinschaft erledigen. Gutmachung. Handeln. Arbeit. Leistung. Materielles. **Praktisch. Nutzen.** Meine Position.
„Ich arbeite für ... Dorf/Gruppe".

Arzneimittel: Arsenicum, Bromium, Calcium, Chromium, Cobaltum, Cuprum, Ferrum, Gallium, Germanium, Kalium, Krypton, Manganum, Niccolum, Scandium, Selenium, Titanium, Vanadium, Zincum.

5. Silber-Serie

Kreativität. Darstellung. Show. ***Anklang finden. Glänzen.*** Guter Ruf und Ansehen. Wissenschaft. Kunst. Etwas Besonderes sein, bewundert werden. Schöpferisch. Inspiration. Ideen.
„Ich stelle dar, stelle mir vor ...", Bühne.

Arzneimittel: Antimonium, Argentum, Cadmium, Indium, Iodum, Molybdän, Niobium, Palladium, Rhodium, Rubidium, Ruthenium, Stannum, Strontium, Technetium, Tellurium, Xenon, Yttrium, Zirconium.

6. Gold-Serie

Macht. Verantwortung. Führungskraft. Autorität. Geltung. Leiter in der Welt. Königln. ***Selbstverwirklichung.*** Gefühl, besonders zu sein. Stolz. Allein am Gipfel. Licht und Dunkel.
„Ich (be)herrsche ...", Königreich.

Arzneimittel: Astatinum, Aurum, Barium, Bismuthum, Caesium, Hafnium, Iridium, Lanthanum, Mercurius, Osmium, Platinum, Plumbum, Polonium, Radon, Rhenium, Tantalum, Thallium, Tungsten (Wolfram).

6. Lanthanide *(Teil der Gold-Serie)*

Wollen unabhängig bleiben. Autonomie. Wollen ihr eigener Anführer sein. Eigenes Gesetz. Den eigenen Weg gehen. Ich will es SELBST tun.
„Ich entscheide selbst." Der Erde dienen.

Arzneimittel: Cerium, Dysprosium, Erbium, Europium, Gadolinium, Holmium, Lanthanum, Lutetium, Neodymium, Praseodymium, Promethium, Samarium, Terbium, Thulium, Ytterbium.

7. Uranium-Serie

Lebensende. Aus dieser Welt gehen. Intuition. Schrankenlosigkeit. Ganzes Universum. ***Magie.*** Starker Geist im schwachen Körper. Wenn der Körper zerfällt, dennoch im Geist stark und intuitiv. Wollen nicht mehr weiterleben oder glauben, das Leben nicht verdient zu haben.
„Ich löse mich ..."

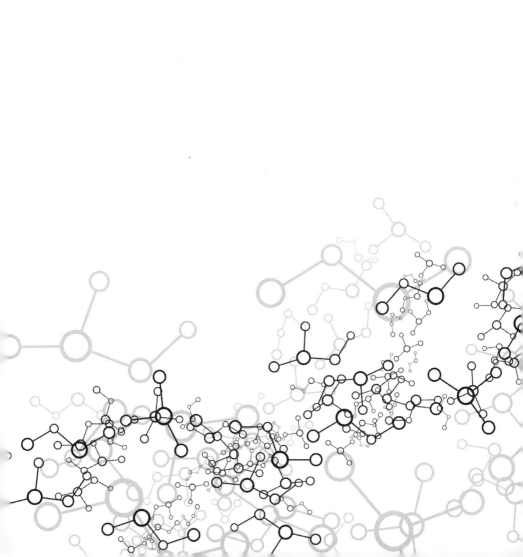

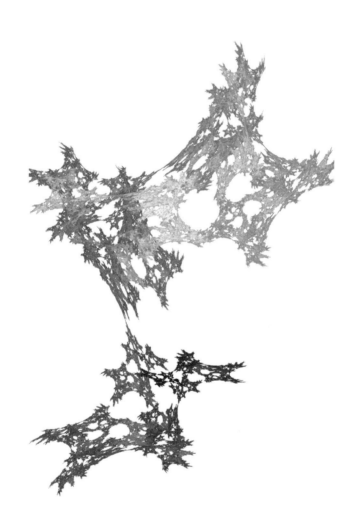

Kapitel 2

Schlüsselwörter der Miasmen

Nach Rajan Sankaran[4P]

Arzneimittel: Actinium, Americium, Berkelium, Californium, Curium, Einsteinium, Fermium, Francium, Lawrencium, Mendelevium, Neptunium, Nobelium, Plutonium, Protactinium, Radon, Thorium, Uran.

Akutes Miasma	Plötzlichkeit. Heftigkeit. Reflex. Schrecken. Instinktive Reaktion.[4]
Typhus-Miasma	Intensiv. Krise. Notfall. Heimweh. Ungeduld.
Malaria-Miasma	Intermittierend, verfolgt, feststecken, periodisch (abwechselnd akzeptieren und dagegen angehen).
Ringworm-Miasma	Versuch und Aufgabe. Verärgerung.
Sykose-Miasma	Verstecken. Geheimnis. Vermeidung. Annehmen. Tumore.
Krebs-Miasma	Kontrolle. Hohe Erwartung. Ordnung und Chaos.
Tuberkulose-Miasma	Aktivität. Hektik. Freiheit. Verlangen nach Veränderung.
Lepra-Miasma	Ekel. Verachtung. Schmutz. Ausgestoßen, ausgesetzt.
Syphilis-Miasma	Zerstörung. Verzweifelung. Tod und Verwüstung. Psychose.

Nach Jan Scholten

Jan Scholten hat in sein Periodensystem die Miasmen von R. Sankaran übertragen und noch weiter hinzugefügt. Da ich das System der Stadien bevorzuge, erwähne ich folgende Miasmen nach Scholten hier nur wie folgt:

Granulome Miasma	4. Stadium
Antrax (Schafe) Miasma	7. Stadium
Hochdruck Miasma	8. Stadium
Mykosen Miasma	13. Stadium
Polio/Atrophie Miasma	14. Stadium
Schlaf Miasma	18. Stadium

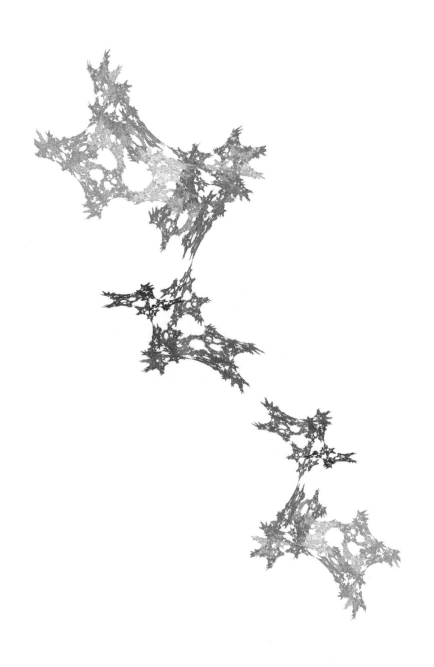

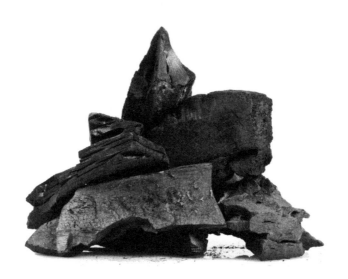

Kapitel 3

Arzneimittel aus dem Mineralienreich von A-Z

Kapitel 3.1

Einzelne Arzneimittel von A-Z

Geordnet, organisiert, systematisch. Zahlen und Fakten.
Beschwerden infolge von: Probleme mit **Struktur und Funktion**.
Bruch der Struktur. Bruch der Beziehung. Leistung.
Träume und Interessen: Finanzen. Haus. Beziehung. Auftreten. Anstrengung. Wiederholung.

(Nach R.Sankaran[4])

Die meisten hier aufgeführten mineralischen Beschreibungen stammen von Jan Scholten[3,3L], Patricia Le Roux[37], Bhawisha Joshi[32] und Philipp Zippermayr[1].

| **Alcoholus** | Äthylalkohol, Ethanol (CH_3CH_2OH) | *alco.* |

Weltweit größte Hauptdroge.
Möchte Hemmungen herabsetzen / aus sich rauskommen.
Verlangen nach Aufmerksamkeit. Enthüllen Geheimnisse. Übertriebenes Lachen. Plötzlicher Stimmungswandel. Dulden keinen Widerspruch. Erregung. Beklagen sich. Zorn, beleidigend. Konzentrationsstörungen beim Lesen. Verworrene Sprache.

Ängste: Alleinsein. Abgründe hinabfallen.
Täuschung: Von Beleidigungen. Verfolgt zu werden. Glauben, wohlhabend zu sein. Wollen Gegenstände in Brand setzen. Später auch gewalttätige Handlungen.
Träume: Erotische. Freunde. Unfälle. Zerstörung. Wasser. Ertrinken. Verirrung.
Körperlich: Schläfrigkeit. Kopfschmerzen nach dem Erwachen. Sodbrennen. Verstopfung. Leberschäden. Infektionskrankheiten. Wirkt vermindernd auf die Verarbeitung anderer Nährstoffe. Einfluss auf das ZNS. Zusammenzucken wie bei elektrischen Schlägen. Verlangsamt Herz- und Atmungsaktivität. Schlecht heilende Wunden. Rosacea. Akne.
Vergleiche: Verschiedener Alkohol: Wein (Humorvoll. „Göttliche Vereinigung"). Nachtschatten. Nux vomica. Opium. Sulphur. Medorrhinum.

| **Alumina** | *Aluminium (Al)* | alum. |

Silicium-Serie: 3. Stadium

„Ein kleines Licht". *Identitätsverwirrung.* **Handeln im Auftrag anderer.** „War ich das oder warst du das?"[32] Formbar. Nachgiebig. Desorientiert, konfus. Einsamkeit. Immer zur Eile getrieben, innerlich langsam. Rollenverwechslung. Passen sich an, zu gutwillig. *Empfindlich* beim Anblick von *Blut.*

| **Ammonium** | | am. |

Groll, Enttäuschung, Idealisierung, Verlust der Kreativität, auferlegtes Schweigen, Geringschätzung.

| **Ammonium carbonicum** | *Hirschhornsalz* | am-c. |

Griesgram mit chronischer Erschöpfung.
Unversöhnlich, besonders gegen den Vater oder die Gesellschaft.
Enttäuschung über die Gesellschaft (Caust.). Verbitterung wegen enttäuschter Ideale. Fühlt sich ausgestoßen.

Freunde: Belladonna, Bryonia, Calcium, Lycopodium, Phosphorus, Pulsatilla, Rhus toxicodendron, Sepia, Sulphur, Veratrum.[15]

| **Ammonium muriaticum** | *Ammoniumchlorid* | am-m. |

Nachtragend gegenüber der eigenen Mutter aufgrund mangelnder Geborgenheit. Nachtragend und querköpfig, besonders gegen die Mutter.
Hassbeziehungen. Besserwisserisch, kritisch, enttäuscht, verbittert oder gleichgültig, zynisch, verschlossen und reserviert (Nat-m.). Hass und Kritik. Verbitterung.

⓪ Antimonium-Verbindungen

| **Antimonium metallicum** | *Antimonium (Sb)* | ant-met. |

Silber-Serie: 15. Stadium. Miasma: Tuberkulose.
Fürchtet Missachtung und Kritik. Vermeidet Annäherung.
Fürchtet, die Bewunderung zu verlieren, wenn sie und ihr Talent überflüssig sind oder sie kritisiert wird. Sagen „Nein" um jeden Preis.

Mineralreich — arg-met.

Antimonium crudum — Grauspießglanz — ant-c.

Stibidum, Antimonium sulphuratum nigrum (Schwefelverbindung).
Antimonium: Verlust der Kreativität. Geringschätzung. Crudum = sulphuratum: Liebe. Eigenliebe. Kleidung. Theoretisieren.
Die Gefühle von Minderwertigkeit dürfen nicht ans Licht kommen. Igeln sich ein! Wollen nicht angesehen oder berührt werden. (Antimon = gegen das Alleinsein). **Widerspenstig. Wollen anders sein. Bitterkeit.**[43] Sentimentalität. Ideenreichtum. Schreiben Gedichte bei Vollmond. Mitfühlend, mildes Wesen. Romantische Ideale. Auch Lebensüberdruss. Unberührbarkeit.Verlust von Kreativität bedeutet Verlust der Liebe. Versuch, mit Liebe zu kompensieren. Können auch eifersüchtig / ruppig sein.

Ängste: Aufführung. Kritik. Aufgabe nicht erfüllen. Ersticken. Verschlucken. Alleinsein. Verlust der Liebe. Geister. Armut. Hässlichkeit. Schmutz. Freiheit. Baden. Wasser. Lärm. Höher gelegene Orte. Enge.
Körperlich: Rissige Mundwinkel. Aphten, Zahnfleischbluten. Affinität zum Magen-Darm-Trakt. **Gichtbeschwerden abwechselnd mit Verdauungsstörungen.** Beschwerden durch Überessen im Sommer mit Übelkeit. Unbehagen mit typisch weißer Zunge. Sommerdiarrhö wechselt ab mit Verstopfung.Verbrennungen. **Verdickte Nägel, Schwielen.** Hautausschläge. Ekzem. Warzen. Fingernägel wachsen gespalten. **Schwielen. Warzen an den Füßen.**
Verschlechterung: Berührung ist unerträglich. Abend. Mondschein. **Hitze.** Wasser und Waschen.
Vergleiche: Cocculus. Ignatia. Pulsatilla. Sulphur. Graphites. Antimonium muriaticum. Squilla maritima.

Antimonium tartaricum — Brechweinstein ($C^8H^{10}K^2O^{15}Sb^2$)

Fühlen sich als soziale Außenseiter. Ohne Ansehen. Isolation. Ertragen es nicht berührt oder betrachtet zu werden. Reizbar, widerborstig, hochmütig.

Angst: Ersticken in der Nacht. Ärztliche Untersuchungen.
Körperlich: Atemnot. Keuchhusten. Schwäche. Starke Schleimbildung, lautes Rasseln in der Brust, kann aber vor Schwäche nicht abgehustet werden. Kollaps. Gähnen bei vielen Beschwerden. Übelkeit. Weißfleckenkrankheit.
Verlangen: Saures.

Argentum metallicum — Silber (Ag) — arg-met.

Silber-Serie: 11. Stadium. Miasma: Sykose.
Möchten sich eindrücklich ausdrücken und kommunizieren. Inspiration mit Vorsicht. Hochspannung. Eilig, eigensinnig. Erwartungsangst, **Lampenfieber.**
Körperlich: **Durchfall, Auftreibung und Aufstoßen.**
Verschlechterung: **Zucker.**

Argentum nitricum — Silber/Höllenstein (AgNO₃) — arg-n.

Miasma: Sykose.

Müssen immer einen Ausweg finden (aber es gibt keinen). Müssen sich beweisen, etwas ganz **Eigenes auf die Bühne bringen.** Eile. Fixe Ideen. **Schock,** nach geistiger Überanstrengung. Erwartungsspannung. Todesfurcht. Sagen die Todesstunde voraus.

Verlangen: Kombination aus Süßem und Herzhaftem.

Argon — (Ar) — argon

Silicium-Serie: 18. Stadium. Von Argos (griech. = träge).

Wirken, ohne zu tun. Müßiggang. Frei von Beziehungen und Bezügen. Selbstgenügsam. Sich seiner (Identität) Selbst nicht sicher sein. Ausweichen. Rückzug. Genährt und versorgt werden.

Arsenicum album — Weißer Arsenik, Arsentrioxid (As) — ars.

Eisen-Serie: 15. Stadium. Miasma: Tuberkulose.

Wollen aus tiefer Verunsicherung und Angst alles unter Kontrolle haben. Perfektionismus. Gesetz und Ordnung. Dogma. Kontrolle. Sicherheit. Einbruch. Stellenverlust. Empörung über die Entlassung.

Körperlich: Vergiftung.
Ängste: Alleinsein, Kontrollverlust, um Gesundheit, Tod, Todesangst, Armut, Verzweiflung um Genesung.

Astatinum — Radioaktives Halogen (At) — astat.

Gold-Serie: 17. Stadium. Miasma: Syphilis.

Alles ist zu Ende. Nichts kann mehr getan werden.
Auch die Hoffnung und das Leben sind nicht mehr zu halten.

Körperlich: **Schwere Erkrankungen am Lebensende.**
Keine Kraft mehr zum Leben.
Verlangen: Alkohol. Drogen. Fleisch.
Verschlechterung: Bewölktes und trockenes Wetter. Ruhe. Hinlegen. Dunkelheit. Berührung. Fahren.
Besserung: Gehen. Reiben. Druck.
Vergleiche: Carbo vegetabilis, Carbo animalis, Arsenicum.

⊚ Aurum-Verbindungen

Überverantwortung, da sie der Familie (Gott) beweisen wollen, dass sie wertvoll sind. Schwere. Schuld. Perfektion. Ehrgeizig, stur, herrisch.
Beschwerden infolge von: Mangelnde Zuwendung. Übersteigerte Verantwortung.
Täuschung: Pflicht vernachlässigt zu haben. Alleinsein. Depression.
Verlangen: Klassische Musik. Gebet.
Verschlechterung: Ruhe. Nachts. Sonnenuntergang bis Sonnenaufgang. Widerspruch.
Besserung: Musik.

Aurum — Gold (Au) — aur.

Gold-Serie: 11. Stadium:
Überverantwortung, da sie der Familie/Gott beweisen wollen, dass sie wertvoll sind. Religiös und cholerisch. **Geschäftliche Rückschläge.** Schwere. Schuld. Perfektion. Reizbarkeit. Festhalten an Macht und Verantwortung. Führung. Kränkung. Alleinsein. Depression mit **Selbstmordgedanken.**
Täuschung: Die Pflicht vernachlässigt zu haben.
Schmerzen: **Zum-aus-dem-Fenster-springen.**
Körperlich: Herzerkrankungen.
Verlangen: **Klassische Musik.** Gebet.
Verschlechterung: Ruhe. Nachts.

Aurum arsenicosum — Goldarsen — aur-ar.

Verantwortung und Perfektion. Dogma. Kritisch. Mit aller Macht Kontrolle bewahren. Vernachlässigt die Familie. Ungeduld. Lebensmüde.
Verlangen: Alkohol, Milch. Frische Luft.

Aurum muriaticum — Goldchlorid — aur-m.

Führungsposition und „gute Mutter" sein. Beziehung als Pflicht.
Beschwerden infolge von: Kränkung. Zorn beim Denken an die Beschwerden.[15]
Körperlich: Herzbeschwerden, Herzklopfen mit Schlaflosigkeit. Herpes, Risse an den Fingerspitzen und Nägeln. Karzinom, Uterustumoren. Gebärmutterblutungen im Klimakterium. Zungensymptome.

Aurum sulphuricum — Goldsulfid — aur-s.

Verantwortliches leisten, um Liebe zu behalten. Geltungsdrang. Selbstbehauptungsdruck. Versagensängste.
Körperlich: Knochenfraß, Haarausfall. Gicht.

B

Barium-Verbindungen

Gold-Serie: 2. Stadium. Typhus. Schüchtern.

Geringes Selbstwertgefühl. Schüchternheit. "Kleinsein". Verlegenheit. Können nicht auf eigenen Beinen stehen.

Angst: Ausgelacht zu werden, vor Fremden, versteckt sich hinter Möbeln.
Körperlich: Schwäche. Abmagerung. Gefäßerkrankungen. Drüsenschwellung. Entzündung.

| **Barium metallicum** | *Barium metallicum* | bar-met. |

Sich verstecken, sich klein fühlen. *"Ohnmächtige Macht"*, Führungsstil wird kritisiert.[3]

| **Barium carbonicum** | *Schwererde* | bar-c. |

Barium 2. Stadium. Beobachtet.

"Fühlen sich klein/verunsichert und fürchten, dass andere über sie lachen könnten." Man kann alles von ihnen haben. Keine eigene Energie für Widerstand, außer Verzögerung. Möchten Position einnehmen, die sie nicht einhalten können. Überschätzen sich. Macht im Verborgenen.

| **Barium muriaticum** | *Bariumchlorid* | bar-m. |

17. Stadium: Alles loslassen. Wollen behalten, müssen es sich notfalls nehmen.
Chloratum: Loslassen. Mutter. Fürsorge. "Dagegen sein".

Durfte nie Kind sein. Als Kind im Stich gelassen.
Auf Angehörige angewiesen sein. Mutterschaft wird belächelt.

| **Barium nitricum** | *Bariumnitrid* | bar-nit. |

15. Stadium: Verlust. Abdanken müssen. Miasma: Tuberkulose: Freiheit/Falle.
Nitrogenium: Genießen, Anspannung und Entspannung.

Ausgelacht werden, wenn man genießt.
Angst: in geschlossenen Räumen.

Barium phosphoricum — bar-phos.

15. Stadium: Der Verlust. Abdanken müssen. Miasma: Tuberkulose.
Phosphor: Kontakt, Kommunikation, Geschwister.

Fühlen sich dumm, wenn sie keine Freunde haben.

Täuschung: „Nichts zu sein". Aufgrund von mangelndem Kontakt ausgelacht zu werden.

Barium sulphuricum — bar-s.

16. Stadium: Miasma: Lepra. Alles ist vorbei, aber in der Phantasie noch etwas Großartiges sein. Ekel. Verwahrlosung.
Sulphur: Schönheit, Kleidung, Beziehungen.

Die Beziehung ist Anlass zur Lächerlichkeit. Schämt sich, niemand kann an ihnen Gefallen finden. Vorstellung, wegen PartnerIn ausgelacht zu werden.

Beryllium metallicum — *Beryllium* — beryl.

Kohlenstoff-Serie: 2. Stadium. Miasma: Typhus.

Müssen sich aus Unsicherheit anpassen, um versorgt zu sein. Möchten Stärke beweisen, fürchten sich aber vor der Verantwortung und öffentlichen Auftritten. Ringen um die eigene Un-/Abhängigkeit. **Brauchen Unterstützung. Hilflosigkeit.**
Fühlen sich verletzlich, fast durchsichtig. Chamäleon. Fürchten, andere könnten den Zustand bemerken. (Calc.)

Täuschung: Alles erscheint unwirklich.
Körperlich: **Entwicklungsstillstand**, geistige und körperliche Instabilität.
Lungenprobleme, Herzklopfen, Kollaps. Beinschwäche. Knochenerweichung. Übelkeit bei Speisegeruch. Geschmacksverlust. Mundgeschwüre. Rissige Lippen. Hauttumoren.
Verschlechterung: Körperliche Anstrengung. Hitze.
Vergleiche: Thuja, Calcium, Barium.

Bismuthum metallicum — *(Bi)* — bism-met.

Gold-Serie: 15. Stadium. Miasma: Tuberkulose.

Verlust der Ehre durch Konkurs. Die Fassade kann nicht mehr aufrechterhalten werden. Machtlosigkeit. Kampf um Geltung für sich oder andere. Geltungssucht. Verwirrung. Ruhelosigkeit, Nervosität.

Täuschung: Pflicht nicht erfüllt zu haben.

Körperlich: Tics, **unwillkürliche Bewegungen.** Kopfschmerzen wechseln mit Magensymptomen.
Verschlechterung: Alleinsein.
Besserung: Kalte Getränke.

Borium purum metallicum (B) bor-met.

Bor = Fallen. Boron. Kohlenstoff-Serie: 3. Stadium.
Können die Pflicht/Aufgaben nicht allein bewältigen. Fühlen sich infrage gestellt. Wollen Eigenständigkeit, bleiben aber unmündig. Fühlen sich zerbrechlich. Lösen aus der Abhängigkeit ist schwierig.
Täuschung: Alles ist bedeutungslos. Dissoziation. **Entwicklungsverzögerung.** Langsamkeit. In sich gekehrt.
Angst: Fliegen. Fremdheit. Kritik.
Empfindlich: Gegen Essensgerüche, Geräusche. Selbstverletzungen.
Körperlich: Augenwimpern nach innen gedreht.
Abneigung: Veränderung.
Vergleiche: Borium-Verbindungen: Borax, Graphites

Borium causticum bor-caust.

Gefühl, fallen gelassen worden zu sein. (Bor = Fallen). Angst bei plötzlicher Abwärtsbewegung. Geburtsangst. Kind wurde nicht gehalten. Klammern sich an die Pflegepersonen.

Borax veneta Natriumborat borx.

Natriumtetraborat (Borverbindungen, „borsaures Natron"). In Himalajasalz.
Kann sich wegen fehlender Selbstständigkeit nicht einlassen. Muss sich anklammern oder verweigern. Sensibel und mitfühlend. Schwierigkeiten im Identitätsempfinden, beim Setzen von Grenzen. Übernimmt sich leicht und überfordert sich. Sehnt sich nach Frieden und Ruhe.

Beschwerden infolge von: Misshandlungen. Verwahrlosung. Geburtstrauma.
Angst: Abwärtsbewegungen, Veränderung.
Körperlich: Schwindel. **Seekrank.** Kopfschmerz und Ohrgeräusche oder Zahnschmerz. Wundrose. Einwärts gekehrte Augenlider. **Aphthen.** Herpes. Verfilzte Haare. Empfindlich gegen plötzliche Geräusche.
Vergleiche: Carcinosinum, Barium, Boron, Barium acidum, Natrium-Verbindungen.

Bromium *Brom (Br)* brom.

Eisen-Serie: 17. Stadium. Miasma: Syphilis.

Gewissensbisse mit dem Gefühl, die Chancen vertan zu haben. Schuldgefühl. Ruhelosigkeit. Wollen entfliehen. Machen sich schuldig, wenn sie den eigenen Wünschen folgen. Verfolgungsängste. Psychose.

Angst: Schlaganfall. Geister. **Beobachtet werden.**
Vergleiche: Aurum bromatum, Kalium bromatum etc.

Radium bromatum *Radiumbromid* rad-br.

Wehrlosigkeit gegenüber übermächtigen Personen. Spaltung der Seele. Versucht, durchzuhalten und das Furchtbare zu überstehen.

Beschwerden infolge von: Von den Versorgern im Stich gelassen worden. Betrug. Folter. Röntgenbestrahlung. Verlassenheit. Sexuelle Missachtung.
Vergleiche: Kalium bromatum.

C

Caesium *(Cs)* caes.

Gold-Serie: 1. Stadium. Miasma: Akut.

Initiiert Projekte. Begeisterung oder Enttäuschung über ein Gelingen. **Möchten sich entfalten, fürchten aber Autoritäten.** Ruhelosigkeit. Möchten die Leitung übernehmen/Macht über andere haben. Suchen Macht, aber scheitern durch Naivität.

Angst: Fallen. Verlassenwerden. Menschenmenge.
Täuschung: Von Überlegenheit, Verlassenheit.
Verschlechterung: Narkotika. Liegen. Fasten.

Cadmium metallicum *(Cd)* cadm-met.

Silber-Serie: 12. Stadium. Miasma: Krebs.

Fürchten, den Anklang zu verlieren, deshalb wiederholen sie Bewährtes. Wiederholung und Übertreibung der Künste. Depression. Selbstverleugnung. Hoffnungslos überfordert. **Machtlos** und misstrauisch. Opponieren, um sich Geltung zu verschaffen. Reizbar und impulsiv.
Beschwerden infolge von: **Nebenwirkung von Chemotherapie**, Strahlung und Aluminiumvergiftungen.

⊚ Calcium-Verbindungen

Eisen-Serie: 2. Stadium. Miasma: Typhus.
„Was sagen die anderen?"

Körperlich: Hinterkopfschweiß. Drüsenschwellung. Knochenprobleme. Frostig.
Verlangen: **Süßes, Eier.**
Verschlechterung: **Feuchte Kälte.**
Äußerlich: Neigung zu körperlicher Fülle.

Calcium bromatum — Kalziumbromid — calc-br.

Bromatum = Wut über Schuldgefühl. Eisen-Serie: 17. Stadium.
Schuldgefühle. „Was werden die Nachbarn/Gott denken oder dazu sagen?"
Die anderen könnten denken, dass er/sie sich schuldig gemacht hat.

Calcium carbonicum — Kohlensaurer Kalk aus Austernschalen — calc.

Carbonicum: Sinngebung, Arbeit, Bewertung. 10. Stadium.
Durch Leistung/Funktionieren Akzeptanz erzielen. Burn-out.
Schutzbedürftigkeit, Existenzangst. **Verwirrung nicht anmerken lassen.**

Calcium fluoricum — Flussspat/Kalziumfluorid — calc-f.

Fluor: Geld, Glanz. 17. Stadium: Alles loslassen, notfalls nehmen.
Andere könnten denken, er/sie habe keinen Glanz. Familie, Haus und Besitz geben nur Halt, wenn man großartig und nützlich ist.

Calcium muriaticum — Kalziumchlorid — calc-m.

Muriaticum: Selbstmitleid, Fürsorge. Silicium-Serie: 17. Stadium: Loslassen.
Verlangen nach Mutter. Möchte Zuwendung (mit Angst, darum zu bitten).
Angst: Andere könnten bemerken, dass sie ein großes Bedürfnis nach „Versorgung" haben oder sie dafür kritisieren oder den Kindern zu wenig geben.
Unfälle, Autofahren, am Unfall schuldig sein, sorgt sich um andere.

Calcium phosphoricum — Kalziumphosphat — calc-p.

Phosphor: Kontakt, Kommunikation, Freunde. Silicium-Serie: 15. Stadium.
Freiheitswunsch und Wunsch nach Einbindung. Flucht in die Welt der Phantasie.
„Ewige Jünglinge". Schnell gelangweilt und dadurch unzufrieden.

Calcium silicatum   *Kalziumsilikat*   calc-sil.

Silicatum: Image, Familie, Eigensinn. Silicium-Serie: 10. Stadium.

Versuchen, den Erwartungen der Familie zu entsprechen, um so jeder Kritik zuvorzukommen. Nur Krankheit ist eine Entschuldigung dafür, nichts zu erreichen. Ängstlich, nicht das leistend, was von ihnen erwartet wird, unsicher über Image. Unterlegener Verlierer, findet Ausreden, weshalb nichts erreicht wurde.

Ängste: Gesundheit, Geldangelegenheiten, Armut.
Beschwerden infolge von: Impfung, Bestrafung, Erwartungen anderer.
Körperlich: Zittern, schwitzige Hände, mager, schlapp, verfroren. „Haut und Knochen", Akne (wo wenig Fleisch ist).
Schmerz: Stechend wie Nadeln, Splitter.

Calcium sulphuricum   *Gips*   calc-s.

Sulphur: Kleidung, Einzigartigkeit, Liebe und Eifersucht.

Fühlt sich um die ihnen zustehende Aufmerksamkeit geprellt. Sicherheit durch Anerkennung. Fordernd oder möchten sich aus der Beziehung, Familie lösen. **Möchten Wertschätzung, besonders über Äußerlichkeiten.**
„Was andere denken ... nicht schön sein ... hässlich sein".

Körperlich: Herz und Gefäße. Durchfall. Krampfadern. Hautausschläge.
Empfindlich: Gegen Wärme.
Schmerz: Brennend.
Abneigung: Eier, Kartoffeln.
Verlangen: Süßes, Mehl.

ⓒ Carbonat-Verbindungen

Kohlenstoff-Serie: Entwicklung des „Ich". Es gibt eine Grenze zwischen dem Ich und der Welt. Besitz. Geben und Nehmen. **„Ich bin ..."**
10. Stadium: Das Ziel ist erreicht und selbstverständlich. Frei in der Entscheidung. Hochmut. Erfüllung. Miasma: Sykose = Vermeiden.[4]
Arbeit gibt Sinn/Daseinsberechtigung. Zweckmäßigkeit. Ergebnisorientiertheit. Beständigkeit. Sturheit. Unsicherheit in Bezug auf eigene Person und Selbstwert. Tendenz zur Gewichtszunahme.

Körperlich: Frostig. Knochenprobleme und Schmerz. Fußschweiß.
Verschlechterung: Hitze, Kälte, Feuchtigkeit, steigen.
Verlangen: Süßes.

Ammonium carbonicum   *Hirschhornsalz*   am-c.

Unversöhnlich, besonders gegen den „Vater" oder die Gesellschaft. Fühlen sich ausgestoßen. Verbitterung wegen enttäuschter Ideale.

Barium carbonicum   *Schwererde*   bar-c.

Carbonicum: Sinn – Bewertung. 10. Stadium.
„Fühlen sich klein/verunsichert und fürchten, dass andere über sie lachen könnten." Man kann alles von ihnen haben. Keine eigene Energie für Widerstand, außer Verzögerung. Möchten Position einnehmen, die sie nicht einhalten können. Überschätzen sich. Macht im Verborgenen.

Carbo animalis   *Tierkohle aus Rindsleder*   carb-an.

Verwirklichen sich nicht aus Angst vor Veränderung. Starre. Heimweh. Gedanken an die wunderschöne Vergangenheit. Träumen davon, ohne sich selbst wirklich zu leben.

Verschlechterung: Verlust der Körpersäfte.

Carbo vegetabilis   *Holzkohle*   carb-v.

Ersticktes Lebensfeuer durch Überforderung. Schwäche und Kollaps „wie auf dem Sterbebett". Fürchtet Scheitern und Veränderung. Apathie. Schwäche. Kalt und träge. Lufthunger.

Verlangen: Kühle **Luft zugefächelt** zu bekommen. Müssen sich im Bett aufsetzen.

Magnesium carbonicum   *Kohlensaures Magnesium*   mag-c.

Magnesium: Platz in der Gemeinschaft. 2. Stadium: Unsicher, schüchtern.
„Ich kämpfe um meinen Respekt". Respekt erzwingen. Waisenkinder. In-vitro-Fertilisation/Brutkasten. Wenig gestreichelt werden.

Natrium carbonicum   *Natriumcarbonat*   nat-c.

Natrium: Kummer, Einsamkeit. 1. Stadium: Neuanfang, Gedankenlos.
Ziehen sich lieber in Würde zurück. Ausschluss aus der Familie/Gruppe. Empfindung von Trennung zwischen sich und anderen. Isolation. Empfindlich für Atmosphären. Schwierige Vaterbeziehung.

Verschlechterung: Vor Gewitter.
Vergleiche: Graphites (Herkunftsthemen, langsames Denken, rissige Haut).

Mineralreich

Causticum — Ätzstoff — caust.

Soziale Gerechtigkeit und Autoritätskonflikt, Idealismus, mitfühlende Ideale. Solidarität mit den Schwachen. Anfänglich „positiver Aktionismus", später Lähmung, ausgelaugt.

◎ Cerium-Verbindungen

Cerium metallicum (Ce) — cer-met.

Gold-Serie-Lanthanid, 4. Stadium. Name: Cerium = Sanftes.

Sanfter Beginn der Autonomie. Entscheiden sich für Autonomie, fürchten sich gleichzeitig davor. Angst vor neuen Dingen, planen lange, unentschlossen. Abgeschirmt, kein Kontakt mit der Außenwelt. Innere Welt, **Kokon.** Lehren, schauen lange zu oder lernen, indem sie es im Kopf nachvollziehen und dann können sie es. „Lernen ohne Übung".

Körperlich: Augenmuskeln. Lungen. Übelkeit. Trapeziusschmerz. Leber. Kolitis. Nieren. Hoden. Eierstöcke. Arthritis. Blut: Gerinnungsprobleme, Infektionen, Pilze, Bakterien.

Cerium bromatum — cer-br.

Bromatum = Wut über Schuldgefühl. Eisen-Serie: 17. Stadium.
Wissen nicht, wie sie Kontakt aufnehmen oder sich wehren können.
Angst bezüglich Kritik und Schuld. Zurückziehen in sich selbst.

Cerium carbonicum — cer-c.

Carbonicum: Sinngebung, Arbeit, Bewertung. Kohlenstoff-Serie: 10. Stadium.
Autonomie und Selbstwert. „Vater" blockiert die Autonomie. Zögern, für die eigene Autonomie einzutreten oder sie zu zeigen. Fürchten, ihren Selbstwert zu verlieren. Angst, für die eigene Autonomie einzustehen. Haben die Kraft dazu, trauen sich aber nicht, es nach außen zu zeigen.

Cerium oxydatum — cer-o.

Oxydatum: Vernachlässigung. 16. Stadium: Verfall. Miasma: Lepra.
Angst vor der Unabhängigkeit, weil sie vernachlässigt wurden.
Sind bedürftig, trauen sich nicht zu bitten oder zu nehmen, weil sie doch autonom sein wollen. Wenn sie nicht unabhängig sind, müssen andere sich um sie kümmern. Unsicher, ob sie es schaffen. Können (selbst-)verletzende Züge annehmen, um Aufmerksamkeit auf sich zu ziehen.

Cerium phosphoricum   cer-phos.

Phosphor: Kontakt, Kommunikation, Freunde. Silicium-Serie: 15. Stadium.
Autonomieerklärung führt zum Kontaktverlust.
Freunde können sie blockieren. Sie fürchten, dass Freunde oder Geschwister sich von ihnen abwenden, wenn sie tun, was sie wirklich wollen.
Verbindung zu sich selbst oder zu anderen könnte unterbrochen werden.

Cerium iodatum   cer-i.

Autonomie ist für Immigranten schwierig.
Fühlen sich am eigenen Wohnort wie Fremde – damit ist es schwer, sich selbstständig zu machen. Wissen nicht, wo sie hingehören. Immigrieren, um frei zu sein. Ausgewiesen, weil sie zu unabhängig sind. Empfinden von Bewegungsunfähigkeit, als wären sie eingesperrt.

ⓒ Chloratum-Verbindungen

Silicium-Serie: Beziehungen, Familie, Bin ich geliebt oder nicht.
17. Stadium: Alles loslassen. Müssen sich notfalls nehmen. Zerstörung (Syphilis), Verzweiflung.
Wenn alles verloren ist, bleibt nur noch das Selbstbild übrig. Loslassen und Festhalten von Beziehungen. Sich unterscheiden müssen indem sie das Gegenteil sind oder tun. **Widersprechen,** um Bedeutung zu haben. **Fürsorge.** Symbiose. **Suche nach (mütterlicher) Zuwendung.** Gefühl, vernachlässigt worden zu sein. Selbstmitleid, mangelndes Selbstbewusstsein. Einsamkeit.
Beschwerden infolge von: Verrat. Häufige und früh erlebte Verlustsituationen. Emotionale Unterversorgung. Angst: Verrückt werden. Existenzangst.
Körperlich: Linksseitige Beschwerden. Asthma. Brustschwellung. Schmerz vor der Menstruation. Erscheinung: Eher dünn.
Verschlechterung: Wärme, vor und während der Menstruation. Liegen.
Besserung: Meer (und Verschlechterung).
Verlangen: Mehlspeisen, Salz. Abneigung: Fleisch.

Acidum chloratum (muriaticum)   *Salzsäure*   mur-ac.

Acidum: Symbiose. Einheit. Ausgebrannt.
Von der Beziehung enttäuscht und ausgebrannt. Ablehnung von Beziehungen und Bedürfnissen. Unterdrückung.

Mineralreich

Ammonium chloratum (muriaticum)   *Ammoniumchlorid*   am-m.

Ammonium: Groll. Enttäuschung.
Aus Mangel an Geborgenheit, nachtragend gegen die eigene Mutter sein.

Aurum chloratum (muriaticum)   *Goldchlorid*   aur-m.

Aurum: Verantwortung. Gott. Führung. Gold-Serie: 11. Stadium: Beschützen.
Die Leitung/Führung haben und eine gute Mutter sein müssen.
„Königinmutter". Leitung auf Kosten der Mutterschaft.

Barium chloratum (muriaticum)   *Bariumchlorid*   bar-m.

Barium: Klein sein, nicht auf eigenen Beinen stehen. Gold-Serie: 2. Stadium.
Als Mutter ausgelacht, nicht für fähig gehalten werden. Bedürfnis nach Mutterschaft oder Fürsorge ist Grund, verlacht zu werden.

Calcium chloratum (muriaticum)   *Kalziumchlorid*   calc-m.

Calcium: Was denken ander. Eisen-Serie:2. Stadium.
Möchten Zuwendung – haben aber Angst, darum zu bitten, **andere sollen nicht denken, dass sie selbst ein großes Bedürfnis nach „Versorgung"** haben (oder den Kindern zu wenig geben).

Kalium chloratum (muriaticum)   *Kaliumchlorid*   kali-m.

Kalium: Pflicht. Eisen-Serie:1. Stadium.
Die Pflicht, eine gute Mutter zu sein. „Wenn ich andere versorge, werde ich selbst gut versorgt." Gönnen sich kein Vergnügen.

Magnesium chloratum (muriaticum)   *Magnesiumchlorid*   mag-m.

Magnesium: Pazifismus, Platz finden. Silicium-Serie: 2. Stadium.
Aggression könnte zum Verlust der Geborgenheit führen. Von Freunden im Stich gelassen.

Chromium   *Chrom (Cr)*   chr.

Eisen-Serie: 6. Stadium.
Wollen makellos sein und glänzen. Müssen den schönen Schein wahren. Makellos nach außen. Niemand darf etwas merken. Zurückhaltung.
Fürchten, durchschaut zu werden, als abstoßend angesehen zu werden.

Cobaltum   Kobalt (Co)   cob.

Eisen-Serie: 9. Stadium.
Alles fürs Kollektiv. Müssen die Zähne zusammenbeißen. Selbstkontrolle, um nicht aus dem Gleichschritt zu geraten. Examensangst. Fleiß. **In der letzten Minute einen Fehler machen.** Starke Stimmungsschwankungen.[33]
Verlangen: Geistige Arbeit.

Cuprum   Kupfer (Cu)   cupr.

Pflichtbewusstsein. Durchsetzen oder Fliehen. **Kontrolle bis zum Krampf.** Nervosität. Reizbarkeit. Fixe Ideen. Furcht. Überarbeitung. Schlafmangel.
Angst: Fremde. **Sich nähernde Personen.**
Körperlich: Unterdrückte Ausschläge. „Sekretionen und Sinnlichkeit".[1]
Beschwerden infolge von: Goldinjektionen. [54]

D

◎ Dysprosium-Verbindungen

Dysprosium metallicum   (Dy)   dyspr-met.

Lanthanide (Teil der Gold-Serie): Autonomie. Eigenen Weg gehen. Autoimmunerkrankungen. 12. Stadium: Zuviel des Guten. Streiten, um Kontrolle zu behalten. Hohe Erwartung. Miasma: Krebs.
Geraten in Streit, um ihre Autonomie zu behalten. Autonomie kann jederzeit geraubt werden. Misstrauen. Um Autonomie kämpfen. Greifen an. Einsame KämpferInnen.

Dysprosium carbonicum   dysp-c.

Carbonicum: Bewertung. Sinngebung. Kohlenstoff-Serie: 10. Stadium.
Verteidigung der Autonomie und Selbstachtung. **Kampf um Freiheit und Selbstachtung.** Vater bekämpft/behindert die Autonomie. Einsame KämpferInnen.

Dysprosium fluoratum   dyspr-f.

Fluoratum: Geld. Glamour. Kohlenstoff-Serie: 17. Stadium. Miasma: Syphilis.
Selbstkontrolle bewahren, um nicht zurückgewiesen zu werden. **Einsame Streiter für Verachtete** und gegen (oder für) das Verbrechen. Fühlen sich verachtet, als ob

sie ein ausgestoßener, schlechter Mensch seien. **Wissen, dass Kriminelle nur durch Respekt auf den richtigen Weg gebracht** werden können.

Dysprosium nitricum — dyspr-nit.

Nitrogenium: Genießen. Spannung. Kohlenstoff-Serie: 15. Stadium. Miasma: Tuberkulose.
Angriff auf die freie Persönlichkeit. Kämpfen für Freiheit und Freude. **Einsame KämpferInnen gegen Moralvorstellungen.** Je mehr andere ihre Beherrschung verlieren, umso mehr haben sie diese in der Gewalt.

Dysprosium oxydatum — dyspr-o.

Oxydatum: Vernachlässigung. Freiheit. Kohlenstoff-Serie: 16. Stadium. Miasma: Lepra.
Um Autonomie kämpfen, um nicht missachtet zu werden. Verbissen gegen den Schatten kämpfen. **Gegen Schmutz ankämpfen. Einsame KämpferInnen gegen Korruption. Lieber verachtet als abhängig.** Gestrandete, vernachlässigte Kinder. Kämpfen für Wehrlose. Kampf gegen die Armut.

Dysprosium sulphuricum — dyspr-s.

Sulphur: Schönheit. Einzigartigkeit. Silicium-Serie: 16. Stadium. Miasma: Lepra.
Autonomie ist durch den Liebhaber bedroht. **Streiter um Liebe** und Freiheit. Streitsucht kann zum Verlust der Liebe führen. Geliebte/er muss um Freiheit kämpfen. Liebe ist nur echt, wenn sie aus freiem Herzen gegeben wird.

E

⊚ Erbium-Verbindungen

Erbium metallicum (Er) erb.

Lanthanide (Teil der Gold-Serie): Autonomie. Autoimmunerkrankungen.
14. Stadium: Formale Fassade. Ohne Macht und Verantwortung. Gleichgültig. Atrophie. Lähmung. Rigide Religion. Miasma: Polio[3]

Kann nichts mehr zur Verteidigung der Autonomie tun. Verbergen, leugnen, gleichgültig machen, sich abschirmen. **Der äußere Schein, „formal sein",**

aber die Kontrolle ist bereits verloren. Verantwortung abschieben, gleichgültig sein, gelangweilt. **Tun so, als wären sie autonom, sind es aber nicht mehr.**
Depressiv. Schwarz. Mauer um sich herum. Resigniert. Distanziert.

Erbium carbonicum   erb-c.

Carbon: Arbeit. Bewertung. Kohlenstoff-Serie: 10. Stadium. Miasma: Sykose.
Zu **machtlos, um Unabhängigkeit und Selbstwert zu bewahren**. Vater hilft (oder verhindert) das Wahren der Autonomie. Erweckt Versagensängste. **Maske von Distanz und Ironie. Scheinbar alles im Griff haben. Düstere Schwermut.**

Erbium oxydatum   erb-o.

Oxydatum: Vernachlässigung. Freiheit. Kohlenstoff-Serie: 16. Stadium. Miasma: Lepra.
Zu schwach, um (als vernachlässigtes Kind) unabhängig zu bleiben. Machtlos im Erhalt der Selbstständigkeit. Geldverlust führt zum Verlust der Unabhängigkeit. Fühlen sich verachtet, weil sie abhängig sind.

Erbium phosphoricum   erb-p.

Phosphor: Kontakt und Kommunikation. Silicium-Serie: 15. Stadium. Miasma: Tuberkulose.
Distanzierte Freundlichkeit. Kontakt und Offenheit, wollen sich aber nicht richtig einlassen oder fürchten sich, von Gefühlen überwältigt zu werden.
Haben nicht die Kraft, von Freunden unabhängig zu bleiben.

◎ Europium-Verbindungen

Europium metallicum   (Eu)   eur.

Lanthanide (Teil der Gold-Serie): Autonomie. Verlangen, der Erde zu dienen.
9. Stadium: Fast fertig. Angst vor dem einen letzten Fehler kann dazu führen, doch noch alles aufzugeben. Zustimmung finden.
Zwischen Selbstsicherheit und Unsicherheit. „Den Sprung wagen". Vervollständigen.
Kurz vor dem Erfolg. Brauchen nur noch Anerkennung.
Möchten die Dinge verstehen und durchdringen.

Europium carbonicum   eur-c.

Carbon: Sinngebung. Bewertung. „Vater". Kohlenstoff-Serie: 10. Stadium.

Mineralreich **ferr-p.**

Fast autonom mit Hilfe (oder trotz) des Vaters. Kluger Kopf.
Wissen, dass sie mit Würde gewinnen.

Europium nitricum — eur-n.

Nitrogenium: Genießen. Spannung. Kohlenstoff-Serie: 15. Stadium. Miasma: Tuberkulose.

Müssen sich frei machen, um einer der ganz Großen zu sein. Fast autonom, indem sie sich selbst größer machen. Prahlen, um Rest der Unsicherheit zu verbergen. Versuchen später, Verständnis für tiefere Prozesse zu gewinnen.

Europium oxydatum — eur-o.

Oxydatum: Vernachlässigung. Freiheit. Kohlenstoff-Serie: 16. Stadium. Miasma: Lepra.

Fast unabhängig, obwohl sie ein vernachlässigtes Kind waren. **Armut macht die Unabhängigkeit unvollständig.** Möchten unabhängig sein, um nicht in eine Situation zu gelangen, in der sie verachtet werden.

Europium phosphoricum — eur-p.

Phosphor: Kontakt und Kommunikation. Silicium-Serie: 15. Stadium. Miasma: Tuberkulose.

Tiefes Verstehen durch Freunde oder Geschwister. **Autonom durch Lernen.** Versuchen, durch Lernen und Erfahrungen völlig unabhängig zu werden. Versuchen, die Welt zu verstehen, indem sie den Dingen auf den Grund gehen.

F

Ferrum metallicum — *Eisen (Fe)* — ferr.

Eisen-Serie: 8. Stadium.

Tatkraft. **Durchhaltevermögen.** Standhaftigkeit. Kampf. Wille. Ruhelosigkeit. Diktatorisch, reizbar. Empfindlich und leicht erregt.

Ferrum phosphoricum — *Eisenphosphat* — ferr-p.

Widerwille, sich Pflichten unterzuordnen, „erhitzen sich" dagegen. Abwehr. Loyalitätskonflikt. Wut. Beleidigt sein.

Erscheinung: Umschriebene Wangenröte.

fl.   Mineralreich

Fluoratum   *Fluor (F)*   fl.

Kohlenstoff-Serie: 17. Stadium.

Ganz auf sich allein gestellt. Glauben, sich über moralische Werte hinwegsetzen zu müssen. Stellen viele Anforderungen, um **Eigenständigkeit zu beweisen** und sich in den **richtigen Glanz** zu stellen. Überfluss schaffen, damit immer genug da ist. „Playboy". Keine Bindungen (brauchen) wollen. Übertreibung. **Glamour**. Sex und Geld. Eile. Oberflächliche Kontakte. Genussfreudig, lebenslustig.

Vergleiche: Fluoratum acidum.

G

⊚ Gadolinium-Verbindungen

Gadolinium metallicum   *(Gd)*   gado-met.

Lanthanide (Teil der Gold-Serie): Autonomie. Eigenen Weg gehen. Autoimmunerkrankungen. 10. Stadium: Das Ziel ist erreicht und selbstverständlich. Miasma: Sykose = Vermeiden.[4]

Autonomie ist völlig selbstverständlich. Die eigene Autonomie mit der Autonomie der anderen ins Gleichgewicht bringen. **Selbstzufriedenheit.** Wünschen sich Harmonie mit sich und der Welt. Ausgeglichenheit. Empfindlich gegenüber Disharmonie. Einfühlungsvermögen.

Gadolinium nitricum   gado-nit.

Nitrogenium: Genießen. Spannung. Kohlenstoff-Serie: 15. Stadium. Miasma: Tuberkulose.

Selbstzufrieden, solange sie nicht eingeengt werden. Treiben sich an, geistige Harmonie zu erlangen. Bei Einschränkung können sie explodieren. Furcht vor engen Straßen und Orten.

Gadolinium oxydatum   gado-o.

Oxydatum: Vernachlässigung. Freiheit. Kohlenstoff-Serie: 16. Stadium. Miasma: Lepra.

Selbstzufrieden durch Besitz oder (trotz) Armut. Vernachlässigt, missbraucht und ausgenutzt. Geben und Nehmen sollen ausgewogen sein.

Gadolinium phosphoricum — gado-p.

Phosphor: Kontakt und Kommunikation. Silicium-Serie: 15. Stadium. Miasma: Tuberkulose.
Autonomie und Harmonie durch Lernen oder Freundschaft. Befriedigung durch Geistiges. Reisen gern. Fremde Kulturen interessieren sie. Brauchen Kontakt. Reisen oder Lernen, um Harmonie zu empfinden. Kommunikation soll tief gehen.

Gadolinium sulphuricum — gado-s.

Sulphur: Schönheit. Einzigartigkeit. Silicium-Serie: 16. Stadium. Miasma: Lepra.
Gleichberechtigte Autonomie in der Liebe/Ehe. Selbstverständliche geistige Harmonie oder Zufriedenheit durch Ehemann oder Liebhaber. Geraten aus dem Gleichgewicht bei Mangel an Liebe und Harmonie. Autonomie ist ein guter Schlüssel für die Beziehung. Harmonie kann zerbrechen durch zu starke Vorstellung. **Liebe bringt die Welt in Harmonie.**

Gallium — *Gallium (Ga)* — gall.

Eisen-Serie: 13. Stadium. Miasma: Mykosen.
Versuchen, die eine Schwäche durch willkürliche Verhaltensnormen zu kaschieren. *EigenbrödlerIn.* Eigene konservative Vorstellungen von Regeln. **Bleiben trotz Niederlagen bei ihrem Verhalten, können sich auf Neuerungen nicht einlassen.** Starrköpfig. Halten an dem fest, was sie haben. Themen mit Geld oder „billig".

Germanium — *Germanium (Ge)* — germ-met.

Eisen-Serie: 14. Stadium. Miasma: Polio.
Im Auftrag des Gesetzes. Furcht, dem Geforderten nicht zu entsprechen. Fassade muss aufrechterhalten werden. Möchten nicht selbst verantwortlich sein, sich hinter Gesetzen verschanzen. Verantwortlichkeit wird zur Schau gestellt, selbst wenn sie schon längst abgegeben wurde.
Furcht: Fehler zu machen. Vor Neuem.

Glonoinum — *Nitroglyzerin* — glon.

Wie im Traum. Wissen nicht, wo sie sind. **Wie nach einem Bombenanschlag.** Nichts ist mehr so, wie es sein sollte.
Abneigung: Kind. Ehemann.
Beschwerden infolge von: Kriegstrauma. Verletzungen. Unfälle. Schreck. Zorn.
Gemüt: Mattigkeit. Reizbarkeit. Verwirrung.
Ängste: Beim Erwachen, um die Gesundheit.
Verschlechterung: Wärme, Alkohol, Bewegung.
Besserung: In frischer Luft.

Graphites   *Graphit – Reißblei*   graph.

Unsicherheit über soziale Zugehörigkeit und Stellung.
Festhalten. Erstarren am Besitz. Im Wechsel „ackern" und faul sein. Stabile Werte suchen und finden. Einfachheit. Würde. Selbstwert. Uneinigkeit zwischen den Bezugspersonen. „Will dem Vater was beweisen". Missachtung. Unterdrückung des Dialekts. Erwartungsspannung. Ausgrenzung.

Vergleiche: Kohlenstoff-Serie, Carbon, Adamas.

Hecla lava   *Asche vom Vulkan Hekla*   hecla.

Fühlen sich völlig übergangen. Hilflosigkeit. Sind Härte, Dominanz ausgeliefert. Entrüstung muss unterdrückt werden. Entrüstet. Erregt.

Körperlich: Zahnprobleme. Gesichtsschmerz. Wirbelsäulenverkrümmung. Überbeine. Brustknoten. Nebenhöhlenentzündungen. **Knochenkrebs.**

Hafnium metallicum   *(Hf)*   hafn-met.

Lanthanide (Teil der Gold-Serie): Autonomie. 4. Stadium: Die Entscheidung. Granulome.
Es ist noch schwer, zur **eigenen Autorität zu stehen**. Beginnen mit Vorsicht. **Autorität durch fachliche Kompetenz.** Autorität auf Augenhöhe. Start der Laufbahn. Depressionen, wenn der Erfindungsreichtum nicht gelingt.

Körperlich: Kopfschmerzen. Müdigkeit. Erschöpfung. Nervosität. Vergrößerte Drüsen. Abszesse. Lähmungen. Epilepsie. Krebs. Erkrankungen von Leber, Herz, Hoden, Ovarien, Knochen. Nekrose. Entzündung.
Schmerz: Bohrend, zusammenziehend.

Helium   *(He)*   heli.

Wasserstoff-Serie: 18. Stadium. Helios (griech.) = Sonne
Gleichgültig gegenüber der Welt. Orientierungslos. Autismus. Erwartungslos, nehmen alles hin. Keine Existenzberechtigung, keine Beziehungen aufnehmen. Sind nicht willkommen. Erwarten daher nichts. **Können/dürfen sich weder an Personen noch an Materie binden.** Noch wie im Mutterleib, aus dem All gestoßen.

Körperlich: Hospitalismus. Trisomie 21. Selbstverletzung. Schwindel. Herzfehler.
Verlangen: Coca Cola.

◉ Holmium-Verbindungen

Holmium metallicum   (Ho)   holm.

Lanthanide: Autonomie. 13. Stadium: Überholte Werte zurück. Nostalgie. Heimweh.
Wissen, dass sie eigene Autonomie nicht mehr ausschöpfen können. Zurückbleiben und hinten an sein, nicht mehr mitkommen. **Waren einmal autonom.** Eigensinn. Verfall. Nicht mehr an sich glauben. **Sarkasmus.** Bitter. **Rückzug in die innere Welt/ Phantasiewelt.** Mystik. Drogen. **Wollen über den Dingen stehen.** Symptome von zurückgezogenem Wachstum.

Körperlich: Zwergwuchs. Kleine Extremitäten. Offene Fontanelle bei Erwachsenen.

Holmium carbonicum   holm-c.

Carbon: Sinngebung. Bewertung. „Vater". Kohlenstoff-Serie: 10. Stadium.
In Würde zurückziehen, um unabhängig zu bleiben. Gefühl, nicht die Fähigkeiten oder Kraft zu haben. Herrischer Vater, beherrscht werden. Abkehr vom Vater. Abkehr in eine innere Welt, Bücher, Kunst, Musik. **Innerlich Freiheit finden, die im Außen nicht gestattet ist.**

Holmium muriaticum   holm-m.

Muriaticum: Loslassen. Selbstmitleid. Fürsorge. Silicium-Serie: 17. Stadium. Miasma: Syphilis.
Loslassen und Festhalten von Beziehungen. Fürsorge. Symbiose. **Suche nach (mütterlicher) Zuwendung.** Gefühl, vernachlässigt worden zu sein. **Rückzug bei fehlender Zuwendung.** Wollen gern umsorgt werden. Misstrauen, ob sie genug bekommen können. Dominanz der Mutter. Einen Teil der eigenen Autonomie aufgeben, um für die Kinder zu sorgen (den Groll darüber fühlen die Kinder als Schuldgefühle).

Holmium oxydatum   holm-o.

Oxydatum: Vernachlässigung. Freiheit. Kohlenstoff-Serie: 16. Stadium. Miasma: Lepra.
Sich von dominierenden Personen zurückziehen, um Autonomie zu retten. Autonomie verringern, um genug zu bekommen. Angst vor Armut, dass ihnen etwas weggenommen wird. Haben das Gefühl, bestechlich zu sein, ihre Ideale gegen Geld eingetauscht zu haben. **Fühlen sich von anderen ausgenutzt und ziehen sich deshalb in eine Phantasiewelt zurück.** Groll darüber drückt sich über Sarkasmus aus.

hydrog. **Mineralreich**

Hydrogenium *Wasserstoff (H)* hydrog.

Wasserstoff-Serie: 1. Stadium. Miasma: Akut.
Orientierungslosigkeit. Verwirrtheit. Trennung. Entfremdung von der Welt. Möchten im „höheren Bewusstsein" verweilen. Überschätzen sich. Schwierig, auf der Erde anzukommen. Die eigene Existenz ist so unsicher, dass es schwierig ist, Verantwortung für das eigene Leben zu übernehmen. Keinen Boden unter den Füßen. Erschöpfung. Psychosen.

Täuschung: Nicht zu existieren. In einer Wolke sein. Luft.
Verlangen: Reisen. Einheit.
Vergleiche: Wasserstoffverbindungen, Bestandteil der Säuren

I

Indium metallicum *(In)* ind.

Silber-Serie: 13. Stadium. Miasma: Mykose.
Sich auf alte Künste zurückziehen. Klassische Werte. Von den Entscheidungen überfordert. Sollen dem Willen des Vaters/der Gesellschaft gerecht werden. Nach anfänglicher Karriere nicht mehr wissen, wohin der Weg führt. Sich auf Wesentliches reduzieren müssen, da die Kräfte ausgelaugt sind. Arbeit scheint verrückt zu machen.

Iodum purum *Jod (I)* iod.

Silber-Serie: 17. Stadium. Miasma: Syphilis.
Hiob, der alles loslassen musste (Besitz, Ideen, Kreativität). „Wo man nicht beachtet wird, existiert man nicht." **Rastlose Bemühung zur Selbstdarstellung und Beachtung.** Ruhelos, getrieben, nervös, impulsiv und reizbar. Vergesslichkeit. Fixe Ideen.

Beschwerden infolge von: **Heimatverlust.**
Körperlich: Drüsenverletzung.
Abneigung: Annäherung.

Iridium metallicum *(Ir)* irid-met.

Gold-Serie: Verantwortung. 9. Stadium. Generalprobe, brauchen noch die letzte Zustimmung.
Viele Ideen lassen sie vor dem letzten entscheidenden Schritt zögern, ob sie der Verantwortung gewachsen sind. **Müssen über den Dingen stehen, um ihren „höheren Auftrag" zu erfüllen.** Ansprüche an ihre Kompetenz, der Alltag soll die Mission nicht verhindern.

Täuschung: Einen höheren Auftrag zu haben. Die Welt erscheint zu klein. Verläuft sich in wohlbekannten Straßen.

K

Kalium-Verbindungen

Kalium: Pflicht. Arbeit und Familie. Prinzipien. Konservativ und verschlossen. Eisen-Serie: 1. Stadium. Miasma: Akut.

Gewissenhaft. Pflichtbewusst und zuverlässig. Depression. Traurigkeit. Ungeduldig gegenüber der Familie.

Angst: Versagen. Kritik. Widerstände. Beobachtet zu werden. Alleinsein.
Träume: Vergebliche Anstrengung. Lähmung.
Körperlich: **Ödem des oberen Augenlids.** Atemwege. Herz. Verdauungstrakt. Ischias.
Verschlechterung: Erschöpfung. Kälte. Nässe.
Erscheinung: Eher kräftig gebaut.

Kalium arsenicosum — *Kaliumarsenit* — kali-ar.

Arsenicum: Ängste. Unsicherheit. Stellenverlust. Eisen-Serie: 15. Stadium.
Pflichterfüllung, um einer Entlassung vorzubeugen.

Beschwerden: Nach Abkühlung. Stellenverlust. Geldverlust. Einbruch. Ruhelos. Misstrauen. Verschlossenheit aus Angst, Fehler zu begehen.
Ängste: Gesundheit. Krebs. Tod. Diebe. Alleinsein. Um die Familie.

Kalium bichromicum — *Kaliumbichromat* — kali-bi.

Pflichtgefühl, den „schönen Schein" aufrechtzuerhalten.
Starke Familienbindung. Scheut Öffnung und Berührung. Selbstzerstörerisches Vorurteil, nichts wert zu sein. „Kleinkariert". Wenig Selbstwert. Schüchternheit.

Körperlich: Absonderungen von zähem, klebrigem, festsitzendem Schleim.

Kalium bromatum — *Kaliumbromid* — kali-br.

Bromatum: Schuld. Normen. Eisen-Serie: 17. Stadium. Miasma: Syphilis.
Familie und Schuld. Schuldig fühlen oder Schuld zuweisen. Gottes Zorn. Gewissensbisse. Stiller Kummer. **Moral.** Ruhelosigkeit (ringt mit den Händen). Zwangshandlungen. Misstrauen.

Kalium carbonicum — Kaliumkarbonat — kali-c.

Carbon: Sinngebung. Bewertung. „Vater". Kohlenstoff-Serie: 10. Stadium.
„Üb immer Pflicht und Redlichkeit". Furcht vor Veränderung. Verlangen nach Gesellschaft (zwischen Abhängigkeit und Unabhängigkeit). Sorge um die Familie.

Kalium iodatum — Kaliumjodid — kali-i.

Iodum: Heimatlosigkeit. Essen. Silber-Serie: 17. Stadium. Miasma: Syphilis.
Existenzberechtigung durch Pflichterfüllung. Müssen ihre Pflicht erfüllen, um ihren Platz zu haben. Workaholic. Hält trotz Nichtbeachtung an Familie bzw. Gruppe fest. Erträgt aus Angst vor Isolation Unerträgliches.
Beschwerden infolge von: Geistige Arbeit. Pensionierung. Quecksilbermissbrauch.
Verlangen: Große Esslust.
Verschlechterung: Warmes Wetter. Zugluft. Meer. Fasten. Ruhe.
Besserung: Frische Luft. Essen. Bewegung.

Kalium muriaticum — Kaliumchlorid — kali-m.

Muriaticum: Loslassen. Selbstmitleid. Fürsorge. Silicium-Serie: 17. Stadium. Miasma: Syphilis.
Die Pflicht, eine gute Mutter zu sein. Pflicht, versorgt zu sein oder zu versorgen.
Fühlt sich ohne Unterstützung. Gönnt sich kein Vergnügen. Depression. Ernst. Festhalten wollen. Unerlöste Wut/Streitsucht.
Ängste: Um die Gesundheit, Zukunft, Unheil. Verhungern.
Körperlich: Beschwerden durch Abstillen. Milchschorf. Nasennebenhöhlen. Leukämie. Bulimie. Krebs. Thrombose. Embolie. Bewusstlosigkeit bei Hirnerkrankung.
Verlangen: Heimliches Essen. Mehlspeisen.
Abneigung: Äpfel.
Verschlechterung: Zugluft, trübes Wetter.
Besserung: Frische Luft.

Kalium phosphoricum — Kaliumphosphat — kali-p.

Phosphor: Kontakt und Kommunikation. Silicium-Serie: 15. Stadium. Miasma: Tuberkulose.
Die Pflicht zu lernen/studieren. Verpflichtet zum Aufrechterhalten der Verbindung zum Freundeskreis.
Beschwerden infolge von: Verlust des Freundeskreises. Bloßstellung der eigenen Mittelmäßigkeit. Leistungsdruck. Große (geistige) Anstrengung. Sorgen. Schlechte Nachrichten. Schock. Zorn. Chemotherapie oder Krebsoperation.
Vergleiche: Adamas, Graphites

Mineralreich	lanth-br.

Krypton	*Krypton (Kr)*	krypt.

Eisen-Serie: 18. Stadium. Edelgas. Kryptos (griech.) = verborgen. Miasma: Schlaf³.
Benötigt die Solidarität der Umgebung, um in Sicherheit zu sein. Rückzug. Schauen aus dem Fenster nach Neuem. Sicherheit nur im eigenen Raum. Können selbst kaum etwas dazu beitragen. Verhinderte Handlung, z. B. über Einschränkung durch Krankheiten. Inaktivität. Anspruchslosigkeit. Rückzug. Reagieren nicht. Wie abgehoben. Ohne Verbindung. Vergesslich, fröhlich, sorglos.

Körperlich: „Taubstumme" Kinder.
Vergleiche: Neon.

L

◎ Lanthanum-Verbindungen

Lanthanum metallicum	*(La)*	lanth-met.

Lanthanide (Teil der Gold-Serie): Autonomie. Autoimmunerkrankungen. 3. Stadium: Die Suche nach dem „Richtigen". Versuchen und aufgeben. Miasma: Ringworm.
Versuchen, autonom zu werden, aber wissen nicht, was sie tun müssen. Unsicherheit. Zögern. Entmutigung. Verwirrung über eigene Autonomie und die der Welt. Verwirrung über die innere Welt. Überspielen, Pokerface, Clown. **Hänseln** und gehänselt werden (ist weniger schlimm, als sich lächerlich zu machen). Necken. Veralbern. Sich lustig machen. Lächeln aus Unsicherheit.

Täuschung: Sei unfähig zum Erfolg.
Körperlich: Kehlkopf. Lunge. Leber. Milz. Kolitis. Unfruchtbarkeit/Fehlgeburten. Arthritis. Blut.

Lanthanum bromatum	lanth-br.

Bromatum: Schuld. Norm. Eisen-Serie: 17. Stadium. Miasma: Syphilis.
Verwirrung über Autonomie. Schuldgefühle. Sündenbock. Zurückweisung. Schikane. Aufgestaute Wut, die dann herausbricht: **„Wie können sie sich frei fühlen, wenn sie anderen etwas Böses getan haben?"** Interesse an Psychotherapie, aber mangelndes Selbstvertrauen, um selbst zu praktizieren.

Lanthanum carbonicum   lanth-c.

Carbonicum: Bewertung. Sinngebung. Kohlenstoff-Serie: 10. Stadium. Miasma: Sykose.
Versuche, selbstständig zu werden, um Selbstwert zu erlangen. **Verwirrung über Selbstständigkeit aufgrund des Vaters.** Selbstwert. Werden verspottet. Hänseln und gehänselt werden. Eingeschüchtert. Glauben, sie seien unfähig zum Erfolg.

Lanthanum fluoratum   lanth-f.

Fluoratum: Geld. Glamour. Genuss. Kohlenstoff-Serie: 17. Stadium. Miasma: Syphilis.
Wenig Selbstwert, aber gerissen. Unablässige Versuche, unabhängig und prominent zu werden. Verstecken sich **hinter Mauern des Erfolgs. Versuchen zu glänzen,** damit andere die Unsicherheit nicht sehen. Scheitern. Geld als Mittel der Unabhängigkeit. Können auch kriminell werden oder die Moral verlieren. Erleben viel Zurückweisung oder Schikane.

Lanthanum oxydatum   lanth-o.

Oxydatum: Vernachlässigung. Freiheit. Kohlenstoff-Serie: 16. Stadium. Miasma: Lepra.
Als AußenseiterIn verspottet. Verwirrung über Autonomie wegen Missbrauch oder Missachtung. Vernachlässigung. Geldmangel. **Wie ein/e BettlerIn behandelt werden.** Angst vor Armut. Mangel an Durchsetzungsvermögen. Können überheblich oder egoistisch erscheinen. Hänseln und verspottet werden.

Lithium carbonicum   *Lithiumkarbonat (Li_2CO_3)*   lith-c.

Kohlenstoff-Serie: 1. Stadium. Miasma: Akut.
Ausgeliefert. Einseitig. Kindlich unsicher. Suchen Schutz und möchten umsorgt werden. Weichen der Realität aus. Nicht aus eigner Kraft leben können. Abhängigkeiten. Spontaneität, Offenheit und Fröhlichkeit wechseln mit Depression. **Regression.** „Die Lithiumbatterie ist plötzlich leer."

Angst: Über belebte Straßen gehen. Dunkelheit. Fremde. Alleinsein.
Täuschung: Sei bedeutungslos. Selbstverletzung.
Beschwerden infolge von: Mangelnde Zuneigung. Prellung und Sturz.
Körperlich: Rheuma und Herzkrankheiten. Herzklappenfehler. Kräfteverfall. Schlafstörungen. Muskelzucken. Photophobie.
Verlangen: Rauchen. Schokolade (verträgt sie aber nicht).[43]

◎ Lutetium-Verbindungen

Lutetium metallicum (Lu) lute-met.

Lanthanide (Teil der Gold-Serie): Eigenen Weg gehen. Autoimmunerkrankungen. 17. Stadium: Alles loslassen. Möchte behalten und muss es sich notfalls nehmen. Zerstörung. Verzweiflung. Name: Lutetia, alter Name Paris, von lat. ludere = spielen. Miasma: Syphilis

„Ist der Ruf erst ruiniert, lebt es sich frei und ungeniert." Ultimative Unabhängigkeit. **Meiden jede Verpflichtung.** Meiden zu enge Bindung bzw. Abhängigkeit durch starke Gefühle. **Endgültig außen vor.** Fühlen sich völlig ausgestoßen. Gefühl „Ich bin schlecht". Beschäftigen sich nicht mehr mit dem Schatten. Liebenswürdig in den Tag leben. Loslassen und losgelassen fühlen.

Lutetium fluoratum lute-f.

Fluoratum: Geld. Glamour. Genuss. Kohlenstoff-Serie: 17. Stadium. Miasma: Syphilis.

Freiheit durch Reichtum (oder für Freiheit alles loslassen müssen). Täuschen, um zu Geld zu kommen. Ultimative Freiheit im Sex und ohne Moral. Fühlen sich ausgeschlossen, weil sie zu unabhängig oder reich sind. Sich mit Geld frei kaufen.

Lutetium oxatum lute-ox.

Oxydatum: Vernachlässigung. Freiheit. Kohlenstoff-Serie: 16. Stadium. Miasma: Lepra.

Freiheit durch Reichtum oder Loslassen allen Besitzes, um frei zu sein. Spielen um Geld. BettlerIn. ZauberIn.

Beschwerden infolge von: Vernachlässigung. Ausgeschlossen sein, weil sie unabhängig sind.

M

◎ Magnesium-Verbindungen

Silicium-Serie: Beziehungen, Familie. "Bin ich geliebt oder nicht?" "Ich verbinde mich mit …"
2. Stadium: Unsicherheit. Schüchternheit. Beobachtet – lieber nichts tun aus Unsicherheit. Sucht Schutz und Unterstützung. Miasma: Typhus. Intensität. Notfall. Heimweh. Ungeduld.[4]
"Wo ist mein Platz in der Familie/Gemeinschaft?"[3] Freunde sind wichtig. Brauchen Sicherheit oder Unterstützung. Verwaist. Friedliebend, da sie glauben, dass Aggression die Ursache von Leid in der Welt ist. Vergebliche Bemühung. Versuchen, Gefühle der Einsamkeit zu verdrängen. Anpassung. Nachgeben, um Liebe zu bekommen. Pazifismus.

Beschwerden infolge von: Verlust an Zuwendung (Liebe) während der Kindheit, dadurch fehlender Schutz und Sicherheit. Frühe Verluste. Nicht umsorgt sein (mur.). Unsicherheit in der Gruppe. Ausschluss von der Familie/Beziehung. Stiefkinder, unerwünschte Kinder. Verletzte Freundschaften.
Ängste: Verlust. Im Stich gelassen zu werden. Krankheit und Tod einer geliebten Person. Aggression. Kritik.
Träume: Verirrt sich.
Körperlich: Ruhelosigkeit beim/nach Schließen der Augen. Nervöse Erschöpfung. Verfroren. Linksseitigkeit. Schweres Erwachen, unerfrischt. Neuralgien. Erkältung. Allergie. Koliken.
Schmerz: Krampfartig.
Träume: Fallen. Tote Verwandte. Heirat. Feste. Wasser (ign., nat.). Kinder.
Abneigung: Gekochte Eier (sulf.), Fleisch, Gemüse.
Verlangen: Salz, Fleisch, Obst, frisches Essen.
Verschlechterung: Nacht. Menstruation. Kälte. Berührung.
Besserung: Meer. Wärme. Druck. Sich kümmern.

Magnesium metallicum	*Magnesium*	mag-met.

Alleinsein. Fürsorge. Verlust von Freunden. Vernachlässigung. **Pazifismus.**

Magnesium carbonicum	*Magnesiumkarbonat*	mag-c.

Carbonicum: Bewertung, Sinngebung. "Vater". Kohlenstoff-Serie: 10. Stadium.
Kämpfen, um Respekt zu erzwingen.
("Waisenkinder"). In-vitro-Fertilisation. Brutkasten. Wenig gestreichelt werden.

Magnesium iodatum — mag-i.

Iodum: Heimatlosigkeit. Essen. Silber-Serie: 17. Stadium. Miasma: Syphilis.

Existenzkampf. Pazifismus und Arbeit. Angst vor Verlust der Bewegungsfreiheit. Sie haben ein Thema mit Essen.

Magnesium lacticum — mag-lac.

Gezwungen, auf den eigenen Beinen zu stehen. Wollen andere an sich binden, indem sie sich **abhängig zeigen.** Aggression.

Magnesium muriaticum — mag-m.

Muriaticum: Fürsorge. Mutter. Silicium-Serie: 17. Stadium. Miasma: Syphilis.

Verlangen nach Frieden aus Angst, die Zuwendung (Liebe) zu verlieren. Verlust des Schutzes. Meckern aus Angst, die Geborgenheit zu verlieren. Von Freunden im Stich gelassen.

Magnesium phosphoricum — mag-p.

Phosphor: Kontakt und Kommunikation. Silicium-Serie: 15. Stadium. Miasma: Tuberkulose.

Fürchten, ihren Wert zu verlieren. Erfolgszwang. Missionseifer. **FriedensstifterIn.** Fürchten Streit. Sagen nichts aus Angst, den Kontakt zu verlieren.

Körperlich: Neuralgien.

Magnesium sulphuricum — mag-s.

Sulphur: Einzigartigkeit. Schönheit. Liebe. Silicium-Serie: 16. Stadium. Miasma: Lepra.

Glauben, nicht geliebt zu werden, wenn sie aggressiv sind. Eifersucht. Aussichtslose Unordnung.

Manganum metallicum   *Mangan (Mn)*   mang-met.

Eisen-Serie: 7. Stadium.

Hilfsbereitschaft. Versucht, es allen recht zu machen. Später verbittert über Undank. Fleißig üben und hilfsbereit sein. Freundlich, aber kontaktscheu. Konzentrationsstörungen. Verdrießlichkeit. Ruhelosigkeit. Groll und Denken an Ungerechtigkeiten. Nachtragend.

Angst: Versagen. Kritik. Widerstand. Beobachtet zu werden. Erwartungsspannung. Vor Phantasiegebilden. **Wegen Kleinigkeiten**. Zukunft. Vor Wind. Den Verstand zu verlieren.

Verschlechterung: Arzneien. **Geräusche.**

ⓞ Mercurius-Verbindungen

Quecksilberoxid, enthält Wasserstoff, Stickstoff und Sauerstoff.
Gold-Serie: Macht. Verantwortung. Führungskraft. Autorität. Königln. Selbstverwirklichung.
12. Stadium: Die Macht. Streiten, um Kontrolle zu behalten. Miasma: Krebs: Kontrolle.[4]
Es ist eine Frage der Macht, sich nicht beherrschen zu lassen. Können der Welt nicht trauen.

Angst: Verlust von Territorium und Macht.
Täuschung: **Umgeben von Feinden.**
Körperlich: Knochenkaries. Speichelfluss mit Durst.
Verschlechterung: Nachts, besonders in der Bettwärme. **Hitze und Kälte.**
Abneigung: Eigene Arbeit. Fettige Speisen.

Mercurius vivus (solubilis)   *Quecksilber*   merc.

Gold-Serie: Macht. Verantwortung. Führungskraft. Autorität. Königln. Selbstverwirklichung. „Ich (be)herrsche ... Königreich."
12. Stadium: Zuviel des Guten. Die Macht ist ausgereizt und übertrieben. Streiten, um Kontrolle zu behalten. Miasma: Krebs (Kontrolle. Hohe Erwartung).[4]

Es ist eine Frage der Macht, sich nicht beherrschen zu lassen. Man kann der Welt nicht trauen. Autorität. Verunsicherung über Werte, weil sie willkürlich erscheinen. Verfolgungs- und Trennungsgefühl. Verschlossenheit. Unzufriedenheit. Plötzliche Gewaltimpulse. Distanz, machen sich keine Gedanken über die Gefühle anderer. Empfindlich gegen Widerspruch. „Workaholic".

Angst: **Angegriffen/ermordet zu werden.** Fallen. Herzanfall. Menschenmenge. Unfälle.
Täuschung: Als ob man ein Verbrechen begannen hat oder **von Feinden umgeben** ist. Von Teufel oder Engel. In der Hölle zu sein.
Träume: Aus hochgelegenen Orten zu fallen. Mord. Krieg.
Körperlich: Frostigkeit. Knochenkaries. Geschwollenes Zahnfleisch, auch blutend. Zunge geschwollen mit Zahnabdrücken (Ars., Chel., Rhus-t., Stram.). **Speichelfluss** mit großem Durst. **Mundgeruch.** Tonsillitis. Chronische Eiterneigung. Akne. Aphten. Gewebszerfall. Colitis ulcerosa. Haarausfall. Ausscheidungen und Atem übel riechend. Reichlich Schweiß, der verschlechtert. Blut. **Genitalien.** AIDS (Stadium 15).
Verlangen und Abneigung: Brot mit Butter. Artischocken.
Verschlimmerung: **Nachts** und **besonders in der Bettwärme.** Kälte. Im Freien. Schweiß. Zugluft. Ruhe. Dunkelheit.
Vergleiche: Bismuthum (ähnlich), Lachesis.

Mercurius corrosivus — Quecksilber(II)chlorid — merc-c.

Die Welt ist schlecht (stinkt). Kein Rückhalt im Umfeld. Beziehungen kann man

Körperlich: Tenesmen. Absonderungen übel riechend und wund fressend. Augenentzündungen Neugeborener. Iritis mit brennendem Tränenfluss und Photophobie. Pharyngitis oder Ulzeration mit Knochennekrose. Zahnfleischgangrän.
Schmerz: Brennend, ätzend.

Mercurius cyanatus — Quecksilbercyanid — merc-cy.

Körperlich: Entkräftung. Diphtherie. Grünliche Beläge, die sich zur Nase großflächig ausbreiten. Akute entzündliche Prozesse. Pneumonie. Nephritis. Nekrotische Zerstörung der Weichteile des Gaumens oder Rachens. Chronische Halsbeschwerden (besonders bei RednerInnen). Rohes, wundes Gefühl. Schmerzen beim Sprechen und Heiserkeit.

Mercurius dulcis — Quecksilberchlorid — merc-d.

Körperlich: Prostatitis. Otitis media. Blässe und Auftreibungen. Übelkeit/Erbrechen. Dysenterie. Stuhl mit Schleim und Blut.

Mercurius iodatus flavus — Gelbes Quecksilber — merc-i-f.

„Wer vertraut, wird belogen." Versucht, sich über extremes Misstrauen und Gewissenhaftigkeit unangreifbar zu machen.

Körperlich: **Rechtsseitige Halsentzündungen.** Otitis. Zunge dick belegt, an der Basis gelb.

Mercurius sulphuricus — Quecksilbersulfat — merc-sul.

Ertrinken in Unmut oder Ängsten. **Befürchtungen, als PartnerIn wertlos zu sein.**[3]

Körperlich: Hydrothorax mit schnellem, kurzem Atem. Wassersucht. Niesen durch Sonneneinstrahlung.

Molybdaenum — Molybdän (Mo) — moly.

Silber-Serie: 6. Stadium.

Es ist gefährlich, die eigene Kunst zu zeigen (tun es dennoch). Herausforderung annehmen. DraufgängerIn. Sind anfänglich noch zögerlich und unsicher, wollen aber beweisen, dass sie es können.

Angst: Öffentlicher Angriff.
Träume: Feuer. Heimat suchen.
Schmerzen: Wie zerschlagen. Brennend.

N

◎ Natrium-Verbindungen

Silicium-Serie: Beziehungen Zuhause/Familie/Menschen. "Bin ich geliebt oder nicht?"
1. Stadium: Neuanfang, spontaner Beginn. Gedankenlosigkeit. Miasma: Akut: Plötzlich, heftig.[4]
Kummer. Depression. Verschlossenheit. Beschränkung. **"Ohne ..."** ("Ohne dich bin ich niemand."). Projektion der Abhängigkeit. Rückzug. Beschränkung auf das Nötigste. **Reduzieren.** Kasteien sich. Übersensibel, unflexibel. Kummer.

Beschwerden infolge von: Verrat. Verlassenheit.
Körperlich: Neigung zu Abmagerung. Kopfschmerz durch Sonne.
Verschlechterung: Sonne. Wärme. Meer (s. a. Besserung). 11.00 Uhr.
Besserung: Meer.
Verlangen: Salz. Mehlspeisen.

Natrium arsenicosum — *Natriumarsenik* — nat-ar.

Arsenicum: Perfektion. Angst. Unruhe. Eisen-Serie: 15. Stadium. Miasma: Tuberkulose.
Misstrauen wegen Treuebruch. Kontrollieren. Misstrauen, besonders gegenüber der Familie. Misstrauen, Verschlossenheit und Kummer. Zorn über die eigene Unvollkommenheit. Tadelt sich selbst und andere. **Stellenverlust.**
Ängste: Alleingelassen zu werden. Armut. Krankheiten. Vernachlässigung der Pflicht.
Abneigung: Geräusche. Kälte. Zugluft. Tabakrauchen. Oft frostig. Lichtempfindlichkeit.

Natrium carbonicum — *Natriumkarbonat* — nat-c.

Carbonicum: Bewertung. Sinngebung. "Vater". Kohlenstoff-Serie: 10. Stadium.
Entziehen sich würdevoll. Ausschluss aus der Gruppe (mag.).
Trennung zwischen sich und anderen, isoliert. Ohne Würdigung der Gemeinschaft.

Natrium causticum — *Natronlauge* — nat-caust.

Causticum: Sozial-/Systemkritisch. Im Stich gelassen.
Mitgefühl. Gerechtigkeitsempfinden. **Ohne soziale Eingebundenheit.**
Einsam. Nirgendwo dazugehören. Setzen sich für die Einsamsten ein.
Angst: Insekten. Wespen.

Mineralreich   nat-sil.

Natrium fluoratum   nat-f.

Fluoratum: Glanz. Oberflächlicher Sex. Kohlenstoff-Serie: 17. Stadium. Miasma: Syphilis.
Beziehung/Kontakt bleibt lose und an der Oberfläche (Glamourwelt). Verbotener Sex (nicht darüber reden dürfen). Weinen beim Koitus.

Natrium hypochlorosum   *Bleichlauge*   nat-h.

Weinen.
Körperlich: Genitalien. Schleimhäute. Herabdrängen des Uterus. Leberflecken.[9.2]

Natrium muriaticum   nat-m.

Muriaticum: Fürsorge. Mutter. Silicium-Serie: 17. Stadium. Miasma: Syphilis.
„Gibt Trost den Untröstlichen". Kummer. Vernachlässigung. Mutterlosigkeit. Verweilen bei Vergangenem. Verschlossen, traurig, bitter. Allein auf der Welt. Trost im Alleinsein. Kultiviertheit. Isolation.
Verschlimmerung: Freude.

Natrium nitricum   nat-n.

Nitricum: Genießen. Spannung. Kohlenstoff-Serie: 15. Stadium. Miasma: Tuberkulose.
Genuss ist nicht für sie/ihn bestimmt. Ohne Genuss oder Entspannung.

Natrium oxalicum   *Natriumoxalat*   nat-ox.

Abneigung gegen die Familie. Eile. Reizbarkeit.
Körperlich: Kopfschmerz. Lebhafte Träume. [9.2]

Natrium phosphoricum   nat-p.

Phosphor: Kontakt und Kommunikation. Silicium-Serie: 15. Stadium. Miasma: Tuberkulose.
Kann aus Groll nicht mehr lieben, aber auch die alte Liebe nicht loslassen. Liebesenttäuschung. Grenzprobleme, **ohne (oder verbotene) Kommunikation.**

Natrium silicatum   nat-sil.

Silicatum: Image der Familie. Silicium-Serie: 10. Stadium. Miasma: Sykose.
Rückzug, damit andere nicht schlecht über sie denken können.
Image erhalten, leisten viel für das Image. Perfektionistisch.
Reden nicht über sich. Familienmenschen. Verschlossen, verletzlich, eigensinnig.

Natrium sulphuricum — *Glaubersalz* — nat-s.

Sulphur: Schönheit. Einzigartigkeit. Beziehungen. Silicium-Serie: 16. Stadium. Miasma: Lepra.
„Ohne Erfolg in Beziehungen ist mein Leben wertlos." Emotionale Verwahrlosung. Verletzte Ehre. Verlust der Lebenslust. Keine Freude mehr haben (dürfen). Niedergeschlagenheit. Kummer. Suizidneigung. Arbeit statt Emotionen. Maske von Tüchtigkeit.

⊚ Neodymium-Verbindungen

Neodymium metallicum — *(Nd)* — neod-met.

Lanthanide: Autonomie. 6. Stadium: Entschlossenheit. DraufgängerIn.
„Verwegene Zwillinge". Autonomie beweisen. Tun manchmal gefährliche Dinge. Verbergen der Unsicherheit. **Das Scheitern ist nicht so schlimm, wie es nicht zu tun. DraufgängerIn.** Schalk. Offen, aufrichtig, ehrlich.

Körperlich: Tuberkulose. Pneumonie. Parkinson. Schielen. Leber. Kolitis. Nieren.

Neodymium carbonicum — neod-c.

Carbonicum: Bewertung. Sinngebung. „Vater". Kohlenstoff-Serie: 10. Stadium.
Müssen für den eigenen Selbstwert Autonomie beweisen. Wahre Bedeutung der Welt und Schöpfung finden. Spirituelle Wege. Vaterthemen.

Neodymium fluoratum — neod-f.

Fluoratum: Geld. Glamour. Kohlenstoff-Serie: 17. Stadium. Miasma: Syphilis.
DraufgängerIn, **um autonom und strahlend dazustehen.** Sich mit Sex beweisen. Fühlen sich abgewiesen. Einsame, mutige KämpferInnen. Selbstkontrolle. Suchen die Gefahr.

Neodymium nitricum — neod-n.

Nitricum: Genießen. Spannung. Kohlenstoff-Serie: 15. Stadium. Miasma: Tuberkulose.
Bevor sie das Leben genießen können, müssen sie Autonomie beweisen. Prahlerischer Lausebengel. Machen gefährliche Sachen und Heldentaten. Sehr lebhaft, enthusiastisch. Lieben die Gefahr.

Mineralreich　　　　　　　　　　　　　　　　　　　　　　　　　　　　nicc.

Neodymium oxydatum　　　　　　　　　　　　　　　　　　　　neod-o.

Oxydatum: Vernachlässigung. Freiheit. Kohlenstoff-Serie: 16. Stadium. Miasma: Lepra.
Vernachlässigtes Kind ist zur Unabhängigkeit gezwungen.
Freiheit erzwingen, um nicht missbraucht zu werden. Müssen frei bleiben.
Lausebengel. Fürchten, durch Unterstützung in Abhängigkeit zu geraten.

Neodymium phosphoricum　　　　　　　　　　　　　　　　　　neod-p.

Phosphor: Kontakt und Kommunikation. Silicium-Serie: 15. Stadium. Miasma: Tuberkulose.
Frei denken kann nur, wer frei ist. Beweisen, dass sie innerhalb einer Freundschaft frei sind oder **Freundschaft sie frei macht.** Wollen Freundschaft stiften für die Erde. Müssen beweisen, dass sie gut lernen können.

Neodymium sulphuricum　　　　　　　　　　　　　　　　　　neod-s.

Sulphur: Schönheit. Liebe. Einzigartigkeit. Silicium-Serie: 16. Stadium. Miasma: Lepra.
Wollen beweisen, dass Liebe frei macht, sie selbst liebenswert sind. Wollen beweisen, dass nur autonome Menschen richtig lieben können. Müssen ihre Liebe unter Beweis stellen, so dass es nie genügt und sie immer mehr geben müssen. Weigern sich, sich an PartnerIn anzupassen. **Ihre Beziehung muss gut sein** (machen Druck in der Beziehung).

Neon　　　　　　　　　　　　*Edelgas*　　　　　　　　　　　　　　neon

Kohlenstoff-Serie: 18. Stadium. Schlaf. Neon (griech.: = das Neue). Radioaktiv.
Situationen, die dazu führen, **getrennt und auf Unterstützung angewiesen** zu sein (z. B. bei Trisomie 21). Getrennt vom Umfeld existieren. Teilnahmslosigkeit. Gleichgültigkeit. Fröhlich plappern und singen. Reizbar und ängstlich, wenn sie angesprochen werden. Einfallsreich. Verlust des Zeitgefühls. Ärger über sich selbst. Sinnestäuschungen. Schöne Farben und Formen. Fehler beim Sprechen/Schreiben.

Träume: Räuber, Wasser, Tote, Kinder.[33]
Täuschumg: Als würden sie sich im Raum auflösen.

Niccolum　　　　　　　　　　*Nickel (Ni)*　　　　　　　　　　　　nicc.

Eisen-Serie: 10. Stadium. Miasma: Sykose.
Erst kommt die Pflicht. „CheflN". Beschützend und fordernd. Hochdruck. Kontrolle. Wegen der Übernahme von anspruchsvollen Aufgaben müssen die Gefühle unterdrückt werden. Perfektion. **Spannung und Entspannung.** Vergnügtheit. Heiterkeit. Impulsivität. Schwermut und Selbstgefälligkeit. Reizbar durch Widerspruch.

Verlangen: Alleinsein.

Niobium (Nb) niob.

Silber-Serie: 5. Stadium. Miasma: Malaria.
Künstlerisches Potential mit wenig Selbstvertrauen. Beginnen vieles, zweifeln und beginnen von neuem. Viele Rückschläge. Überprüfen viel, aus Angst keinen Anklang zu finden oder zu scheitern.
Träume: Verfolgt zu werden.
Täuschung: Doppelt zu sein.
Körperlich: Laryngitis und Stimmprobleme. Ess- und Schluckstörungen. Bronchitis. Erkrankungen der Augen, Ohren, Lungen, Geschlechtsorgane. Rückenschmerz (besonders Iliosakralgelenk). Ekzeme. Durchfall vor Prüfungen. Krebs. Schwäche.
Schmerzen: Wie zerschlagen.
Abneigung: Kuhmilch.
Verschlimmerung: Prüfungen. Anspannung. Kälte. Luftzug.
Vergleiche: Zirconium, Yttrium.[34]

Nitrogenium   *Stickstoff (N)*   nitro.

Kohlenstoff-Serie: 15. Stadium. Miasma: Tuberkulose.
Enthusiasmus. Genuss. Geltungsdrang. Hochspannung. Bekommen trotz Bemühens statt Wertschätzung nur Widerstand. **Empfindlich auf Kritik. Explodieren. Rechtsstreitereien.** Fühlen sich schnell eingeengt.

Angst: Enge.
Empfindlich: Insektenstiche. **Empfindung von Beengtheit/Behinderung.**
Verschlechterung: Sprechen.
Verlangen: Luft atmen. Raus aus der Begrenzung. Erstickungsgefühl.
Vergleiche: Nitroverbindungen. Nitricum acidum, Glonoinum, Hydrocyanicum acidum.

Osmium metallicum (Os) osm.

Gold-Serie: 8. Stadium. Hochdruck.
Ehrgeiz. Macht durchsetzen. Unnachgiebigkeit. Unantastbarkeit. Glauben, dass sie Berge versetzen müssen, das macht sie reizbar, ungeduldig. Dulden keine Einschränkungen. Verwechseln Wörter.

Beschwerden infolge von: Verrat. Im Stich gelassen. Bevormundung.
Angst: Unfälle.
Träume: Feuer.

Mineralreich   petr.

Oxygenium   *Sauerstoff (O)*   oxyg.

Kohlenstoff-Serie: 16. Stadium. Miasma: Lepra.

Fühlen sich trotz Bemühungen nicht anerkannt. **Suchen nach Schutz und Freiheit. Aus eigener Kraft existieren (müssen), aus eigener Kraft atmen. Auf eigenen Füßen stehen. Unabhängigkeit schafft Sicherheit.** Mitgefühl mit Tieren. Sorgen um Umweltverschmutzung. Vegetarismus.[2] Überarbeitung. Erschöpfung.

Beschwerden infolge von: **Verwahrlosung** und ungerechte Behandlung. Missbrauch. Verlassenheit.
Körperlich: Erstickungsgefühl. Seufzen. Anämie. Diabetes. Keuchhusten. Neigung zum Räuspern. Husten. Zusammenschnürungsgefühl im Kehlkopf durch Trockenheit. Flatulenz. Auszehrung. Krebs im letzten Stadium.

P

Palladium metallicum   *Palladium (Pd)*   pall.

Silber-Serie: 10. Stadium. Miasma: Sykose.

Geltungsdrang. Müssen „glänzen" in allem, was sie tun. Möchten beeindrucken, brauchen Beachtung und Anerkennung. Anspruch und Wirklichkeit. Möchten die Besten sein. Ehrgeiz. Eigensinn. Vom Erfolg verwöhnt.
Verlangen: **Anerkennung.**
Besserung: **Druck.** Wärme. Ablenkung. Gesellschaft. Ausruhen. Schlaf.

Petroleum   *Steinöl, Roherdöl*   petr.

Chemisch: Petroleum crudum, Oleum petrae. Besteht aus verschiedenen Kohlenwasserstoffanteilen und Beimengungen (wie z. B. Vanadium und andere Schwermetalle). Mit Schwefelsäure gemischt. Parafine. Vaseline.

Möchten bewundert werden. Fühlen sich als AußenseiterInnen, die sich Geltung verschaffen müssen. Innerlich zum Bersten, müssen sich zurückhalten, um nicht zu explodieren. Zweifel und Verzweiflung. Reizbarkeit und Streitlust. Verirren sich in bekannten Straßen. Mangelnde Lebenswärme.

Ängste: Abgesondert zu sein. Angst im Schlaf.
Wahnidee: Alle sind Feinde. Fremde liegen in ihrem Bett.
Träume: Vergewaltigung. Doppelt zu sein. Schlafwandeln.
Körperlich: Reisekrank. Haut und Schleimhäute. Atemwege und Darm. Schwindel

Kopfschmerz durch Wut. Hörverlust. Ohnmacht. Schnell Heißhunger, ohne Fett anzusetzen. Kälte- und Leeregefühl im Magen. Kältegefühl in der Gebärmutter. Winterekzem, besonders an den Fingerspitzen. Schrunden. Psoriasis. Fissuren. Gürtelrose. Trockene Hautekzeme. Husten (besonders nachts). Asthma und Ekzem. Kratzen, bis es blutet. Splitterartiger Schmerz in den Füßen, Frostbeulen. Rheuma. Alkoholkrankheit.
Verschlechterung: Kälte, **Winter. Bettwärme. Kohl.**
Antidot von Bleivergiftungen.
Komplementär: Bryonia, Lycopodium, Sepia, Sulphur.[35]
Vergleiche: Carbo vegetabilis, Hepar sulphuris, Psorinum, Sulphur, Vanadium.
Miasma: Psora.

ⓢ Phosphor-Verbindungen

Silicium-Serie: 15. Stadium. Miasma: Tuberkulose.
Überempfindlichkeit. Mitgefühl. Neugierde. Ruhelosigkeit. Kontakt und Kommunikation. Selbstdarstellung und Verbundenheit. Unbeständigkeit. Lieben Veränderungen/Abwechslung.

Verlangen: Reisen. Heimweh.
Ängste: Vor allem, für alles und jedes. Mangelnde Abgrenzung.
Körperlich: Lungenbezug: Tbc, Asthma, Bronchitis. Blutungsneigung. Nervenschwäche. Neuralgie. Epilepsie. Rechte Seite.
Schmerz: Brennend.
Empfindlichkeit: Gewitter.
Verschlechterung: Gewitter, Bewegung.
Verlangen: Gewürz, Salz, Fleisch, kalte Getränke.
Abneigung: Fisch, Fleisch.

Phosphorus　　　　　　　　　(P)　　　　　　　　　phos.

Name: „Lichtträger" (gr. Phorós ... tragend). Leuchtet im Dunkeln, wenn Licht darauf fällt.
Ausbreiten und Durchdringen. Kontakt und Kommunikation mit Neugier und Ruhelosigkeit. Wollen Veränderungen, brauchen Abwechslung. Verlangen zu reisen. Freunde. Heimweh. Mitgefühl. Leicht zu beeindrucken. **Grenzprobleme. Alles erreicht sie.** Überempfindlichkeit der Sinne, z. B. bei äußeren Eindrücken. Unruhe am ganzen Körper. Ängstlichkeit. Konzentrationsstörungen.

Ängste: **Vor allem.** Aufgrund mangelnder Abgrenzung. Fürchtet das Alleinsein. Ängstlichkeit im Dunkeln. **Gewitter.** Geister. Krankheiten wie AIDS, Krebs. Herzerkrankung. Tiere. Räuber. Vergiftung. Versagen. Panik, ohne zu wissen warum.
Körperlich: Rechte Seite. Überempfindlichkeit der Sinne. **Lunge.** Tuberkulose. Asthma. Bronchitis. **Blutungsneigung.** Nervenschwäche. Neuralgie. Epilepsie. Erschöpfung.

Mineralreich   **germ-p.**

Zittern. Lähmung. Heiserkeit, schlimmer gegen Abend. Pneumonie. Husten und Pleuritis. Liegen auf der linken Seite verschlimmert. Lähmungen. Kribbeln. Knochennekrose. Brennen der Hände. Müssen häufig essen oder werden schnell schwach. Hunger in der Nacht. Essen bessert.
Verlangen: Kalte Getränke (Pulsatilla) werden nach Aufwärmen im Magen wieder erbrochen. Durchfälle.
Schmerz: Brennend.
Verschlechterung: **Gewitter.** 21 Uhr. Bewegung. Zorn. Geistige Überanstrengung. Schlaflage links.
Verlangen: **Fisch.** Gewürz. Salz. Coca cola. **Eiskalte Getränke. Eis.**
Vergleiche: Arsenicum album, Carcinosinum, Causticum, Pulsatilla, Tuberculinum. Schmetterlinge. Edelsteine (Saphir, Topas). Glühwürmchen.

Aluminium phosphoricum   *Aluminiumphosphat*   alum-p.

Alumina: Identitätsverwirrung. Langsamkeit. Silicium-Serie: 3. Stadium. Miasma: Ringworm.

Tun alles, was ihre Freunde wollen; dadurch Verwirrung bezüglich der eigenen Identität.

Barium phosphoricum   *Bariumphosphat*   bar-p.

Barium: Klein sein. Lachen. Gold-Serie: 2. Stadium. Miasma: Typhus.

Leben in Abhängigkeit. **Lieb und mitfühlend, in der Hoffnung, dass die Liebe erwidert wird.** Mangelnder Kontakt.

Calcium phosphoricum   *Kalziumhydrogenphosphat*   calc-p.

Calcium: „Was denken andere?" Eisen-Serie: 2. Stadium. Miasma: Typhus.
Wollen immer irgendwo hingehen. Reisen und nach Hause. Tagträume. Lernen und Kontakt. Schnell gelangweilt und dadurch oft unzufrieden.

Ferrum phosphoricum   *Eisenphosphat*   ferr-p.

Ferrum: Kämpfen und Durchhalten. Eisen-Serie: 8. Stadium. Miasma: Hochdruck[3].
Ständige Eingrenzung. Zwang. Loyalitätskonflikte.

Germanium phosphoricum   *Germaniumphosphat*   germ-p.

Germanium: Regeln befolgen. Eisen-Serie: 14. Stadium. Miasma: Atrophie[3].
Kontakt und Kommunikation sind aufgrund enger Regeln und Gesetze erschwert.
Abtrennung, nichts kann raus oder rein.

Kalium phosphoricum   *Kaliumphosphat*   kali-p.

Kalium: Pflicht. Familie. Eisen-Serie: 1. Stadium. Miasma: Akut.
Die Pflicht zu lernen/studieren. Verpflichtung zum Aufrechterhalten der Verbindung zum Freundeskreis. Bloßstellung der eigenen Mittelmäßigkeit. Leistungsdruck.

Magnesium phosphoricum   *Magnesiumphosphat*   mag-p.

Magnesium: Friedliebend. Platz in Familie. Silicium-Serie: 2. Stadium. Miasma: Typhus.
Friedliebend. Sagen nichts, aus Angst den Kontakt zu verlieren. Einsamkeit.

Natrium phosphoricum   *Natriummonohydrogenphosphat*   nat-p.

Natrium: Verschlossen. Kummer. Silicium-Serie: 1. Stadium. Miasma: Akut.
Täuschung: **Stillschweigen bewahren zu müssen.** Geheimnis. Kummer und Furcht. Unglückliche Verliebtheit.

Phosphoricum acidum   *Phosphorsäure*   phos-ac.

Säuren: Erschöpfung. Ätzend. Suche nach Einheit.
Übersättigung von Reizen. Schwäche. Kummer. **Unglückliche Verliebtheit.**
Verschlechterung: Geistige Anstrengung.

Plumbum phosphoricum   *Bleiphosphat*   plb-p.

Plumbum: Formale Verantwortung. Gold-Serie: 14. Stadium. Miasma: Atrophie.
Wunsch nach Kommunikation, kann jedoch nicht zu anderen durchdringen.
Eigensinnig. Starrköpfig. Schwere. Lähmung.
Distanz durch Maske des Spaßes. Selbst Aggression ist Rollenspiel.
Nimmt ganz viel auf, lässt nichts raus.

Ängste: Todesnähe. Erschossen zu werden.
Täuschung: Wird kritisiert. Liebt Kuscheltiere.
Vergleiche: Diverse Lanthanide mit Phosphorelementen.

Mineralreich   pras-met.

Platinum   *Platin (Pt)*   plat.

Gold-Serie: 10. Stadium. Miasma: Sykose.
Es war schon immer etwas Besonderes, ... (wie ich) ... zu sein. Egozentrik.
Selbstüberhebung. Extravaganz. Hohe Ideale und Ansprüche.

Beschwerden infolge von: **Geringschätzung.**
Ängste: Seelenheil. Tod. Gewalt.
Täuschung: **Eine besondere Rasse** zu sein. Gewalttätigkeit zum Opfer zu fallen. Größer zu sein (alles erscheint kleiner).
Körperlich: Ameisenlaufen (besonders in den Genitalien). Einschnürungsgefühle.

Plumbum metallicum   *Blei (Pb)*   plb.

Gold-Serie: 14. Stadium. Miasma: Polio.
„Autorität ist das, was allgemein gültig ist." Erstarrung. Die Maske der Herrschaft/Verantwortlichkeit. Gedächtnisschwäche, jedoch manchmal ein besonders gutes Gedächtnis für Zahlen. Verlangsamte Wahrnehmung. Religiöser Eifer. Abneigung gegen Widerspruch.

Polonium metallicum   *(Po)*   polon-met.

Gold-Serie: 16. Stadium. Miasma: Lepra.
„Gut ist, was meiner Geltung nützt." Alles ist verloren. Müssen sich anpassen, um sich überhaupt noch Geltung zu verschaffen. Alle Tätigkeit ist aussichtslos, daher meiden sie die Arbeit. Trägheit. Reizbar. Hochmut. Früher oder in der **Phantasie noch großartig.** Schwäche. Ruhelosigkeit. Gefühllosigkeit. Lähmungen. Zittern durch Zorn.

Schmerz: Bohrend, zusammenziehend. Wie geschwollen, aufgeblasen.
Verlangen: Alkohol, Drogen, Brot, Zucker, Fleisch, kaltes Wasser.
Verschlimmerung: Ruhe.
Besserung: Bewegung.

ⓞ Praseodymium-Verbindungen

Praseodymium metallicum   *(Pr)*   pras-met.

Lanthanide (Teil der Gold-Serie): Autonomie. Autoimmunerkrankungen.
5. Stadium: Aufgeben und Tun. Tun immer das Gleiche. Zweifel. Miasma: Malaria.[4]

„Zweifelnder Zwilling". Wollen autonom sein, fühlen sich zu schwach, um den eigenen Vorstellungen zu folgen. **Vorsichtig, reflektierend, unsicher, zögerlich, behutsam.** Tun den 1. Schritt, gehen aber wieder zurück. Geben auf, lassen sich beeinflussen. Reagieren auf Schwingung anderer. Unschlüssig bei Entscheidungen.

Träume: Orientierungslosigkeit. Verlaufen (Magnesium, Sepia).
Körperlich: Morbus Parkinson. Augenlinse und Augenmuskulatur. Leber. Kolitis. Nieren. Hoden. Eierstöcke. Arthritis. Blut.

Praseodymium carbonicum · pras-c.

Carbonicum: Sinngebung. Arbeit. Bewertung. Kohlenstoff-Serie: 10. Stadium.
Wollen autonom bleiben, haben aber Angst, bei Versagen an Selbstwert zu verlieren. Vermeiden Unabhängigkeit, weil sie es für unrealistisch halten. **Schwanken** zwischen **Versuch, stark zu sein,** und **Aufgabe.**

Praseodymium fluoricum · pras-f.

Fluoratum: Geld. Sex. Glamour. Kohlenstoff-Serie: 17. Stadium. Miasma: Syphilis.
Unschlüssig mit sich selbst, aber clever (meinen durch Wohlstand zum Ziel zu kommen). Geld. Zweifel, ob sie Sex und Moral verbinden können. Autonomie erscheint unmoralisch. Unabhängigkeit durch Bezauberung. **Schwanken** zwischen **Glamour** und **Autonomie.**

Praseodymium muriaticum · pras-m.

Muriaticum: Fürsorge, Mutter. Silicium-Serie: 17. Stadium. Miasma: Syphilis.
Wollen gleichzeitig autonom und umsorgt sein. Bei Unabhängigkeit müssen sie auch für sich selbst sorgen. Das macht sie vorsichtig, so dass sie ihre Pläne nicht umsetzen. Starke Mutterbindung verhindert Autonomie. **Schwanken** zwischen **Bemutterung** und **Unabhängigkeit.**

Praseodymium oxydatum · pras-o.

Oxydatum: Vernachlässigung. 16. Stadium: Verfall. Miasma: Lepra.
Autonomie ist unrealistisch wegen Armut oder nach Vernachlässigung/Missbrauch in der Kindheit. Schwanken zwischen Betteln und dem Versuch, unabhängig zu sein.

Praseodymium sulphuricum · pras-s.

Sulphur: Schönheit. Liebe. Einzigartigkeit. Silicium-Serie: 16. Stadium. Miasma: Lepra.
Wechsel zwischen Unabhängigkeit und Liebesbezogenheit. Vermeiden als Geliebte/er Autonomie. Ein dominierender Liebhaber macht sie vorsichtig. Die nicht heiraten dürfen, träumen von Hochzeit. Möchten gern frei sein, aber die Fürsorge für EhepartnerIn verhindert, dass sie es schaffen.

R

Radium bromatum — Radiumbromid — rad-br.

Uranium-Serie: Starker Geist im schwachen Körper. „Ich löse mich ..."
2. Stadium: Unsicherheit. Schüchternheit. Suche nach Schutz und Unterstützung. Bromatum = Wut über Schuldgefühl. Eisen-Serie: 17. Stadium. Miasma: Typhus.

Wehrlosigkeit gegenüber übermächtigen Personen. Spaltung der Seele. Versuch, durchzuhalten und das Furchtbare zu überstehen.

Beschwerden infolge von: Im Stich gelassen von den Versorgern. Betrug. Folter. **Röntgenbestrahlung.** Verlassenheit. Sexuelle Missachtung.

Radon — (Rn) — rado.

Gold-Serie: 18. Stadium. Schlaf/Koma. (Radioaktivität, Selbstauflösung).
Ruhe. Koma. Es ist nichts mehr zu tun. **Alles hat sich erfüllt.** Frei von Verantwortung und Last. Demut. Gelassenheit im Sterben. Auflösung als Vollkommenheit.

Rhenium — (Re) — rhen-met.

Gold-Serie: 7. Stadium. Miasma: Anthrax.
Je größer die Aufgaben, desto größer die Verantwortung. Zum Wohle aller! Macht darf nicht dem Selbstzweck dienen. Wollen **gemeinsam** handeln. Verantwortungsbewusste Lehrende und Lernende. Kritik greift an. **Brauchen Berührung, Zuneigung und Ermutigung.**

Ängste: Höhe. Fallen. Menschenmenge. Akzeptanz der Gemeinschaft zu verlieren. Schnell beleidigt, fühlen sich nicht angemessen gewürdigt.
Körperlich: Ekzem. Asthma. Heuschnupfen. Allergie. Ekzeme. Drüsenschwellung. Appetitlosigkeit. Knochenerkrankungen. Nekrose. Entzündung. Neurologische Erkrankungen der Augen. Herz. Hoden. Ovarien. Purpura (kleine Blutflecken in Haut und Schleimhaut). Krebs.
Schmerz: Bohrend. Zusammenziehend.
Verschlimmerung: Kritik. Fasten.

Rhodium metallicum   (Rh)   rhodi.

Silber-Serie: 9. Stadium.
Generalprobe. Kurz davor zu glänzen, noch kann etwas schiefgehen. Ringen um Anerkennung. Es ist wichtig, was andere über sie denken. Weichen Auseinandersetzungen aus. Höflich. Bleiben in unpassenden Situationen aus Angst, ihre Geltung zu verlieren. **Fast Anklang gefunden. „Die ewigen Zweiten".** Nie ganz fertig werden. Unvollendet. Nervosität. Weinerlichkeit. Fröhlichkeit und Ausgelassenheit. (Ähnlich dem Zustand bei Lampenfieber).

Angst: Höhe. Enge.
Träume: Fallen.
Täuschung: Anstoß erregen. Etwas zugeflüstert bekommen.

Rubidium metallicum   (Rb)   rubi.

Silber-Serie: 1. Stadium. Miasma: Akut.
Suche nach Aufmerksamkeit, aus Furcht übersehen zu werden. Impulsiver Beginn mit einfachen Mitteln.[4] Es mangelt noch ein bisschen an der Fähigkeiten zur Kreativität.

Angst: Höhe. Platzangst. Den Anforderungen nicht zu entsprechen.
Körperlich: Sehstörungen. Stimmprobleme. Organische Probleme von Leber, Lunge, Herz. Ovarien, Hoden. Krebs. Epilepsie. Schwäche.
Schmerz: Wie zerschlagen.
Abneigung: Feuchtigkeit. Kälte.[34]
Vergleiche: Rubidium sulphuricum: Spontane Kontaktaufnahme. Entweder/Oder-Verhalten.[34]

Ruthenium   (Ru)   ruth.

Silicium-Serie: 8. Stadium. Miasma: Hochdruck.
Sich gezwungen fühlen, Anklang zu finden, Eindruck zu hinterlassen. Überforderung. Zeitdruck. **Examen** machen. Viel dafür tun oder zu viel Widerstand erfahren. Konkurrenz.

Beschwerden infolge von: Eingeleitete Geburt. **Schleudertrauma.**
Angst: Versagen. Prüfung. Fliegen. Tunnel.
Träume: Fallen.
Körperlich: Beschwerden der Augen, Ohren. Ausrenken des Kiefergelenkes. Zähneknirschen. Stimme wie Stottern. Nackenprobleme. Steifigkeit, besonders der Arme und Fingergelenke. Hyperventilation. Herz. Harnverhalten. Harndrang. Geschlechtsorgane. Krebs. Schwäche. Krampfneigung.
Schmerzen: Wie zerschlagen. Juckreiz.
Verlangen: Fleisch. Fett. Alkohol.
Verschlimmerung: Ruhe.
Vergleiche: Ruthenium phosphoricum (Trigeminusneuralgie).

S

Saccharum raffinatum — Industriezucker $C_{12}H_{22}O_{11}$ — sacch-raff.

Sich gut verkaufen können. Echt raffiniert sein! Befriedigung durch Konsum. Ersatzbefriedigung. Quantität statt Qualität. Raffen. Sucht. Ausrasten. Heimweh. Suche nach Mutter. Liebesmangel. Verlangen nach Nähe. Wollen liebkost werden (aber bekommen Bonbon / Geld statt Liebe). Anklammerung. Überaktivität und zu wenig Konzentration fähig. „Highspeed". Erfolgsrausch, dann Absturz. „Raff-Säcke" (Saccraff.). Verwöhnte Faulheit.

Angst: Kritik. Versagen. Mutterschaft.
Körperlich: **Übersäuerung.** Mangelernährung.[35] Heißhunger. Saugt am Daumen, Schnuller. Aphten. Zahnfleischprobleme. Zahnfleischbluten. Abstillprobleme. Nägelbeißen. Anorexie. Bulimie. Blähungen. Schmerzen an den Ovarien. Vaginaltrockenheit. Afterjucken. Sonnenallergie. **Ohnmacht beim Anblick von Blut** (Nux-m.). Abwehrschwäche. Erkrankungen von Milz und Lymphknoten.
Verlangen: Starke Gier nach und Unverträglichkeit von Süßigkeiten.
Verschlimmerung: Süßigkeiten.
Berufe: Komiker, Clown, Kabarettist.
Vergleiche: Saccharinum, Saccarum lactis (Milchzucker), Milchmittel.

ⓢ Samarium-Verbindungen

Samarium metallicum — (Sm) — sam.

Lanthanide: Autonomie. 8. Stadium: Kraft und Durchhaltevermögen. Großer Druck. Hochdruck.

Für Unabhängigkeit und Freiheit kämpfen. Autonomie ist ein einziger Kampf. Unabhängigkeit erzwingen. Großer Druck, selbstständig zu sein. Dienen, Samariter. **Die Welt bauen.** „Weltverbesserer". Durchsetzung idealer und visionärer Vorstellungen. Unbeugsam. Einsam. Macht Druck, damit es klappt. Spirituelle Entwicklung ist eine schwere Aufgabe (wollen sie erzwingen).

Körperlich: Migräne. Augen. Leber. Nieren. Hoden. Eierstöcke. Arthritis. Blut.

Samarium carbonicum — sam-c.

Carbonicum: Bewertung. Sinngebung. „Vater". Kohlenstoff-Serie: 10. Stadium.

Arbeitet hart für die spirituelle Entwicklung. Müssen eine große Leistung vollbringen. **Andere Menschen zu retten, ist für sie eine Art Befreiung.**

Samarium fluoratum   sam-f.

Fluoratum: Geld. Glamour. Kohlenstoff-Serie: 17. Stadium. Miasma: Syphilis.
Hart arbeiten, um unabhängig und frei von Tabus zu sein. Kampf für moralischen Frieden. Tabus loslassen. **Einsame KämpferInnen gegen das Verbrechen.** Fühlen sich abgewiesen, ausgestoßen. Von den Eltern abgewiesen.

Samarium muriaticum   sam-m.

Muricaticum: Fürsorge. Mutter. Silicium-Serie: 17. Stadium. Miasma: Syphilis.
Autonomie und Fürsorge müssen im Kampf gewonnen werden. **Hart arbeiten, um Fürsorge zu bekommen.** Hart gegen Selbstmitleid ankämpfen. Sich spirituell um andere kümmern müssen.

Samarium oxydatum   sam-o.

Oxydatum: Vernachlässigung. 16. Stadium: Verfall. Miasma: Lepra.
Kampf um Freiheit und Selbstbestimmung. **Hart arbeiten, um schuldenfrei zu sein. Harte Arbeit für Unabhängigkeit.** Müssen hart arbeiten, um respektiert zu werden. Fürchten, ihre Instinkte könnten stärker sein als ihre Selbstbeherrschung.

Samarium phosphoricum   sam-p.

Phosphor: Kontakt und Kommunikation. Silicium-Serie: 15. Stadium. Miasma: Tuberkulose.
Hart arbeiten um Beziehung, Freundschaft und Freiheit zu erlangen. Wollen Kontakt zur „geistigen Welt" finden, unabhängige/er Denker/in sein. Arbeiten hart dafür. Abneigung gegen oberflächliche Gespräche. Verbindung von Freundschaft und Freiheit.

Samarium sulphuricum   sam-s.

Sulphur: Schönheit. Liebe. Einzigartigkeit. Silicium-Serie: 16. Stadium. Miasma: Lepra.
Hart arbeiten zum Erringen von tiefer Liebe und Freiheit. Unter Druck lässt sich nur etwas in der geistigen Welt erringen. Wären lieber faul, setzen sich unter Druck, um sich geliebt zu fühlen.

Mineralreich　　　　　　　　　　　　　　　　　　　　　　　　sil.

Scandium metallicum　　　　　　　　(Sc)　　　　　　　　　　scan.

Eisen-Serie: 3. Stadium. Miasma: Ringworm.
PerfektionistInnen, die sich nicht entscheiden können, was sie tun sollen. Mit vielem beschäftigt, probieren alles aus, aber finden nicht das „Eigentliche". Keine Wahl treffen können, aus Angst, den Bedingungen nicht zu genügen.
Angst: Versagen. Absturz. Kritik. Widerspruch. Erwartungen. Beobachtet zu werden.
Täuschung: Leer zu sein.
Verlangen: Milch, Käse.
Abneigung: Oliven.

Selenium　　　　　　　　　*Selen (Se)*　　　　　　　　　　sel.

Eisen-Serie: 16. Stadium. Miasma: Lepra.
„Nicht aufgeben können, was man nicht mehr sein kann."[1] **Ehrgeiz. Erschöpfung.** Überanstrengung. Ausschweifung. Vergesslichkeit (geschäftliche Dinge). Leicht erschöpft von geistiger und körperlicher Arbeit. Schwäche. Depression. Reizbarkeit durch Lärm, Menschen und Gespräche.

Beschwerden infolge von: Arbeitsüberlastung. Ausschweifungen. Alkohol. Flüssigkeitsverlust. Tee- und Tabakgenuss.

Silicea　　　　　　　　　*Kieselsäure*　　　　　　　　　　sil.

Silicium-Serie: 10. Stadium. Miasma: Sykose. (Siliciumoxid)
Image der Familie aufrecht/sauber halten. Die Regeln und Grenzen dürfen nicht verändert werden. Image. Perfektion. Eigensinn und Rigidität. Nachgiebigkeit bis zu einem gewissen Punkt, dann Sturheit. In der Öffentlichkeit schüchtern. Fehlender Halt und Lebenswärme. Zerbrechlichkeit. Verfeinerung.

Beschwerden infolge von: Überforderung des Geistes. Unterdrückter Schweiß. Impfung.
Ängste: Nadeln. Misserfolg.
Träume: Verfolgt. Gespenster.
Körperlich: Weiße Flecken der Nägel. Eiterneigung.
Empfindlich: Muttermilch.

Stannum   Zinn (Sn)   stann.

Silber-Serie: 14. Stadium. Miasma: Polio.
Überholte Ideen und Werte. Zerfall des Ruhmes. Scheitern durch Verzicht auf ihre Kreativität. Sensibilität. Eigenes *Image* aufrechterhalten. **Müssen einen guten Eindruck hinterlassen.**[4] Sinn. Erschöpfung. Lebensaufgabe. Ziellose Aktivitäten. Machen keine Arbeit zu Ende. Beginnen immer wieder Neues. Können die Gedanken nicht sinnvoll ordnen. Zu schwach, um zu ihrem Wort zu stehen. Unzufrieden. Trägheit. Konzentration fällt schwer.

Strontium   Strontium (Sr)   stront.

Silber-Serie: Kunst/Kultur. 2. Stadium: Beobachten/Beobachtet werden.
Fürchten, die Zugehörigkeit zu verlieren, wenn sie keinen Anklang finden. Autorität als Orientierung. Sportliche oder künstlerische Ambitionen. Beginnen viel, beenden nichts, aus **Zweifel an den eigenen Fähigkeiten.** Kritische Einstellung. Schweigen aus Furcht vor Kritik.

Täuschung: Ein Verbrechen begannen zu haben. Beobachtet zu werden.
Träume: Fallen.
Verlangen: Alkohol.
Abneigung: **Sprechen.**
Vergleiche: Arnica, Chocolate, Coca, Cannabis indica, Opium, Ruta, Rubidium. Rhus toxicodendron enthält viel Strontium.[34]

Strontium carbonicum   Strontiumcarbonat   stront-c.

Silber-Serie: 2. Stadium sowie Carbonicum: Sinngebung. Arbeit. Bewertung.
Kohlenstoff-Serie: 10. Stadium.

Verunsicherung. Sucht. Anerkennung durch Anpassung. **Fühlen sich abgewiesen, obwohl sie sich alle Mühe geben.** Ehrgeizig aus Angst, nichts Besonderes zu sein. Darf sich nicht zeigen und nicht zurückhalten.

Furcht: Fremde.
Täuschung: Betrogen worden zu sein.
Körperlich: Angina pectoris. Operationsschock. Blutverlust. Chronische Verstauchung mit Ödemen. Rheuma.
Besserung: Heißes Wasser.

ⓢ Sulphur-Verbindungen

*Einzigartigkeit. **Anders sein zu wollen. Ungewöhnlich sein.** Fixierung auf das Erscheinungsbild. **Schönheit.** Kleidung. Eifersucht. Besitz. Ich-Bezogenheit („Was MEIN ist, ist schön."). Liebe und Verhältnisse. Eifersucht. Schmutz-Themen: Hässlichkeit, Ekel. Verachtung. Unpünktlichkeit. Arbeit und Faulheit. Sich nicht dominieren lassen wollen. Philosophie.*
Körperlich: Hautausschläge. Durchfall. Schweiß. Übel riechende Absonderungen.
Schmerzen: Brennend.
Empfindlichkeit: Hitze.
Verlangen: Alkohol. Süß.
Abneigung: Baden. Eier. Saures. Brot.
Verschlechterung: Alkohol. Ausschlafen. Baden.
Besserung: In frischer Luft.

Sulphur lotum   *Schwefel (S)*   sulph.

Silicium-Serie: Beziehungen. Zuhause. Familie. Freunde. „Bin ich geliebt oder nicht?"
16. Stadium: Alles ist vorbei, aber in der Phantasie noch etwas Großartiges sein. Ekel. Verwahrlosung. (Miasma: Lepra).
„Ich und die Welt". Probleme leugnen: „Ich habe keine Probleme, **alles, was mir passiert, ist gut." Einzigartigkeit.** Raumgreifend. Ideenreichtum. Aufregung als Ablenkung! Kritisch mit anderen, pingelig mit Kleinigkeiten. Empfindlich gegen den Schmutz anderer. Lust und Unlust. **Pläne schmieden.** Viele Vorhaben, wenig Umsetzung. Dinge horten. Verlangen nach Publikum. **Wollen ihre Unabhängigkeit demonstrieren, sich nicht dominieren lassen** (weder von Uhren noch von Mode).

Ängste: Nicht verstanden werden. Misstrauen. Kritik. Misserfolg. Ansteckende Krankheiten. Höhe. Diebe. Insekten. Krebs. Höhenangst. Um Angehörige. Gespenster. Schlechte Nachrichten. Unheil.
Täuschung: „Lumpen sind so schön wie Seide.", „Mein Schweiß ist das beste Parfüm."
Körperlich: Linke Seite. Hitzigkeit, Brennen. Erschöpfung. Nachtschweiß. Morgendiarrhö. Raumgreifend, sich ausbreitende Hautausschläge an den Körperöffnungen. Brennende Empfindung. Hautsymptome mit Jucken und Brennen. Haare an ungewöhnlichen Stellen. Chronische Krankheiten infolge unterdrückter Hautausschläge. Brennen an den Füßen, streckt sie aus dem Bett. Leeres, flaues Gefühl im Magen um 11 Uhr. Körpergeruch trotz Baden.
Verschlechterung: Wochenende (Langeweile). Anstrengung. Stehen. Sich waschen. Baden. Wärme. Wolle. Im Winter. Warme Außenluft.
Komplementär: Arsenicum album (Akutmittel zu Sulphur).
Vergleiche: Antimonium crudum. Oxygenium, Sulphur-Verbindungen, Stadium 16 (Ekel).

Aurum sulphuratum   *Goldsulfid*   aur-s.

Aurum: Verantwortung. Schuldgefühle. Gold-Serie: 11. Stadium.

Geltungsdrang. **Verantwortliches leisten, um Liebe zu behalten.** Selbstbehauptungsdruck. Versagensängste.

Körperlich: Haarausfall. Knochenfraß. Gicht.

Barium sulphuricum   *Bariumsulfat*   bar-s.

Barium: Klein sein. Lachen. Gold-Serie: 2. Stadium. Miasma: Typhus.

Schämen sich, niemand könnte an ihnen Gefallen finden, oder „Vorstellung, wegen PartnerIn ausgelacht zu werden". Die Beziehung ist Anlass zur Lächerlichkeit.

Calcium sulphuricum   *Gips, Calciumsulfat*   calc-s.

Calcium: „Was denken andere?" Eisen-Serie: 2. Stadium. Miasma: Typhus.

Wollen Wertschätzung, besonders über Äußerlichkeiten. „Was denken andere?" Klagen über ihr Äußeres oder die Beziehung.

Täuschung: Nicht schön/geliebt zu sein.

Chininum sulphuricum   *Chininsulfat*   chin-s.

Keinen Rückhalt von der Familie. Erregen sich vergeblich gegen das familiäre Schicksal. Willensstärke. **Ideenreichtum.** Entmutigung. Eigenbrötler.

Angst: Zukunft.

Magnesium sulphuricum   *Bittersalz*   mag-s.

Magnesium: Friedliebend. Platz in Familie. Silicium-Serie: 2. Stadium. Miasma: Typhus.

Angst, die Liebe zu verlieren, wenn Ärger ausgedrückt wird. Aggression. Eifersucht. Aussichtslose Unordnung.

Mercurius sulphuricus   *Quecksilbersulfat*   merc-sul.

Mercurius: Machtkampf. Gold-Serie: 12. Stadium. Miasma: Krebs.

„Als PartnerIn bin ich wertlos." Ertrinkt in Unmut oder Ängsten.

Körperlich: Niesen durch Sonneneinstrahlung. Hydrothorax mit schneller, kurzer Atmung. Wassersucht.

Mineralreich tant.

Natrium sulphuricum   *Glaubersalz*   nat-s.

Natrium: Verschlossenheit. Kummer. Silicium-Serie: 1. Stadium. Miasma: Akut.
Ohne Erfolg in Beziehungen ist mein Leben wertlos. Verlust der Lebenslust. Suizidneigung. Arbeit statt Emotionen. Keine Freude mehr haben (dürfen!).

Sulphuricum acidum   *Schwefelsäure*   sul-ac.

Säuren: Verschlossenheit. Kummer. Silicium-Serie: 1. Stadium. Miasma: Akut.
PartnerIn etwas beweisen wollen, was nicht zu schaffen ist. Hektisch optimistisch, dann deprimiert. Übernimmt sich und muss dann dafür bluten. Aussichtslosigkeit. Anstrengung. **Erschöpfende Beziehung.**

Beschwerden infolge von: Kfz-Abgase. OP. Schlafmittel. Abkühlung.
Körperlich: Leukämie. Verletzungen. Drüsenverletzung.

Hepar sulphuris   *Kalkschwefelleber*   hep-s.

Austernkalk mit Schwefelblume. Calciumsulfid.
Kompromisslos **für oder gegen die Familie** stehen. Andere verändern wollen, um die eigene Sicherheit zu stärken. Widerspenstigkeit. Unzufriedenheit. Zorn und abgekanzelte Wut (Eiterung). Schimpfen. Affinität zu Feuer.

Beschwerden infolge von: Uneinigkeit zwischen den Bezugspersonen. Schock. Abkühlung. Kalter Wind. Unterdrückte Hautausschläge.
Körperlich: Absonderungen. Eiterungen. Husten. Splittergefühl.
Verschlechterung: Abkühlung. Entblößung. Husten in trockener, kalter Luft.
Besserung: Feuchtes Wetter. Bettwärme. Nach dem Essen.

T

Tantalum metallicum   *Tantal (Ta)*   tant.

Gold-Serie: 5. Stadium. Miasma: Malaria. [4]
Zweifel an eigener Führungskraft und eigenen Fähigkeiten. Müssen Fähigkeit/Wert/Besitz/Körper unter Beweis stellen. „Ich muss besser sein." Die eigene Kompetenz und Fähigkeit durchsetzen oder beweisen. Werden nur geliebt, wenn sie besser als andere sind, müssen deshalb die Ersten sein. Ungeduld.

techn.   **Mineralreich**

Technetium   *(Tc)*   techn.

Silber-Serie: 7. Stadium. Miasma: Anthrax.

Kreativität üben und es zur Verbesserung gemeinsam tun wollen. Lernen und LehrerIn sein für die Kreativität.

Angst: Wegen Kreativität verspottet zu werden.
Körperlich: Kopfschmerz. Sehstörungen. Erkrankungen der Stimme. Geschlechtsorgane. Schmerzen in den Armen und im Nacken. Juckreiz. Krebs.
Schmerz: Wie zerschlagen.[34]

Tellurium metallicum   *(Te)*   tell.

Silber-Serie: Kunst/Keativ/Wissenschaft 16. Stadium. Ausgeschlossen. Miasma: Lepra.

Vernachlässigung der Kreativität. **Phantasiewelt.** Gealterte Stars, die von altem Ruhm zehren möchten. Machen Pläne, die sie nicht umsetzen. Sich mit Dargebotenem begnügen. Geben sich unbeeindruckt. Zeigen Verletzlichkeit nicht. *Nachlässigkeit. Vergesslichkeit.* Ruhelosigkeit. *„Zerstreute ProfessorInnen".* Heiterkeit und plötzliche Reizbarkeit. Depressionen.

Beschwerden infolge von: Schädelhirntrauma.

Ⓢ Terbium-Verbindungen

Terbium metallicum   *(Tb)*   terb.

Lanthanide (Teil der Gold-Serie): Autonomie. Autoimmunerkrankungen.
11. Stadium: Bewahrung des Erreichten. Privilegien. Teilen noch wohlwollend.

Selbstkontrolle darf nie verloren gehen. Bewusstheit über die Autonomie. Müssen Autonomie behalten, beweisen, dass sie es können. Stark, in sanfter Weise. Noch genügend Selbstbewusstsein. **Autonomie der anderen schützen und wahren.** Beschützende/Retter der Autonomie von anderen sein.

Terbium muriaticum   terb-m.

Muriaticum: Fürsorge. Mutter. Silicium-Serie: 17. Stadium. Miasma: Syphilis.
Selbstkontrolle wahren, um Fürsorge zu bekommen. Es ist schwer, Mutter zu sein und dabei autonom zu bleiben. Selbstbeherrschung. Ehrenhaftigkeit. Kontrolle behalten als Mutter.

Terbium oxydatum   Terbiumoxid   terb-o.

Oxydatum: Vernachlässigung. Freiheit. Kohlenstoff-Serie: 16. Stadium. Miasma: Lepra.
Selbstkontrolle, um sich vor Korruption, Missbrauch und Egoismus zu schützen. „Gentleman", um nicht schlecht behandelt zu werden. Können in Situation geraten, wo sie alles verlieren und auf Hilfe anderer angewiesen sind.

Terbium phosphoricum   terb-p.

Phosphor: Kontakt und Kommunikation. Silicium-Serie: 15. Stadium. Miasma: Tuberkulose.
Selbstkontrolle bewahren, um Freunde zu finden. Vornehme Freunde. Faulheit ist eine Art von Verlust der Selbstkontrolle. Kontakt.

Terbium sulphuricum   Terbiumsulfat   terb-s.

Sulphur: Schönheit. Liebe. Einzigartigkeit. Silicium-Serie: 16. Stadium. Miasma: Lepra.
Selbstkontrolle, um Liebe zu bekommen. Kontrolle behalten über Schönheit. Kontakt übertreiben, um die Freiheit zu wahren.

Thallium metallicum   (Tl)   thal-met.

Gold-Serie: 13. Stadium.
Die Macht muss mit aller Kraft durchgesetzt werden. Fühlen sich und ihre Macht bedroht. Regeln müssen befolgt werden. An Macht festhalten. Reizbarkeit und Nervosität. Depression.
Körperlich: Haarausfall. Taubheitsgefühle wie elektrische Schläge.

Titanium metallicum   (Ti)   titan.

Eisen-Serie: Arbeit. 4. Stadium. Gründen. Miasma: Granulome.
Aus Angst vor dem Scheitern wagen sie nicht den ersten Schritt. Dürfen nicht auffallen, um Zugehörigkeit nicht zu gefährden. Fühlen sich leer und ziellos.

Ängste: Versagen. Kritik. Widerspruch. Beobachtet zu werden. Erwartungsangst.
Träume: **Ängstlich. Von totalem Versagen** (Titanic). Vergebliche Mühe. Verfolgt zu werden von Monstern.
Körperlich: Halbseitenblindheit und Augenkrankheiten. Schwindel. Magenerkrankungen, Übelkeit. Lupus erythematodes. Ekzem. Krebs und Lähmungen.
Verlangen: Äpfel (enthalten 0,11 % Titan). Obst. Süß.
Verschlechterung: Wärme und kaltes Wetter. Lesen. Grelles Licht. Orangen.
Besserung: Im Freien.

Tungstenium metallicum   *Wolfram (W)*   tung.

Gold-Serie: Verantwortung. 6. Stadium. Entschlossenheit.
Suchen die Herausforderung. **Übernehmen die Führung, um sich zu beweisen.** Stürzen sich mitten ins Geschehen und machen sich unersetzlich. Wagemut und **„durchs Feuer gehen"** ohne Rücksicht auf Gefahren und Grenzen. Viele Dinge gleichzeitig tun.

Angst: Gefahr durch **Feuer. Klettern.**
Täuschung: Die Welt beherrschen zu können. Überlegenheit mit Versagensangst.
Traum: Zermalmt oder verstümmelt zu werden.
Körperlich: Nervöse Tics. Kopfschmerz bei Gewitter. Augen. Nystagmus. Neurologische Erkrankungen. Gelenksteifigkeit, bes. Schulter. Magen und Herzbeschwerden. Hoden, Ovarien. Schlaflosigkeit. Ekzem, Nagelpilz. Drüsenschwellungen. Knochenerkrankungen. Nekrose. Entzündungen. Krebs.
Schmerz: Bohrend, zusammenziehend.
Verschlechterung: Trockenes Wetter. Gewitter. Zorn.
Vergleiche: Lac caprinum, Diana Meerkatze

V

Vanadium metallicum   *(V)*   vanad.

Eisen-Serie: 5. Stadium. Miasma: Malaria.
Schwanken zwischen Erfolg und Versagen, zwischen Angriff und Verteidigung. Fühlen sich immer angezweifelt.

Körperlich: Anorexie und Bulimie. Sinusitis. Abmagerung. Lebererkrankungen. Krampfhusten. Ischias. Arterien. Anämie. Diabetes, Tuberkulose. Morbus Addison. Atherom. Raynaud-Syndrom. Rheuma. Krebs.
Empfindung: Wie zusammengedrückt in der Brust.
Verlangen: Zucker.
Vergleiche: Arsenicum, Phosphorus, Tuberculinum, Bacillinum, Ammonium carbonicum.

Mineralreich

Xenon *(Xe)* — xen.

Silber-Serie: 18. Stadium. Miasma: Schlaf, Koma³. Xenos (griech.) = fremd.

Frei sein von allem und unverbunden, auch in Bezug auf sich selbst. An keinen Ideen mehr festhalten. Die geistige Aktivität ruht. Bewusstlosigkeit. Zerstreutheit, wie in Trance. Originalität und Kreativität ruhen. Amnesie. Vergesslichkeit. Geistesabwesend. Schwindel. Mangel an Vitalität.
Täuschung: Schweben und ganz leicht/frei sein. SchöpferIn von allem zu sein.
Beschwerden infolge von: **Koma, Narkose.** Wenn sie nach einer Narkose nicht wieder richtig zu Bewusstsein kommen.
Vergleiche: Beschwerden nach Narkose: Opium, Phosphorus, Nux vomica.

ⓥ Ytterbium-Verbindungen

Ytterbium metallicum *(Yb)* — ytte.

Lanthanide (Teil der Gold-Serie): Autonomie. Autoimmunerkrankungen.
15. Stadium: Der Verlust. Abdanken müssen. Miasma: Tuberkulose: Freiheit.

Versuchen, Autonomie zu behalten, indem sie am Rande stehen. AußenseiterIn sein. Mit sehr wenig über die Runden kommen, um die **philosophische Unabhängigkeit** zu bewahren. Zehren von altem Ruhm. Gleichgültig, faul, neigen zu Verwahrlosung. Ihrer Ansicht nach hätten sie **ProfessorIn werden müssen, egal wofür.**

Ytterbium carbonicum — ytte-c.

Carbonicum: Bewertung. Sinngebung. „Vater". Kohlenstoff-Serie: 10. Stadium.

Außenseiterphilosoph. „Freie" AußenseiterInnen sein, zum Sinnieren über den Sinn des Lebens. Vernachlässigen Freiheit **wegen dem Vater.** Lieber frei als Vater zu werden. Andere könnten sie verachten und ihren Selbstwert zerstören, wenn sie preisgeben, was in ihrer Seele vor sich geht.

Ytterbium nitricum   ytte-n.

Nitrogenium: Genießen. Spannung. Kohlenstoff-Serie: 15. Stadium. Miasma: Tuberkulose.
Prahlen, um frei zu bleiben, ohne etwas dafür tun zu müssen. **Spaß haben an ihrer auf faule Art errungenen Freiheit.** Prahlen mit ihren Talenten, möchten aber nichts dafür tun. Erwarten Respekt und Unabhängigkeit. Gleichgütig gegenüber anderen. Wenn sie sich um andere kümmern, müssten sie die Autonomie aufgeben.

Ytterbium phosphoricum   ytte-p.

Phosphor: Kontakt und Kommunikation. Silicium-Serie: 15. Stadium. Miasma: Tuberkulose.
Erwarten, nicht mehr lernen zu müssen. Frei sein zum Reisen. **Freie AußenseiterIn mit vielen Freunden.** Tiefe Freundschaft wegen ihrer Gabe faul zu sein. Erwarten, ohne Lernprozess Wissen zu erlangen. Wenn sie das Gewünschte nicht bekommen, macht es ihnen nichts aus. Umgarnen andere mit ihren philosophischen Gedanken. Als AußenseiterIn Gruppen bilden.

Yttrium   (Y)   yttr.

Silber-Serie: 3. Stadium. Miasma: Ringworm.
Angst davor, keinen Anklang zu finden und keine eigene Wahl treffen zu können.
Probieren vieles aus. Ideen werden nicht ernst genommen.[34] Verlegenheit.

Angst: Höhe. Lampenfieber.
Träume: Hochgelegene Orte.
Körperlich: Zittern. Nervosität. Augenprobleme. Trigeminusneuralgie. Angina, Atemwegserkrankungen. **Stimmverlust.** Beschwerden von Hoden/Ovarien. Gelenke.
Schmerz: Wie zerschlagen.
Verlangen: Salatgurken.[34]

Z

Zincum — Zink (Zn) — zinc.

Eisen-Serie: 12. Stadium. Miasma: Krebs.

Normen befolgen. Sich kontrollieren. **Mechanisches Handeln.** Überarbeitung. Überprüfen. Ruhelos und nervös. Wutausbrüche. Verwirrung. Gedächtnisschwäche. Verbergen einer Familienschuld. Zorn. Furcht. Schreck. Überarbeitung. Schlafmangel. Unterdrückung. **Aus Sorge, nicht genügend getan zu haben, Ruhelosigkeit und Fleiß.** Nervosität. Fixe Ideen (Schuldgefühle).

Körperlich: Unterdrückte Hautausschläge führen zu neuralgischen Symptomen. Zuckungen. **Tics.**

Zirconium — (Zr) — zirc-met.

Silber-Serie: 4. Stadium. Miasma: Granulome[3].

Sie beginnen, ihre schöpferische Arbeit zu zeigen (dabei Hemmungen). Schwellenangst. Furcht, durch Versagen aufzufallen.

Angst: Menschenmenge. Prüfungsangst. Enge. *Träume:* Fallen.
Körperlich: Vergisst Worte beim Sprechen. Angstschweiß. Kopfschmerz. Schwindel. Augen. Stimme, **Stimmverlust**, Stottern, Laryngitis, Stimmbandpolypen. Lunge. Ovarien. Entzündungen der Zervix mit entarteten Zellen. Hoden. Gelenke. Seufzen im Schlaf.

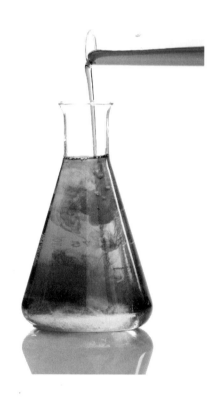

Kapitel 3.2

Säuren

Alle Säuren sind aus einem Wasserstoffion (h+) und einem (meist mineralischen) Anion (Chlorat, Bromat ...). Es ist das häufigste und leichteste Element. Hochentzündlich und explosiv. Säuren ätzen, zerstören. Die Lösung ist hart.

Unternehmen viele Anstrengungen im Verlangen nach Einheit. Erschöpfen sich dadurch. Aktivität. Isolation. In Prüfungen kam es zu Erfahrungen von außergewöhnlicher Bewusstheit.
Abneigung: Schleimiges.
Verlangen: Schokolade. Gewürze.
Verschlimmerung: Herbst. Kurz vor dem Auftritt erkranken.
Bedürfnis nach Einheit. Das Gefühl, dass alles gut und schön ist.

Konflikt zwischen Freude über das Einssein mit dem Universum und dem Nicht-mehr-Dazugehören zum irdischen Geschehen. Verlorenes Paradies. Verwirrung in Zeit und Moral. Losgelöst, alles weit weg.

Träume **vom Aufsteigen oder vom liebevollen Herabsehen auf die Welt.**

Die meisten hier aufgeführten Informationen zu Säuren stammen von Patricia Le Roux[27], Massimo Mangialavori[6,4] und Philipp Zippermayr[1].

Symptome des „Wasserstoffions"
Fremdheit. Isolation. Verwirrung. Gedächtnisschwäche. Depression mit dem Impuls, sich von großer Höhe herabzustürzen. Fehler beim Schreiben oder Rechnen.

Ängste: Panik. Armut.
Täuschung: **Bezüglich der eigenen Größe.** Alles erscheint lustig.
(Ähnelt dem Zustand von Menschen, die zwischen Leben und Sterben stehen. Nahtoderfahrung.)
Verlangen: Sauer. **Schokolade.** Alkohol. Tabak. Limonade. Haschisch.
Abneigung: Sauer.
Verschlechterung: Vollmond.
Besserung: Im Freien. Alleinsein.
Schmerz: Stechen. Brennen.
 nach Patricia Le Roux[27]

Säuren ätzen, zerstören. Verzehrend. **Erschöpfende Anstrengung aus dem Verlangen nach Einheit. Von der Arbeit (für andere) verbraucht.**
„Undank ist der Säuren lohn, und das ist ätzend." [6.4] **Idealistische Suche** nach Liebe und Wahrhaftigkeit **bis zur Erschöpfung. Opfern sich ihren Idealen.** Möchten verstehen (DD: Lanthanide). Überaktivität. Lebhaftigkeit. Extrovertiertheit. Später auch Verwirrung. Schwindel. Fühlen sich von der Gemeinschaft ausgeschlossen, verloren, gedemütigt. Es gibt keinen sicheren Ort. Nicht richtig genährt worden. Unfähigkeit zur Aufnahme des Angebotenen. Gedächtnisschwäche, zerstreut.
In einer Situation gebunden, der sie nicht entkommen können. Müssen alles selbst tun oder sind im Handeln resigniert. **Gehemmte Aggression,** dann zerstörerisch gegen sich selbst.

Themen: Isolation. Familie. Erschöpfung.
Ängste: Unfälle. Wahnsinn. Hölle. Tod (nach Todesfall und Verlust). Zukunft. Krankheit.
Täuschung: Mehr zu brauchen.
Träume: Tote Verwandte. Wasser.
Körperlich: **Die Erkrankungen tauchen plötzlich auf und zehren chronisch.** Assimilationsstörungen. **Gewichtsverlust.** Ausgelaugt. Kopfschmerzen. Rückenschmerzen.
Empfindung: **Brennen.** Ätzend. Wie in viele Teile zerbrochen.
Schwäche. Müdigkeit. Reizbarkeit. Haarausfall. Atemnot. Husten. Kurzatmigkeit. Blutige Absonderungen. Durchfall.
Unverträglichkeit: Viele Speisen.
Verlangen: Drogen und Stimulanzien. Schokolade. Käse. Saure Speisen.
Verschlimmerung: Kaffee.

Aceticum acidum — Essigsäure ($C_2H_4O_2$) — acet-ac.

Fühlen sich bedroht, weisen alles zurück. Reizbarkeit. Besorgt und beschäftigt. Angstzustände. Nervosität. **Gefühl von Bedrohung nach schwerer Krankheit.**
Beschwerden infolge von: **Rauschmittel.** Inhalationsanästhetika. Antibiotika. Reizmittelabusus. Nach bösen Stichen und Bissen.
Körperlich: Verstauchung. Erschöpfung. Ohnmacht. Kopfschmerz. Anämie.

Benzoicum acidum — Benzoesäure ($C_7H_6O_2$) — benz-ac.

Glauben, unter einem **bedrohlichen Schicksal** zu stehen, müssen vieles ertragen und sich verbiegen. Viel Arbeit. In Eile, gehetzt. **Leben in der Vergangenheit. Können die Veränderungen nicht akzeptieren.** Verweilen bei unangenehmen Dingen.[15]

Boricum acidum — Borsäure — bor-ac.

Empfinden **wie eiskalt.** Nach **septischem Schock** (z. B. Fremdkörper wie Tampons in der Vagina).

Säuren   cit-ac.

Körperlich: Ödeme um die Augen. Diabetes. Sepsis bei Nagelbettentzündung. Gynäkologische Beschwerden.

Butyricum acidum — *Buttersäure* — but-ac.

Beschwerden infolge von: **Bruch in der Beziehung zwischen Mutter und Kind.** Leiden während der Schwangerschaft. Angst wegen Kleinigkeiten. Depression. Selbstzerstörerische Gedanken.
Körperlich: Mundgeruch. Rückenschmerz. Blähungen. Krämpfe des Rektums. Fußschweiß. Schlafstörungen.
Verschlechterung: Nachts. Schnelles Gehen.

Carbolicum acidum — *Karbolsäure (C_6H_6O)* — carb-ac.

Carbonicum: Bewertung. Sinngebung. „Vater". Kohlenstoff-Serie: 10. Stadium.
Müssen sich völlig zurückhalten, um nicht abgelehnt zu werden. Große Schwäche bis Lähmung. **Allergischer Schock.** Weiß um den Mund.

Chrysophanicum acidum — *Chrysophansäure* — chrys-ac.

Von Rhabarberpflanzen.

Körperlich: Schließt Fissuren und reduziert deren Entzündungen. Augen und Hauterkrankungen. Psoriasis.

Chromicum acidum — *Chromsäure* — chr-ac.

Desinfektionsmittel.[27] *Chromsäure und Chromoxid sind fast identisch.*[15]
Schwerfällig. Streitsüchtig. Gedächtnisschwäche. Fehler beim Schreiben.[15]
Körperlich: **Plötzliches Auftreten** der Symptome. **Schmerzen kommen und gehen.** Enzephalitis. Angina. Diphtherie. Durchfall. Husten. Rotes Gesicht beim Husten. Schmerzen der Glieder. Rheuma. Gicht. Warzen. Gangrän.[15]
Verschlechterung: Frische Luft. Kaltes Wasser.

Citricum acidum — *Zitronensäure* — cit-ac.

Zitronen gehören zur Familie der Rutaceae. Saft ist Antidot für Stramonium.
Vaterthemen. Gleichgültigkeit und **Abneigung gegenüber häuslichen Pflichten.** Ertrinkt in Erinnerungsgegenständen („Messie-Syndrom").

Körperlich: Kopfschmerz. Ohnmacht. Sonnenstich. Karies. Aphthen. Herpes. Zungen- und Knochenkrebs. Peritonitis, Enteritis. Durchfall bei Zahnung. Hautausschläge. Übel riechender Schweiß. **Lindert die Leiden von Krebs.** Rheuma. Skorbut. Hämorrhagien. Ödeme.
Abneigung und Unverträglichkeit: Säure.
Vergleiche: Citris limonum, Aceticum acidum, Ruta.

Fluoricum acidum — *Flusssäure* — fl-ac.

Fluoratum: Geld. Glamour. Kohlenstoff-Serie: 17. Stadium. Miasma: Syphilis.
Fröhlich erregt. **Hyperaktivität.** Voller Begeisterung. Arbeiten, bis sie sich damit umbringen. **Abneigung gegenüber der eigenen Familie.**

Beschwerden infolge von: **Verwahrlosung. Chemotherapie.**
Körperlich: Morbus. Alzheimer. **Ödeme.** Dekubitus.

Formicicum acidum — *Ameisensäure* — form-ac.

Geschäftig. Übererregbarkeit. Zu viel, zu schnell. Fürchten, mit dem Leiden allein gelassen zu werden.

Körperlich: Sehverminderung. **Arthritis nach Trauma.** Gicht. Muskelschmerz. Lupus erythematodes. Krebs und Tuberkulose.
Vergleiche: Formica rufa (Waldameise).

Gallicum acidum — *Gallussäure $C_7H_6O_5$* — gal-ac.

Aus Galläpfeln gewonnen. Miasma: Tuberkulose.
Möchten, **dass ständig jemand auf sie achtgibt und sie im Mittelpunkt stehen.** Brauchen die Aufmerksamkeit. Schnell **eifersüchtig.** Kontrollierend.
Steif, nervös, ruhelos, wütend. Schimpft, herrisch, verschlossen.

Beschwerden infolge von: **Ausgestoßen sein.**
Ängste: Im Dunkeln. **Alleinsein.** Hunde. Panik bei Anbruch der Nacht. Erkennt beim Aufwachen bekannte Personen nicht.
Körperlich: Nächtliches Delirium. Heuschnupfen. Verstopfung. Asthma. **Hämorrhagien der Lunge. Tuberkulose.** Prostatitis. **Schlafstörungen,** besonders bei alten Leuten und kleinen Kindern. **Blutungen.** Hautausschläge. Schweiß. Ruhelosigkeit. Krankhafte Ausscheidungen.[15] Epilepsie.
Vergleiche: Nachtschatten, Quercus, Tanninum, Bacillinum, Arsenicum, Iodum.

Säuren   nit-m-ac.

Hydrocyanicum acidum   *Blausäure (HCN)*   hydr-ac.

Scheitern in ihrem Bemühen, sich anzupassen.[1] Schock. ***Kann nur resignieren oder erstarren. Angstneurose. Eingebildete Schwierigkeiten.*** Todesangst. Krämpfe. Kollaps. Bulimie. Schockstarre. Haben oft ein Thema mit „Drittem Reich und Gaskammern".

Lacticum acidum   *Milchsäure*   lac-ac.

Erschöpfung und Entmutigung.
Mangel an Selbstvertrauen, erwachsen zu werden.

Ängste: Alleinsein. Etwas falsch zu machen.
Körperlich: Gedächtnisschwäche. Empfindlicher Geruchsinn. Vergrößerung der axillären Lymphknoten. Rheuma. Spastischer Husten, besonders durch Rauchen. Diabetes. Schwangerschaftsübelkeit/Morgenübelkeit. Reichlicher, geruchloser Fußschweiß. Anämie.
Verlangen oder Abneigung: Milch.
Vergleiche: Lac defloratum, Lac vaccinum coagulatum, Phosphoricum acidum, Colchicum, Psorinum.

Muriaticum acidum   *Salzsäure*   mur-ac.

Muriaticum: Fürsorge. Mutter. Silicium-Serie: 17. Stadium. Miasma: Syphilis.
Nach enttäuschter Beziehung in die Erschöpfung und Isolation geraten. Kränkung. Erniedrigung. Erschöpfung durch Pflege und Sorge. Abtreibung.

Nitricum acidum   *Salpetersäure*   nit-ac.

Nitrogenium: Genießen. Spannung. Kohlenstoff-Serie: 15. Stadium. Miasma: Tuberkulose.
Müssen alle Möglichkeiten ausnützen, bis sie erschöpft sind. Das gebrochene Herz bleibt unversöhnlich. Erschöpfende Krankenpflege. Chronisch unglücklich. Schwach und nachtragend.

Nitromuriaticum acidum   *Aqua regia, Königswasser*   nit-m-ac.

Mischung aus Salzsäure und Salpetersäure.
Ruhelose Suche nach Einheit/Mutter/Spaß. Depression über unbefriedigte Suche nach Genuss. Später Rachegelüste.

Körperlich: Speichelfluss reichlich (besonders nachts). Störungen von Leber und Galle. Hautkrankheiten wie Psoriasis.
Vergleiche: Nitricum acidum.

Oxalicum acidum   Oxalsäure, $COOH_2$ ox-ac.

Familienthemen. Pflicht für die Familie/sich selbst zu sorgen. **Auslaugende Lebhaftigkeit.** Aus Angst, nicht zu bestehen, den Herausforderungen ausweichen. Zwiespalt von sich entfalten und hinnehmen müssen. Verlassenheit.

Phosphoricum acidum   Phosphorsäure   ph-ac.

Phosphor: Kontakt und Kommunikation. Silicium-Serie: 15. Stadium. Miasma: Tuberkulose.
Übersättigung von Reizen. Schwäche. **Kummer.** Unglückliche Verliebtheit. ***Erschöpfung nach Kontaktverlust und/oder zu viel Austausch und Lernen. Bruch der Kommunikation/Mitteilung.***

Angst: Lampenfieber.
Täuschung: Ausgelacht zu werden.
Verschlimmerung: Geistige Anstrengung.

Picricum acidum   Pikrinsäure   pic-ac.

Übersteigertes Ziel, welches nicht zu erreichen ist. Streben und Willensschwäche. Grenzen geistiger Fähigkeiten. Phantasien über eigene Großartigkeit mit Versagensängsten. Schläfrig tagsüber. Nachts schlaflos.
Geistiger Zusammenbruch nach mentaler Überarbeitung. Erwartungsspannung. Schock. Lernen. Konzentration und Auszehrung.
Furcht: Prüfungen.
Körperlich: Otitis externa. Muskelschwäche. Schreiblähmung. Taubheitsgefühle. Bettnässen. Anurie. Akne. Anämie.
Verlangen: Kalte Dinge.
Besserung: Kalte Luft oder Wasser. Schlaf. Feuchtes Wetter.
Verschlechterung: Nach Sex, Anstrengung.

Ribonucleicum acidum   RNA   rib-ac.

Suchen ihren Platz und Gefühl von Einheit. ***Lebenslust und geistige Überanstrengung.*** Aggressivität durch Erschöpfung. Störung der Aufmerksamkeit.

Körperlich: Pankreatitis. Blähungen. Gewichtsschwankungen. Herpes. Ekzem. Allergische und psorische Disposition.
Schläfrigkeit und Schlaflosigkeit. Krebs. Leukämie. Tuberkulose. Krebs.
Verlangen: unstillbarer Hunger nach Süßem und Naschereien.
Besserung: Auf dem Bauch liegen.
Vergleiche: DNA, Cortison, Cannabis indica, Tuberculinum, Silicea.

Salicylicum acidum   *Salizylsäure*   sal-ac.

Aus Blättern und Rinde von Weiden. Künstlich aus Phenol.
Ängstlich und melancholisch, wollen in Ruhe gelassen werden. Sensibel.
Beschwerden infolge von: Aspirinüberdosierung. Unterdrückter Fußschweiß.
Körperlich: Morbus Menière, Schwindel. Kopfschmerz. Augenentzündungen nach Grippe. Dauerschnupfen. Saures Aufstoßen. **Flatulenz.** Kolitis. Ischias. Kindbettfieber. **Rheuma.**
Besserung: Trockene Hitze.
Schlechter: Bewegung.
Vergleiche: Salix (Weide).

Sarcolacticum acidum   *Rechtsdrehende Milchsäure* [2]   sarcol-ac.

Schwäche und Niedergeschlagenheit. Ärger über Kleinigkeiten. Chronische Müdigkeit.

Körperlich: Grippe mit Zerschlagenheitsgefühl. **Muskuläre Erschöpfung wie nach Marathonlauf.** Hinfälligkeit und Erbrechen. Rheuma. Hauterkrankungen. Diabetes. Palliatives Sedativum bei gastrointestinalen Tumoren.
Verschlechterung: Nachts. Bewegung und aufrechtes Stehen.
Empfindung: Frösteln und Kälte in den Gliedern.
Vergleiche: Eupatorium, Bryonia, Arsenicum album.

Sulphuricum acidum   *Schwefelsäure*   sul-ac.

Erschöpfende Liebesbeziehungen. Zehrende Beziehungen, die alle Kräfte rauben.
Übernimmt sich und muss dafür bluten. Will sich beweisen mit dem, was nicht zu schaffen ist. Ungeduld. **Eile.**

Uricum acidum   *Harnsäure*   ur-ac.

Empfindung: Wenn jemand mit ihnen spricht, Empfindung, **als würde der Kopf explodieren.** *Körperlich:* Gicht. Ekzem. Lipom, besonders auf Bauch und Brust.

Vergleiche: Muriaticum acidum (Acidum chloratum), Hydrogenium, Hydrogenium peroxidatum (Wasserstoffperoxid).

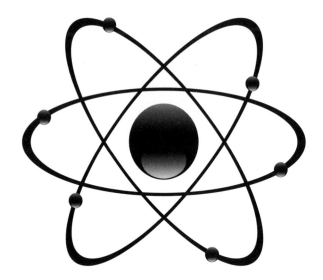

Kapitel 3.3

Radioaktivität

Alle Elemente ab der Nummer 84 (Polonium) aufwärts gehören zu den radioaktiven Elementen. Außerdem Nr. 43, Technetium, Nr. 61, Promethium sowie die Uran-Serie. Weitere Arzneien in der radioaktiven Gruppe sind:
Actinium nitricum, Caesium 137 chloratum, Carboneum 14, Plutonium nitricum, Promethium chloratum, Radium bromatum, Radium bromatum (Fincke), Strontium-90-chloratum, Thorium, Thorium nitricum, Uranium aceticum, Uranium metallicum, Uranium nitricum.[14]
Einige Elemente haben zusätzlich zu den stabilen Isotopen auch radioaktive, die so langlebig sind, dass sie über die Lebensdauer der Erde hinaus nicht völlig zerfallen, sondern aus der Zeit der Erdentstehung übrig geblieben sind. Sie werden „primordiale Nuklide" genannt: Kalium, Vanadium, Germanium, Selenium, Rubidium, Zirconium, Molybdaenum, Cadmium, Indium, Tellurium, Lanthan, Neodymium, Samarium, Gadolinium, Lutetium, Hafnium, Tantalum, Rhenium, Osmium, Platinum, Thorium und Uranium.
Arzneimittel der Uranserie (in Reihenfolge der Stadien):
Francium, Radium, Actinium (AC # 3), Thorium (Th # 4), Protactinium (Pa # 5), Uran (U # 6), Neptunium (Np # 7), Plutonium (Pu # 8), Americium (Am #9),
Curium (Cm # 10), Berkelium (Bk #11), Californium (Cf #12), Einsteinium (Es #13), Fermium (Fm # 14), Mendelevium (Md # 15), Nobelium (No #16), Lawrencium (Lr # 17).

(# bedeutet Stadium)

Bestimmte Berufsgruppen sind größerer Strahlenbelastung ausgesetzt: z. B. Bergwerkarbeiter oder MitarbeiterInnen in der Radiologie. Weitere Strahlenbelastungen kommen hinzu aus Röntgenuntersuchungen, Braun'schen Röhren (Fernseher!), Kernwaffentests, Computer- und Handystrahlungen u. v. m.
Nach:http://www.chemgapedia.de/vsengine/vlu/vsc/de/ch/4/cm/atombau.vlu/Page/vsc/de/ch/4/cm/atombau/strahlenbelastung.vscml.html

Die Uranium-Serie

Schrankenlosigkeit (mit dem Universum in Verbindung).
Viel Geisteskraft im schwachen Körper. Zerfall, aber im Geist stark und intuitiv. Verwirrung. Wenig Selbstbewusstsein. Versuch, sich so zu verhalten, dass sie akzeptiert werden. Befürchtung, einer unvermeidlichen Willkür ausgeliefert zu sein. Eingeschränkt. Selbstaufgabe/Selbstzerstörung. Rückzug in die geistige Welt, wenn eine Anpassung nicht möglich ist.

Plutonium   Pu   plut.

Ordnungszahl 94. Gehört zu den schwersten Elemeten.
Uran-Serie: Intuition. Ganzes Universum. Magie. Wenn der Körper zerfällt, im Geist stark und intuitiv. „Ich löse mich ..." 8. Stadium. Druck. Zeitnot.

Zerfall der eigenen Identität, des Wesenskerns. Opfert sich höheren Idealen und Rollen. Vorstellungen von Bewusstsein, statt Bewusstheit.[51] Minderwertigkeitsgefühle. Angst vor Veränderung. Unterdrückung und Verzicht auf Eigenes aus Verantwortungsgefühl. Fühlen sich gezwungen und verpflichtet. Pedantisch. Bedrohungsgefühl. Philosophie und Religiosität. Periodisch lähmende Erschöpfung. Zerfällt in verschiedene Persönlichkeiten, deren Rollen sie zwanghaft folgen müssen. Panische Zustände. Aggressive Impulse. Depression. Autoaggressivität. [9.2]

Körperlich: **Degeneration** der **Lendenwirbelsäule** und der Bandscheiben. Kräfteverlust. Braune Hauterscheinungen. Osteosarkome. Lungentumore. Leberkrebs. Bluterkrankungen. Gehirntumore. Antikörpermangel. Neuromuskuläre Erkrankungen. Asthma. Mangel an Verdauungsenzymen. DNS-Mutationen. Paranoide Schizophrenie.
Besserung: Sitzen in der warmen Sonne. Massage. Druck. Langer Schlaf.
Verschlechterung: Nachts. Gehen.
Vergleiche: Granitum (unhöflich).

Plutonium nitricum   *Plutoniumnitrat (PuO$_2$) (No$_3$)$_2$*   plut-n.

Orientierungslosigkeit. Verwirrung. Rechtfertigungsdrang. Fühlen sich **Willkür ausgesetzt. Persönlichkeitsspaltungen** (Körper und Seele seien getrennt).
Beschwerden infolge von: Bestrahlung und Operationen.
Körperlich: Blasen an den Füßen. Haarausfall an kleinen Stellen. Wundfressender Speichelfluss. Lebensbedrohliche Regelblutungen.[1]

Radium bromatum   *Radiumbromat*   rad-br.

Uran-Serie: Intuition. Ganzes Universum. Magie. Wenn der Körper zerfällt, im Geist stark und intuitiv. „Ich löse mich ..." 2. Stadium.
Eisen-Serie: „Ich arbeite für ... Dorf/Gruppe." 17. Stadium. Alles loslassen.

Suchen Schutz von außen. Empfinden unterschiedlicher Persönlichkeiten. Spaltung. Unbeugsamer Wille. Höchste Ideale. Reizbarkeit. Zerfall der Persönlichkeit. Struktur, Familie.
Körperlich: Haut. Nerven.

Uranium metallicum   U   uran.

Uran-Serie: Intuition. Ganzes Universum. Magie. 6. Stadium. Entschlossenheit.

Das Bedürfnis nach äußerer Absicherung steht in Konflikt mit dem Freiheitsbedürfnis. Möchten ihr Wissen und Können verbreiten. Abneigung gegen Traditionen.[51]

Radioaktivivät — x-ray

Freude an fremden Sprachen. Theoretisieren. Oder Denk- und Gedächtnisprobleme. Erwartungsspannung. Bedürfnis, gesehen zu werden. „Ich habe es erfunden." Existenz. Sicherheit. Haus. Familie. Freiheit.
Empfinden von Entfremdung und Ausgeschlossenheit gegenüber dem Zuhause.

Beschwerden infolge von: Ausgeschlossen sein aus Familie/Gemeinschaft und Traditionen. Erbkonflikte. Nach massiver schulmedizinischer Behandlung. Impfung. Macht/Ohnmacht.
Empfindung: Schwere und Leichtigkeit. Müdigkeit und Schwere.
Körperlich: Erschöpfung. Schwindel. Kopfschmerz. Lichtempfindlichkeit. Absonderung blutig, wässrig. Ohrenschmerzen. Trigeminusneuralgie. Schmerzen massiv, stechend, drückend. Schilddrüse. Gastritis. Erbrechen (auch von Blut). Durst extrem. Bauchschmerzen. Wechselstühle. Unwillkürliches Urinieren. Nephritis. Husten. Stechender Schmerz in Herzgegend. Druck und Beklemmungsgefühl. Ausbleibende Menses. Nackensteifigkeit. Wirbelsäulenschmerz (wie durch Messer). Verfärbung der Zehen bei Kälte. Frostigkeit. Starkes Wärmebedürfnis. Hautausschläge.[51]
Verlangen: Durst. Tabak.
Besserung: Wärme.

X-Ray*   *Röntgenstrahlen*   x-ray

Röntgenstrahlen decken auf, was im Verborgenen liegt. Miasma: Sykose, Syphilis.

Veränderung wird als Zumutung empfunden. **Möchten lieber beim Alten bleiben.** Furcht vor Neuem. Möglichst reines Leben führen. Traurig verbunden mit der (unverarbeiteten) Vergangenheit. Tödlich gereizt. Gedächtnisschwäche. Abneigung gegen Gesellschaft.

Beschwerden infolge von: Viele Röntgenaufnahmen.
Körperlich: Starke Müdigkeit, die im Liegen vergeht. Schweiße. Kopfschmerzen. Plötzliche **Krämpfe im Nacken** (muss still liegen). Schmerzen und Steifheit im unteren Rücken. Knochenerkrankungen, Rheuma. Ischialgie. Gefühl, als wenn elektrischer Strom fließt. Hautausschläge. Warzen. Verbrennungen, die schwer heilen. Psoriasis. Hauttumoren. Parästhesien. Anämie. Atrophie von Hoden. Ovarien. Sterilität. Impotenz. Hämophilie. Hämorrhagien. Anorexie. Schmerzen nach Mastektomie.
Abneigung: Gesellschaft, Arbeit, Fleisch, Speisen.
Verlangen: Süßes, kaltes Wasser.
Verschlimmerung: Im Bett. Nachts. Nachmittags. Kälte.
Besserung: Heißes, Wärme, heiße Umschläge. Massagen.

Vergleiche: Cadmium, Carcinosinum, Electricitas, Secale cornutum.
*Aus einer Kopfkissenprüfung der Fachgruppe Homöopathie, Lachesis 2009.

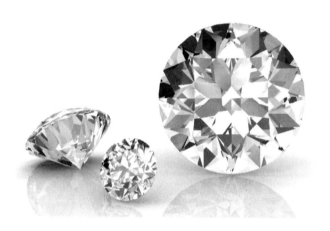

Kapitel 3.4

Edelsteine

Die meisten hier erwähnten Informationen zu Edelsteinen sind von Edith Helene Dörre[39] und aus der Zeitschrift „Homoeopathia viva"[50].
Echte Edelsteine sind, anders als Halbedelsteine, ganz von Licht durchdrungen. Die Inhaltsstoffe der mineralischen Verbindungen prägen ihre Qualität.
Steine konzentrieren Kräfte und bleiben dennoch empfänglich.
Verlangsamtes Tempo. **Mineralische Struktur mit edler Gesinnung.**
Empfinden für den eigenen Wert. **Würde. Leuchtkraft.** Glanz. Ausdauer. Beständigkeit.
Zeitlosigkeit. **Druck** und **Hitze.** Facettenreichtum. Beeindruckend. Eitelkeit. Eifersucht.
Verlassenheit. Härte gegen sich selbst. Übernehmen sich, brechen. Verfeinerung. Schliff.
Suche nach Vollendung, Vollkommenheit und Größe. Sich in größere Zusammenhänge stellen (Lanthanide). Handel. Geschäft. Geheim. Verborgenheit. Absonderung.
Körperlich: Verhärtung. Steinbildung. Substanz. Zähne. **Knochen.** Essstörungen, Süchte. Erkrankungen der Sinnesorgane.
Redewendungen: Gespalten. Gebrochen sein. Zerspringen. Erstarrung. Versteinerung.
Vergleiche: Ferrum, Manganum, Oxygenium, Silicea und andere Inhaltsstoffe.

Adamas	*Diamant*	adam.

Diamant besteht (wie Graphit) aus reinem Kohlenstoff.

Brillant sein müssen. Möchten ihr Ansehen durch Glanz sichern.[1]
Sich mit Härte und Selbstdisziplin heraufarbeiten und viele Einschränkungen hinnehmen müssen, um sozial anerkannt zu sein. Hoher Selbstanspruch. Nicht klein zu kriegen. Ideenfülle. Disziplin. Vollkommenheit. Unschuld/Schuld. Extreme Belastbarkeit. Emporkömmling (jetzt privilegiert). Hochdruckleistung. Hochmut und geringe Wertschätzung für sich selbst. Unsicherheit, aus Minderwertigkeit zu scheitern.[1] Depression mit Selbstmordneigung. Opfern sich für das große Ganze.

Beschwerden infolge von: Kummer. Isolation.
Ängste: **Ausweglose Situationen.** Ehe (schwanken zwischen Liebe und Flucht vor Familie/Kindern). Armut. Unfall und Tod.
Täuschung: Von allen Freunden verraten zu sein. Vom Wohlstand verlassen.
Körperlich: Ohrgeräusche. Herzangst. Schlaflosigkeit.
Empfindung: unversöhnliche Gegensätze in sich selbst (Feuer und Wasser).

Verlangen: Im Bett zu bleiben. Alkohol. „Workaholic".
Verschlechterung: Trübes Wetter.
Besserung: Sonnenschein.
Vergleiche: Aurum, Kohlenstoff, Graphites.

Amethyst *Quarzamethyst*

SiO_2 *(Al,Fe,Ca,Mg,Li,Na). Inhaltstoffe: Silicium, Sauerstoff, Alumina, Ferrum, Mangan, Lithium, Natrium.*

Versuch, dienlich und geduldig zu sein und sich anzupassen (geraten darüber in Abhängigkeit). **Co-Abhängigkeit.** Dogmatisch an alten Vorstellungen festhalten. **Leidensfähig und klaglos.** Pflichtbewusstsein. Ziehen sich in sich selbst zurück. Schuldgefühle. Melancholie und Depression. Wut. Unterdrückung der Sexualität. Neurosen, Panikstörungen und Borderline.

Beschwerden infolge von: Süchte. **Verlust** und Wandlung.
Ängste: Fehler zu machen. Nachts. Tod.
Täuschung: Getötet zu werden. Sich von altem Muster trennen müssen.
Körperlich: Kopfschmerz. Herpes. Kloß im Hals. Beklemmung von Herz und Brust. Asthma, Husten. Nierenschmerzen. Bauchauftreibung und Würmer. Essstörungen. Neurologische Erkrankungen. Schmerzen der Gelenke und Muskeln. Rückenschmerz (wie durchgebrochen). Verspannungen. Hautausschläge. Allergie. Alkoholsucht.
Schmerz/Empfindung: Brennen. Beklemmung. Einengung. Erstarrung.
Empfindlichkeit: Parfüm.
Verlangen: Wasser. Reinigung.
Verschlechterung: Berührung. Enge. Kälte.
Besserung: Fasten. Rückzug.
Vergleiche: Chloratum-Verbindungen, Ferrum, Mangan, Lithium.

Aquamarin

$Be_3Al_2Si_6O_{18}$. *Inhaltstoffe (oft mit Beimengungen): Beryllium, Alumina, Silicium, Eisen, Lithium, Caesium, Fluor. Farbe: blaugrün (blau und grün).*

Sich öffnen für die eigene Weite. *(Gisela Sticker)* Anfänglich Entschlossenheit und Abenteuerlust, später Erschöpfung, Orientierungslosigkeit und Ambivalenz beim Fällen von Entscheidungen. Leichtigkeit und Schwere.[60] **Offenheit. Kommunikation.** Mangel an Selbstvertrauen mit Verlangen nach Anerkennung. Überarbeitung. Gedächtnisschwäche. Depression. Kontaktarmut. Neurose. Psychose. Verwahrlosung. Weinen scheint schwierig. Lachen bei Traurigkeit.

Beschwerden infolge von: Schläge. Schuldgefühle. Missbrauch. Schwierigkeiten mit/in der Geschlechtsidentität.

Edelsteine   Chalcedon

Ängste: **Versagen.** Entscheidungen. Verirren. Sich zeigen. Verbotenes zu tun.
Körperlich: Haarausfall. Kopfschmerz. Weicher Zahnschmelz. Hautausschläge. Kurzsichtigkeit. Herz- und Atembeklemmung. Husten. Erkrankungen der Niere, Prostata. Zysten. Brustkrebs. Anämie. Leukämie. Gelenkschmerzen und Verspannung. Eingewachsene Nägel. Schlaflosigkeit nachts (schläfrig am Tage). Herpes zoster. Psoriasis. Abszesse. Alkohol- und Drogensucht.
Schmerz/Empfindung: Stechend. Als würde sie in zwei Teile gebrochen.
Verlangen: Sex. Geld. Alkohol. Eis. Süßes. Meerbezug.
Verschlechterung: Milch.
Besserung: Kühle Luft. Sich helfen lassen.
Vergleiche: Aqua marina, Silicea, Beryllium, Aluminium.

Chalcedon   *Chalzedon*

SiO_2. *Chalcedon ist farblos bis bläulich grau, durchscheinend, trüb, manchmal mit Verfärbungen/ Verunreinigungen.*[14]

Anfänglich Offenheit im Kontakt und Abenteuerlust. Lebenshunger. Tatendrang. Aggressionen werden unterdrückt. **Es fällt schwer, ins eigene Leben zu gehen, zur eigenen Kraft zu stehen.** Wunsch, aus vorgegebenen Normen auszubrechen. Pflichtbewusstsein. Gradlinigkeit. Autoritätskonflikte. Abhängigkeiten.
Zwischen Chaos und Ordnung, Lust und Pflicht. Schwermut. Schuldgefühle. Psychische Störungen und Zwänge. „Vernebelung".

Furcht: Andere zu verletzen. Fehler zu machen. Hunde, Tiere. Kontrollverlust.
Beschwerden infolge von: Unglückliche Liebe. Gewalt in Beziehung. Missbrauch. Kaiserschnitt. Schlecht genährt worden sein. Zeckenbisskomplikationen.
Verlangen: Anerkennung. Berufung. Berührung. Sehnsucht nach dem Leben.
Körperlich: Sehstörungen. Ohrgeräusche. Halsentzündungen. Kiefer- und Zahnfleischprobleme. Stimme. Atemnot, Husten. Tuberkulose. Schwindel und Übelkeit. Essstörungen. Lebensmittelunverträglichkeit. Verdauungsbeschwerden. Nierensteine. Brust- und Gebärmutterentzündungen. Sexuelle und neurologische Probleme. Gelenkschmerz. Muskelkrämpfe. Hauterkrankungen. Allergien. Autoimmunerkrankungen. Borreliose.
Verschlechterung: Kaffee. Milch. Reisen.
Besserung: Lachen. Musik. Muttermilch.
Verlangen: Gebäck. Milch. Süß. Wein. Begierde nach Alkohol und andere Süchte.
Astrologisch: Steinbock. Neptun.

Chrysopras Grüner Quarz

Inhaltstoffe: Siliciumoxid, Nickel. Chrysopras (griech.: „chrysos" = Gold und „prason" = „Hauch") ist eine Varietät des mikrokristallinen Quarzes Chalcedon. Das Vorhandensein des nickelhaltigen Talkes Kerolith ermöglicht seine grüne Farbe.[14]

Fühlen sich abgeschnitten von der Außenwelt (oder Seelenanteilen). Fühlen sich benutzt, unter Druck gesetzt und verwirrt. **Freiheitsliebe bei Abhängigkeit.** Co-Abhängigkeit. Geben sich für andere Personen auf. Selbstüberschätzung. Perfektionismus. Rechthaberei. **Möchten mit allem in Verbindung** sein, zur Gemeinschaft gehören. Depression. Multiple Persönlichkeitsstörungen. Weinen.

Beschwerden infolge von: Machtmissbrauch. Impfungen. Nicht ausgeheilte Kinderkrankheiten. Masern. Operationen. Transplantation.
Ängste: Bedrohliches. Unglück. Sich zeigen. Eigene Kraft. Krankheiten.
Körperlich: Sehstörungen. Atemnot. Seufzen. Herzrasen. Herzschmerz. Verdauungsstörungen. Magersucht. Nierenprobleme. Brustentzündungen. Menstruationsschmerzen. Neurologische Erkrankungen. Beschwerden von Wirbelsäule und Nacken. Spina bifida. Hauterkrankungen. Jucken.
Verschlechterung: Erdnüsse und Tierhaare (Allergie).
Besserung: Kopf beugen. Weinen.

Jaspis

SiO_2 (mit Beimengungen). Varietät des Minerals Quarz und gehört wie dieses zur Klasse der Oxide. Enthält viel Sauerstoff, Siliciumoxid und Eisen. Durch Verwachsungen oder durch Fremdbeimengungen (z. B. Tonerde, Eisenoxid, Eisenhydroxid und Manganhydroxid) schwanken seine Eigenschaften sehr.[14]

Fühlen sich ausgeschlossen, eingesperrt und heimatlos *(von allen verlassen).* Freiheit und Abhängigkeit. Beziehungsprobleme. Viele **künstlerische Begabungen.** Viele Ideen. Depression. Zwänge. Schuldgefühle. Kann nicht aufhören zu weinen. Lachen bei Unannehmlichkeiten.

Beschwerden infolge von: Missbrauch von Autorität. Demütigung. Einengung. Verlassenheit. Missbrauch. Geldschulden.
Ängste: Entscheidungen zu treffen. Versagen. Kontrollverlust. Zu spät zu kommen.
Täuschung: Besessenheit. Teufel. Okkultismus. Verrückt zu werden. Waschzwang. Kann kein Blut sehen.
Körperlich: Augenerkrankungen. Hörsturz und Geräuschempfindlichkeit. Husten. Herzrhythmusstörungen. Durchblutungsstörungen. Schwindel. Bauchkrämpfe. Pank-.reasentzündung. Appetitlosigkeit und übergroßer Appetit. Viel Durst. Essstörungen. Magersucht. Blasen und Nierenleiden. Menstruationsschmerzen. Bluterkrankheit. Aids. Neurologische Erkrankungen. Borderline-Störung. Gelenkschmerzen. Gicht.

Empfindung: wie abgestorben.
Sehnenscheidenentzündung. Taubheitsgefühle. Warzen (Hände). Hautausschläge.
Jucken. Schweiße. Hitzewallungen. Süchte. Drogen. Alkoholerkrankung.
Co-Abhängigkeit. Allergie.
Verlangen: Birnen. Wasser.
Verschlechterung: Schlaf.
Besserung: Massage. Waschen. Weinen.

Karneol/Sarder

SiO_2 (mit Beimengungen). Enthält Siliciumoxid, Eisenoxid und Eisenhydroxid. Die mehr braunen Varietäten nennen sich „Sarder". Verwendung für Siegelring.
Anderen helfen wollen. Hektik/Getriebenheit. Zeitdruck. Erschöpfung.
Großer Kinderwunsch (oder wollen keine Kinder). Depression. Borderline-Störung.
Weinen mit Lachen. Galgenhumor.

Beschwerden infolge von: Kummer. Schläge. Schock. Sexuelle Gewalt. Tod Angehöriger.
Geburt. Mutterprobleme.
Ängste: Fehler zu machen. Beim Fahren. Sich zu entscheiden. Beim Sterben.
Während der Geburt.
Täuschung: Ihnen ist nicht zu helfen.
Körperlich: Kopfschmerzen. Herpes. Gleichgewichtsstörungen. Erkrankungen des.
Hörsinns. Herzbeklemmung. Blutdruck. Venenentzündungen. **Verdauungsstörungen.**
Essstörungen, Lebensmittelunverträglichkeit. Beschwerden beim Stillen. Gebärmuttererkrankungen. Blutkrankheiten. Krampfzustände. **Schmerzen und Verrenkung.**
Bewegungsapparat. Hauterkrankungen. Ödeme. Infektionskrankheiten.
Unverträglichkeit: Getreide. Milch.
Verlangen: Geborgenheit (möchten gehalten/berührt werden). Schlaf.
Alkohol und Drogen. Bewegung.
Verschlechterung: Lange Liegen.
Besserung: Aufrichten. Bewegung. **Tanzen.**
Astrologisch: Stier oder Jungfrau.

Lapislazuli *Lapislazuli* lap-laz.

($Na_5Al_3Si_3O_{12}S_3$). Enthält S_3^--Radikalanionen, Lazurit, Calcit und fein verteilter Pyrit.
Fühlen sich auf sich allein gestellt. Schreckliche Erinnerungen.
Der Kontakt zum eigenen Körper und die Lebendigkeit fehlen. Spiritualität.
Erhabenheit. Depression. Gedächtnisschwäche. Langsamkeit.
Zorn. Fühlen sich verraten. Hass auf die Eltern. Rachegefühle. Selbstmordgedanken. Festgefahren. Fühlen sich getrennt, abgespalten und ausgeliefert.

Gefühllosigkeit. ***Isoliertheit.*** Versteinerung. Abneigung gegen Gesellschaft. Können nicht weinen (ohne Tränen).
Beschwerden infolge von: Schock. Gewalt. Kummer durch Verlust. Überschwemmung. Heimatlosigkeit. Krieg.[35] Verletzungen.[33]
Ängste: Angstzustände. Lähmende Angst. Vor Tiefe. Dunkelheit. Gewalt. Krankheiten. Krebs. Verlust. Verfolgt zu werden.
Täuschung: Aussichtslosigkeit. Verhungern. Körperteile fallen ab.[33]
Träume: Albträume. Hexen. Fallen. Aufräumen.
Körperlich: Kopfschmerz. Schwindel. Zahnprobleme. Augenerkrankungen. Herpes. Geräuschempfindlichkeit und Ohrgeräusche. Brustenge. Asthma, Husten. Herzbeklemmung und Rhythmusstörungen. Verdauungsbeschwerden. Leberprobleme. Gynäkologische Erkrankungen. Frühgeburt. Neurologische Symptome. ***Taubheitsgefühle.*** Schmerzen der Wirbelsäule und Gliedmaßen. Juckende Hautausschläge. Rosacea. Herpes. Eiternde Wunden. Allergie. Krebs. Scharlach. Fieber. Schlaflosigkeit bei Vollmond.[35]
Suchttendenzen (Opium, Heroin, Drogen).
Schmerzen: Unerträglich.
Verlangen: Sich zu beißen. Schokolade. Ungestört zu sein.[35]
Verschlechterung: Ablenkung. Liegen. Abends.
Besserung: Aufrichten. Bewegung, Laufen. Zorn.

Lapis marmoreus — *Marmor* — marm-w.

$CaCO_3$

Von eigener Schönheit und Reinheit eingenommen. Möchten hofiert werden. Nähe ist nicht leicht, da das Herz kalt erscheint.[2] Eitelkeit. Unzufriedenheit. Neigung zu Tadel. Boshaftigkeit. Verlangen nach Ordnung und Schmeicheleien. Zorn.

Ängste: Andere könnten ihren Zustand bemerken.
Täuschung: Sei eine hochgestellte Persönlichkeit. Von Feinden umgeben. Verstümmelt zu sein.[33]
Träume: Schmutz. Diebstahl. Tiere. Inzest.
Körperlich: Gesichtslähmung. Nierensteine. Arthritis. Verhärtung der Lymphknoten.
Abneigung: Gesellschaft.
Vergleiche: Platin mit Calcium-Körpersymptomen.[2]

Olivin/Chrysolith/Peridot

(Mg,Fe)$_2$[SiO$_4$]. Besonders reine, transparent-grüne Varianten sind der Chrysolith und der Peridot. Als Stein des Lichtes verhilft er zu Klarsicht und Klarheit des Geistes.[46]
Freiheitsdrang, um nicht fremdbestimmt zu werden. Fremdgehen. Getriebenheit. Entwurzelung. Heimlichkeiten. Probleme in Beziehungen. Sehnsucht nach dem Leben. Erotik. Treue und Tierliebe (Katzen). Aufopfernd und ausdauernd. „Helfersyndrom". Co-Abhängigkeit. Eifersucht. Neid. Wut über Rücksichtslosigkeit. Rachegefühle. Aberglaube.
Unterdrückte Aggression. Depression. Menschheitsschmerz.
Tränen bei Freude und Lachen bei ernsten Dingen. Stimmungsschwankungen.

Beschwerden infolge von: Beinahe-Ertrinken. Schläge. Missbrauch. Frauenverachtung. Erpressung. Verlust der Mutter oder von Kindern. Pilleneinnahme. Wochenbettdepression. Amputationen und Verletzungen. Bauchoperationen. Zeckenbisskomplikationen.
Ängste: Ablehnung. Einsamkeit. Dunkelheit. Gänse. Berührung. Gemeinschaft. Tunnel. Verlust der Mutter. Ersticken.
Körperlich: Kopfschmerz. Läuse. Augenerkrankungen, Mittelohrentzündungen. Schilddrüsen- und Lungenerkrankungen. Herzklopfen. Bauchschmerz, Koliken und Erbrechen. Bulimie und Anorexie. Harnverhalten. Erkrankungen der Nieren und Prostata. Eierstock. Gebärmutter. Wochenbettdepression. **Beruhigend für das Herz und bei Entbindung.** Blutungen. Lähmung. Ohnmacht. Böse Folgen von Amputationen und Verletzungen. Hauterkrankungen. Abszesse. Neurodermitis. Allergie gegen Katzenhaare und Staub. Borreliose.
Schmerz: Wie gefroren.
Empfindlichkeit: Gerüche. Geräusche. Geschmack.
Abneigung: Zwiebeln.
Verlangen: Haareschneiden. Appetit. Schokolade. Wasser.
Verschlechterung: Feucht-heißes Klima. Sauna. Essensgerüche.
Besserung: Frischluft. Rhythmus. Singen. Wasser trinken.

Rubin

Al$_2$O$_3$ + Cr, Ti. Aluminiumhaltig, hoher Chromanteil. Familie der Berylle (wie Smaragd, Saphir).
Die eigene Lebenskraft erkennen und leben. *(G. Sticker)*
Stein von absoluter Liebe und Licht. Geborgenheit und Frieden suchen. Selbstbehauptung und Selbstannahme.

Ängste: Veränderungen.

Saphir

Al_2O_3. *Enthalten viel Eisen und Titan (blau), (violett = Chrom und Eisen).*[14]
Pflichtbewusstsein. Grenzenlosigkeit. Wollen „gut" sein. Himmel und Erde. Todessehnsucht, nach Ewigkeit, Engeln, Liebe und Sternen. Kontakt zu Verstorbenen. Hellsichtigkeit. Künstlerisch. Musikalität. Flucht in *Traumwelten.* Phantasie. *Spiritualität.* Dünnhäutigkeit. Eitelkeit.

Beschwerden infolge von: Liebeskummer. Geschwisterrivalität. Tod der Mutter. Adoptivkinder. Sternenkinder. Scheitern. Chemotherapie. Hanfgenuss. *Ängste:* Fehler zu machen. Erwartungsängste. Krebs. Schlangen.
Träume: Verstorbene.
Körperlich: Haarausfall. Haarwurzelentzündungen. Augenerkrankungen. Sinusitis. Ohrgeräusche und Schmerzen. Nerven, Trigeminusschmerz. Hals, Heiserkeit. Stottern. Krebs. Schilddrüsenprobleme. Herz- und Atemwegserkrankungen. Gelenkbeschwerden. Kribbeln. Schlafstörungen. Krebs. Koma.
Verschlechterung: Leistungsdruck. Schlafmangel.
Besserung: Berührung. Lachen. Musik. Schlaf. Singen. Tanzen.

Sardonyx

Chalcedon mit Eisen und Manganeinlagerungen. Eine Varietät von Achat mit rötlich braunen und schwarzen (oder weißen) Bändern, ähnlich Onyx.

Fühlen sich abgeschnitten, ausgeschlossen, eingeengt. Wie lebendig begraben. Fühlen sich bedroht, missachtet, verfolgt und verraten. Sorgen sich um die Familie. Fehlende Selbstannahme. Neigung zu Streit (oder Aggressionen werden unterdrückt/abgespalten). Verwirrung. Depression. Phobien und Angstzustände. Borderline-Störung. Konkurrenz zwischen Frauen.

Beschwerden infolge von: Verdrängung. Schock. Bewegungslosigkeit. Im Geburtskanal stecken geblieben. Gewalt. Machtmissbrauch. Giftige Tierbisse.
Ängste: Angstzustände. Unglück. Sich zu zeigen. Älterwerden. Dunkelheit. Schlangen. Spinnen. Verrückt zu werden.
Täuschung: Sehen Teufel und Dämonen.
Verlangen: Tod. Selbstzerstörung. Erotik. Schönheit. Rückzug.
Körperlich: Spannung. Trigeminusneuralgie. Kopfschmerz. Augen- bzw. Hörprobleme. **Intensive Sinneseindrücke.** Lungenerkrankungen. Herzklopfen. Darmbluten, Colitis ulcerosa. Leberkrankheiten. Essstörungen. Anorexie und Bulimie. Nieren- und Blasenerkrankungen. **Beschwerden nach Abtreibung.** Hormonelle Störungen. Totgeburt. Unterleibsbeschwerden. Neurologische Symptome (Empfindungsstörungen). Wie unter Drogen, rauschartig. Co-Drogen- und Alkoholabhängigkeit. Extremitäten einseitig kalt oder warm. Jucken am ganzen Körper. Ekzeme. Schmerzhafte Wunden,

Edelsteine   Smaragd

die brennen. Hitzewallungen. Schlaflosigkeit nach Drogenmissbrauch. Krebs. AIDS.
Syphilis. Allergie. Autoaggressionserkrankungen. Vergiftungen.
Abneigung: Hausarbeit. Waschen.
Verschlechterung: Harmoniebestrebungen.
Besserung: Schlafen auf dem Rücken. Zorn. Sexualität.
Vergleiche: Schlangen, Spinnen, Nachtschatten.

Smaragd

$Al_2Be_3[Si_6O_{18}]$. *Varietät des Silikat-Minerals „Beryll". Beimengung von Chrom und Vanadium.*[14]
Bewusstsein. Demut und Weisheit. Herzlichkeit. Lachen.
„Die Tiefe des Herzens erfahren." Schönheit, Sinnlichkeit, Reichtum.
(G. Sticker) Brauchen Zeit, um sich zu offenbaren. Verändertes Zeitempfinden.
Möchten Achtsamkeit und Aufmerksamkeit. Müssen schwere Last tragen. Müdigkeit.
Depression. Ohnmacht. Sorge um Beziehung, Zukunft und Geld. Schulden. Festhalten
an Altem. Verschlossenes Herz. Intellektuell. Philosophisch. Dogmatisch. Wertschätzung. Sehnsucht nach Liebe und Leichtigkeit.

Beschwerden infolge von: Unglückliche Liebe. Ablehnung. Sex. Gewalt. Abtreibung,
Ausschabung. Verletzungen. Stiche. Zeckenbiss. Zahnspangenbehandlung.
Ängste: Ausgeschlossen zu sein. Hintergangen zu werden. Unbekanntes. Kontrollverlust.
Täuschung: Verzichten zu müssen. Nicht wert zu sein.
Träume: Höhlen. Schwere Last zu tragen. Großes Schlafverlangen.
Körperlich: Verkrampfungen. Kopfschmerzen mit Übelkeit. Sehstörungen. Heuschnupfen. Hören vermindert. Otitis media. Lungenerkrankungen. Krebs.
Herzklopfen. Verdauungsbeschwerden. Nierenerkrankungen. Bulimie und Anorexie.
Gebärmutterkrämpfe. Brustschmerz und Stillprobleme. Fehlgeburten. **Unfruchtbarkeit.** Menses- und Schwangerschaftsbeschwerden. Rückenschmerz. Knochen und
Zähne. Neurologische Erkrankungen, Morbus Parkinson. Hauterkrankungen. Durst.
Schwitzen. Inneres Zittern. Legasthenie.
Empfindungen: Hitze und Kälte. Hitzewallungen. Ausgeschlossen/isoliert zu sein. Festgehalten, eingesperrt zu sein.
Verlangen: Gemeinschaft. Rückzug. Stille. Schwangerschaft. Klarheit. Freiheit. Herzensfreiheit. Bewegung. Durst. Übermäßiges Essen. Bitter.
Verschlechterung: Sorgen. Schlafmangel.
Besserung: Bewegung. Schlaf. Wald.
Astrologisch: Schütze. Saturn.

*Aus der Verreibung Homöosophia 2005 mit G. Ernst Wernecke.

Succinum Bernstein succ.

Aus damaligen Baumharzen. Kein Gestein, zählt zu den Schmucksteinen.[14]
Ausgleichendes Wesen. Harmonie. Aufnahme. Sonne. Schönheit der Natur.
Heimat. Reisen. Liebe zu den Gezeiten. Ton angeben.
Müdigkeit. Mürrisch. Klaustrophobie (der Enge entfliehen).[2]
Fehler beim Schreiben und in der Zeit. Gedächtnisschwäche.
Möchten ungestört sein. Abneigung zu sprechen.
Ängste: Alter. Enge. Züge. Tunnel. Dunkle Farben. Panikartig.
Beschwerden infolge von: Enttäuschung.
Träume: Berge. Frauen. Wasser. Hochzeit. Tanzen. Tiere. Bäume. Kinder.
Körperlich: Atemwege. Asthma. Ausscheidungen. Nieren. Zahnschmerz. Seekrankheit.
Empfindlichkeit: Zahlreich.
Abneigung: Grobheit.
Verlangen: Entfliehen (nach Licht und Sonnenschein).

Topas imperial Topas

$Al_2SiO_4(OH, F)_2$. Edelstein enthält viel Phosphor und Aluminiumsilikat.

Eigene Fähigkeiten ins richtige Licht stellen. Streben nach Ruhm und Anerkennung.
Systematisch. **ÜberfliegerInnen mit Kontaktproblemen.** Ausgeschlossenheit. Fühlen sich gestört, wenn Dinge nicht nach ihrem Willen geschehen. Imperial (= geht ins Herrschen). Zweifel, ob sie für sich einstehen können. Selbstüber- oder -unterschätzung. (Aluminin = es allen extrem recht machen wollen). Stein der Herrscher.[12] **Charisma. Identitätsprobleme.** Intellektuell. Kontrollzwänge. **Leistungsdruck.**
Gold, Geld. Gemeinschaft. Humor. Vertrauen.

Beschwerden infolge von: Sexualisierte Gewalt/Missbrauch. Misstrauen. Unterdrückte Kinderkrankheiten. Unerwünschte Kinder. Liebeskummer.
Ängste: Etwas nicht zu schaffen. Eigene Fehler. Verunreinigung.
Täuschung: **Ungeliebt zu sein.**
Körperlich: Halsbeschwerden. Lungenerkrankungen, Herzbeklemmung. Gallensteine. Blasen- und Nierenerkrankungen. Krämpfe. Steinbildung. Blutvergiftung. Lähmung. Schwindel. Gelenkschmerzen. Rheuma. Akne. Neurodermitis. Verbrennung. **Allergie.** Bulimie und Anorexie. Sucht und Co-Abhängigkeit.
Abneigung: Kaffeegeruch.
Verlangen: Scharf. **Zucker.**
Verschlechterung: Denken.
Besserung: Gehen. Sonne. Tanzen.
Miasma: Syphilis.
Vergleiche: Apis, Phosphorus, Perlen, Rosengewächse, Gold-Serie

*Seminarmitschrift von Gertraude Kittler

Turmalin*

Unterschiedliche Zusammensetzung, z. B. Aluminium, Bor, Helium, Magnesium und Silikate.
Verlangsamtes Tempo. Zeitdruck. **Fehl am Platz, den Anforderungen nicht mehr gerecht werden.** Fühlen sich unorganisiert, vergesslich. Über den Versuch, Ordnung zu schaffen, vergrößert sich das Chaos. Orientierungslosigkeit. Verunsicherung. Fehler beim Sprechen oder Lesen. Panik. Beklemmungen.
Empfindung: Wie von fremder Macht umfangen. **Gefühl, im Stich gelassen zu werden.** Weinen. Traurigkeit.

Träume: Wasser. Dunkles. An die Oberfläche. Düsternis. **Geheimnis. Eingesperrt.**
Körperlich: Kopfschmerz. Schnupfen. Verstopfungsgefühl. Herzbeklemmung. **Enge** um die Brust. Nachtschweiß. Eiterungen.
Empfindungen: **Kugel,** Klumpen. Starre. Schwere. Wie abgeschnitten.
Verlangen: Wurst, Geräuchertes, Süßes, Schokolade. Rückzug.
Besserung: Ablenkung.

> *Symptomensammlung von Hamse; Prüfung von Anne Schadde: „Der Turmalin, Edelstein des Regenbogens", Narayana Verlag.*

Zirkon/Hyazinth

$ZrSiO_4$. *Farben variieren; farblos, weiß, goldgelb, rot bis braun, kann aber auch grün, blau oder schwarz sein. Enthält Zirconium.*[49]

Entrücktheit. **Freiheitsliebe. Ästhetik. Künstlerische Ambitionen und Naturverbundenheit.** Fühlen sich unverstanden und unverbunden mit starker übersinnlicher Wahrnehmung. Wenig Kontakte. Möchten nicht berührt werden. Tierliebe. Sehnsucht nach Selbsterkenntnis, Spiritualität und echter Verbundenheit.

Beschwerden infolge von: Erschütterung bis ins Knochenmark. Tod des Kindes. Chemotherapie. Radioaktive Strahlung. Sucht. Innere Verletzungen. Depression. Lebensüberdruss. Misstrauen. Demenz. Psychosen.
Ängste: Sich zu verlieren. Zukunft. Krankheiten. Verrückt zu werden. Enge.
Täuschung: Nicht gut genug zu sein. Verändertes Raum-Zeit-Gefühl.
Körperlich: Zahnschmerzen. Augen und Sehstörungen. Blindheit. Taubheit und Schwerhörigkeit. Hitzewallungen. Verdauungsstörungen. Nieren- und Blasenerkrankungen. Bluterkrankheit. Gelenkbeschwerden. Knochenerkrankungen, Wirbelsäulenschmerzen. Schleudertrauma. Amputation. Chemotherapie. Hautkrankheiten. Juckreiz. Narbenschmerz. Allergie. Hitzewallungen bei äußerer Kälte. Krebs. Legasthenie.
Schmerzen: Nach Überanstrengung.
Verschlechterung: Ruhe. Routine.
Besserung: Wärme. Alleinsein. Stille. Tanzen.

Hecla lava   *Asche vom Vulkan Hekla*   hecla.

Enthält viel Silicium, Aluminium, Kalk, Magnesium, Eisenoxide.
Fühlen sich völlig übergangen. Hilflosigkeit. Sind **Härte/Dominanz ausgeliefert**.
Entrüstung muss unterdrückt werden. Erregung/Entrüstung.
Ängste: Alleinsein.
Körperlich: Zahnprobleme. Gesichtsschmerz. Lymphknoten vergrößert (Hals). Wirbelsäulenverkrümmung. Brennende Füße. **Überbeine.** Brustknoten. Sinusitis. **Knochenkrebs.**
Miasma: Syphilis.

Vergleiche auch:

Bergkristall: Ausgleich und Harmonie im Körper. Lichtkraft. Verstand. Beschützt und heilt die Luftwege, Herz, Wirbelsäule. Sonnengeflecht.

Obsidian/Apachenträne: Bringt Licht ins Dunkel (mitunter auch die Schattenseite hervor). Obsidianspiegel ist der „Spiegel der Wahrheit".

Onyx: Inneres Hören. Konzentration. Schutz vor störenden Einflüssen.

Pyrit/Katzengold *(enthält Eisensulfid u. a.)***:** Bezug zu Katzen.
Vergleiche: Lac felinum, Ferrum. *(B. Nalepa)*

Rosenquarz *(enthält Eisen, Silicium und Sauerstoff)***:** Phantasie, Kunst und Liebesfähigkeit. Beharrlichkeit durch Weichheit. Soll bei Nieren-, Leber- und Krebserkrankungen hilfreich sein.

Türkis: Höheres Ziel und klärende Worte finden.

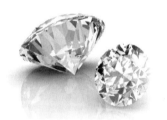

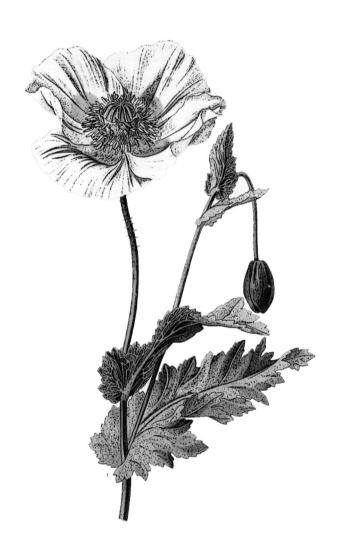

Kapitel 4

Arzneimittel aus dem Pflanzenreich

Kapitel 4.1

Pflanzenfamilien

Menschen, die Pflanzenmittel benötigen, nehmen ihre Umwelt ebenso wie Pflanzen *empfindsam* wahr. Sie sichern sich ihre Existenz über **Anpassung** an die Umweltbedingungen. Dabei sind sie schöpferisch. Ihre Ausdrucksweise ist blumig, die Worte sind sorgfältig gewählt, bisweilen künstlerisch in ihrer Anschaulichkeit. Durch ihre hohe Empfindsamkeit sind sie leicht **beeinflussbar** und zeichnen sich aus durch Emotionalität, Anpassungsfähigkeit und Weichheit, aber auch gelegentliche Reizbarkeit sowie ein eher unsystematisches Vorgehen in ihren Handlungen.

Beschwerden infolge von:
Verletzung. Schock. Anstrengung. Unterdrückung. Beschneidung.

Redewendungen „pflanzenhaft" geprägter Menschen könnten z. B. sein:
„**Es** beeinflusst mich ...", „Ich bin empfindlich auf ...",
„**Es** berührt mich.", „Ich unterliege Schwankungen."

Sie sind häufig interessiert an der Natur, Pflanzen und Musik, was sich in ihren Trauminhalten widerspiegelt.

Da Pflanzen keinen direkten Zugang zu ihren „Eltern" haben, finden sich auch bei entsprechenden Menschen Beschreibungen von unpersönlichem „**ES**": „**ES** geschieht mir/wird mit mir gemacht ..."

Die meisten hier aufgeführten Informationen zum Pflanzenreich (incl. Pilze) stammen von Rajan Sankaran[4,4P], Jan Scholten[3,3L,35], Philipp Zippermayr[1] und Robin Murphy[35].

✾ Anacardiaceae *Sumachgewächse*

Ordnung: Sapindales (Seifenbaumartige). Inhaltsstoffe: Ätherische Öle (wirken oft belebend, Stimmung hebend, harmonisierend oder beruhigend), Cardol (verursacht Hautreizungen).[24]
Versuchen, der **Unterdrückung zu entfliehen** (können sich aber nicht befreien).
Empfindung von Wertlosigkeit der eigenen Person.
Möchten aus Furcht, sich unbeweglich zu fühlen, in Bewegung sein.
Rastlosigkeit von Geist und Körper.

Empfindungen: Starre. **Steifheit. Feststecken.** Lähmung. Krämpfe. Druck.
Verschlechterung: Im Haus. Sitzen. Bewegungseinschränkung. Schmerz beim Beginn einer Bewegung.
Besserung: Bewegung.
Astrologisch: Pluto; Skorpion, 8. Haus.[24]

Anacardium orientale *Samen der Elefantenlaus (Tintenbaum)* anac.

Ordnung: Sapindales (Seifenbaumartige). Familie: Anacardiaceae (Sumachgewächse).
Im Widerspruch mit sich selbst. Zwei Personen, zwei Willen.
Engel und Teufel. Mangel an moralischem Empfinden und gleichzeitig überhöhte Anforderungen, keine Fehler machen zu dürfen. **Können sich nicht entscheiden.** Mangel an Selbstvertrauen. Plötzlicher Stimmungswechsel. Sicherheit durch Gehorsam. Misstrauen. Unentschlossenheit. Passiv-aggressives Verhalten.
Miasma: Krebs.

Rhus toxicodendron *Giftsumach* rhus-t.

Ordnung: Sapindales (Seifenbaumartige). Familie: Anacardiaceae (Sumachgewächse)
Bewegungsfreiheit. Mühen sich ruhelos ab. **Wollen durch Anstrengung sozialen Halt erwirken.** Verausgaben sich dabei.

Beschwerden infolge von: Bewegungseinschränkung. Frühe Isolation. Sexualisierte Gewalt durch Familienangehörige. Geldverlust. Feuchte Kälte, feuchte Wohnung. Verheben. Verrenkung. Zorn mit Angst.
Verschlechterung: Sitzen.
Empfindung: Spannung.
Miasma: Typhus.

Rhus venenata *(Rhus vernix) Firnisbaum* rhus-v.

Ordnung: Sapindales (Seifenbaumartige). Familie: Anacardiaceae (Sumachgewächse)
Anfangs fröhlich und heiter, später gleichgültig gegenüber dem Leben. Gefangen in der Situation (mit Hoffnung, dass es sich ändern kann).

Pflanzen   Apiaceae/Umbelliferae   aeth.

Körperlich: Erysipel. Schiefhals. Rheuma.
Miasma: Ringworm.

Vergleiche:
Comocladia dentata, Mangifera indica, Rhus glabra, Rhus radicans.
Brassicaceae/Crucifera *(Kreuzblütler),* **Euphorbiaceae** (Wolfsmilchgewächse): **Primulaceae** *(Primelgewächse).* **Rutaceae** *(Rautengewächse):*

Apiaceae/Umbelliferae *Doldenblütler*

Ordnung: Apiales (Doldenblütlerartige). Inhaltsstoffe: Ätherische Öle (wirken belebend, Stimmung hebend, harmonisierend oder beruhigend). Cumarin (mit phototoxische Wirkung). Es gibt zwei grundverschiedene Arten: mit essbarer Wurzel oder hochgiftige.[24]

Ruhig und kontrolliert (auch in einer unberechenbaren Situation). Versuchen, der Gewalt und Emotion durch verstandesmäßige Kontrolle zu entkommen. ***Verlieren den Kontakt zu ihren Emotionen*** (oder anfangs perfektionistisch und intellektuell, später Versagen des Verstandes mit Vergesslichkeit etc.). Distanzierte Mutterbeziehung. Möchten auf sich gestellt sein. Schwierigkeiten in Partnerschaft und Sexualleben.

Empfindung: Wie von ***plötzlicher Gewalttat,*** Schock, Unglück. ***Plötzliche Schwäche. Schwere.****(Nach Rajan Sankaran)*

Reaktion: Gleichgültigkeit. ***Lähmung.*** Taubheit oder ***Krampfanfall.***
Abneigung: Direkte Sonneneinstrahlung. Milch.
Es fehlte in der Kindheit an individueller Förderung.
Moralische Zurückhaltung und Selbstbeschränkung machen es schwer, rauszukommen oder in Kontakt zu gehen.*(Karl-Josef Müller, Wissmut)*
Körperlich: Gehemmte Sprachentwicklung. Kurzsichtigkeit. Strabismus. Einseitiges Wachstum von Füßen, Brüsten. Brustverhärtung, schwierige Milchabgabe. Epilepsie. Verstopfung.
Abneigung oder Verlangen: Gemüsepflanzen (Doldenblütler wie z. B. Möhren, Sellerie, Pastinaken, Fenchel, Koriander).
Unverträglichkeit: Milch.
Verlangen: Dunkelheit. Farbe Schwarz.

Aethusa cynapium	*Hundspetersilie*	aeth.

Ordnung: Apiales (Doldenblütlerartige). Familie: Apiaceae (Doldenblütler)
„*Müssen sich rasch von einer plötzlichen Gewalteinwirkung erholen.*"
Unverbunden, leben in ihrer eigenen Welt, in der Tiere die „besseren Men-

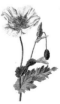

aeth.	Apiaceae/Umbelliferae	Pflanzen

schen" sind. **Wollen sich auf nichts und niemanden verlassen müssen.** Angst vor Ungewissem, vor emotionalen Begegnungen. Zurückhaltung.
Ängste: Dunkelheit. Erwartungsangst.
Miasma: Typhus.[4]

Apium graveolens	*Echter Sellerie*	ap-g.

Ordnung: Apiales (Doldenblütlerartige). Familie: Apiaceae (Doldenblütler)
Trauen sich nicht, sich einzulassen oder sich zu zeigen (aus Angst, abgewiesen zu werden oder Anstoß zu erregen).
Körperlich: Zusammenschnürendes Gefühl in der Brust. Geschwüre. Kreuzschmerz (*Besserung:* Gehen). Schlaflos wegen Gedankenandrang. Hautjucken.
Täuschung: Jemanden beleidigt zu haben.
Verlangen: Obst.

Asa foetida	*Stinkasant*	asaf.

Ordnung: Apiales (Doldenblütlerartige). Familie: Apiaceae (Doldenblütler)
„Vermeidung von plötzlichen Schlägen, Gewalt".[4P]
Können sich aufgrund mangelnder Flexibilität nicht auf das Leben einstellen. Koppeln sich ab. Erregung nach unterdrückten Hautausschlägen. **Zur Reife gezwungen sein. Selbstständigkeit meistern.** Reizbarkeit und Gleichgültigkeit. Stimmungsschwankungen. Fehlende Ausdauer.
Körperlich: Adipositas. Brustenge. Asthma. Diarrhö. Übel riechende Flatulenz. Knochenkaries. Mangelnde Milchsekretion. Schlaflos wegen Gedankenandrang. Unterdrückte Hautausschläge und Absonderungen. Hautjucken. Überempfindlichkeit.
Verlangen: Obst.
Vergleiche: Aurum, China, Mercurius.
Miasma: Sykose. (Syphilis).

Cicuta virosa	*Wasserschierling*	cic.

Ordnung: Apiales (Doldenblütlerartige). Familie: Apiaceae (Doldenblütler)
Fühlen sich in unkontrollierbare Lebensumstände gestoßen. Versuchen, **durch Zurückhaltung auszuweichen**. Vermeidung. Sich verschließen. Abneigung gegen Gesellschaft/Fremde. Hass auf Menschen, die sie einmal beleidigt haben. Fühlen sich wie ein Kind, kindisches Benehmen. Klagen. Misstrauen.

Beschwerden infolge von: **Kopfverletzungen.** Wirkung auf das Gehirn und Haut.

| Pflanzen | Apiaceae/Umbelliferae | coriand. |

Ängste: Zukunft. Verfolgungsangst.
Träume: Albträume.
Körperlich: Nervensystem: **Krämpfe,** Epilepsie, Gehirnerschütterung, Tetanus. Unterdrückte Hautausschläge. Ohnmacht. Gedächtnisverlust. Tetanische Krämpfe durch Schreck. Krampfanfälle. Gesichtszucken. Meningitis. Lippenkrebs. Zahnschmerz durch Goldfüllung.
Empfindung: als wäre das Gehirn lose.
Verlangen: Unverdauliches.
Verschlechterung: Hitze. Schlaf. Berührung.
Vergleiche: Artemisia vulgares, Barium muriaticum, Bufo rana, Cuprum.
Miasma: Lepra.

Conium maculatum — *Gefleckter Schierling* — con.

Ordnung: Apiales (Doldenblütlerartige). Familie: Apiaceae (Doldenblütler)

Trotz Bemühung zurückgestoßen und nicht gewürdigt. Weichen aus, verdrängen das Negative. Wollen keine Fehler machen („nicht der Sünde verfallen"). Askese. Verhärtung. Enthaltsamkeit. Unterdrückung. **„Müssen sich unter Kontrolle haben, auch wenn unerwartete Angriffe kommen."** [4P]

Beschwerden infolge von: Unvermeidliche Tatsachen. Zölibat. Scheitern durch Verdrängen. Drüsenverletzung. Schwindel. Drüsenanschwellung nach Quetschungen. Brustkrebs.
Miasma: Krebs.

Coriandrum sativum — *Echter Koriander* — coriand.

Ordnung: Apiales (Doldenblütlerartige). Familie: Apiaceae (Doldenblütler).

Die ätherischen Öle wirken appetitanregend, verdauungsfördernd, krampflösend und lindernd bei Magen- und Darmstörungen.[14]
„Gewaltsam vernichtet." [4P]

Miasma: Syphilis.

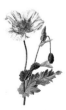

Hydrocotyle asiatica — Indischer Wassernabel — hydrc.

Ordnung: Apiales (Doldenblütlerartige). Familie: Apiaceae (Doldenblütler)
„Vernichtet durch einen unerwarteten Angriff."[AP]
Körperlich: Wucherung und Verhärtung des **Bindegewebes**. Geschwürbildung. Akne rosacea. Verdickung der Epidermis. Kreisförmige Psoriasis. Neuralgie. Heftiges Jucken (besonders der Fußsohlen). Reichliche Schweißbildung. Obstipation. Granuläre Ulzeration des Uterus. Gonorrhö. Lepra. Lupus. Syphilis. Elephantiasis. Gangrän nach Amputation.
Vergleiche: Arsenicum, Hura, Hydrogenium.
Miasma: Syphilis.

Oenanthe crocata — Giftige Rebendolde — oena.

Ordnung: Apiales (Doldenblütlerartige). Familie: Apiaceae (Doldenblütler)
Versuchen, der Realität zu entfliehen. Fühlen sich übergangen/ausgestoßen.

Täuschung: Sei tot.
Körperlich: **Epilepsie** und **Konvulsionen** (besonders in der Schwangerschaft). Koma. Apoplexie mit Sprachverlust. Kopfverletzungen. Striktur der Speiseröhre. Wundstarrkrampf. Nasenbluten. Unwillkürlicher Abgang von Stuhl und Urin. Appetitlosigkeit mit Schwäche. Tödliche Kälte und Blässe. Übel riechender Schweiß. Lepra. Tetanus.
Verschlechterung: Wasser.
Miasma: Akut.

Phellandrium aquaticum — Wasserfenchel — phel.

Ordnung: Apiales (Doldenblütlerartige). Familie: Apiaceae (Doldenblütler)
„Müssen plötzlicher Gewalt entkommen." Empfindung von Zusammengeschnürtsein. Zurückhaltung. **Fürchten Auseinandersetzungen. Fühlen sich von Makel behaftet.** *Kraftlosigkeit.* Ausgelaugtheit.

Täuschung: Zuwendung nicht wert zu sein.
Beschwerden infolge von: Kränkung. Demütigung. Mangel an sozialem Halt.
Körperlich: Plötzliche Krampfanfälle oder Bewusstseinsverlust. Epilepsie. Atemwege. Übel riechender Auswurf. Alles schmeckt süß. Kopfschmerzen. Gefühl von Gewicht auf dem Scheitel. Unerträgliche Schmerzen beim Stillen in den Milchgängen und Brustwarzen.

Pflanzen	Apiaceae/Umbelliferae	past.

Sumbulus moschatus	*Moschuswurzel*	sumb.

Ordnung: Apiales (Doldenblütlerartige). Familie: Apiaceae (Doldenblütler).
„Feststecken in einer Situation, in der sie von Zeit zu Zeit angegriffen werden."[4P] **Fühlen sich schlecht behandelt und infrage gestellt.**[1]
Können keine Beengung und Erregung ertragen. Überreizung. Wegen allem „aus dem Häuschen". Zappelig. Abwechselnd weinen und lachen.
Körperlich: **Ohnmacht durch Erregung**/Musik oder langes Blicken auf einen Gegenstand. Schwäche durch Lesen. Erregung des Herzens, Herzklopfen. **Taubheit** von Körperteilen durch Kaltwerden/Zugluft. Hitzewallung bei geringster Anstrengung, Sonne, Ofenhitze. Bulimie. Neuralgische, nervöse Symptome. Unruhe. Delirium tremens. Akne. Asthma. Diarrhö. Epilepsie. Neuralgie. Schlaflosigkeit (sanfte Bewegung bessert). Schlaflosigkeit durch Alkoholismus.
Verschlechterung: Kälte. Einatmen.
Träume: vom Fallen.
Miasma: Malaria.

Außerdem:

Carum carvi	*Wiesenkümmel*	caru.

Ordnung: Apiales (Doldenblütlerartige). Familie: Apiaceae (Doldenblütler).
Schüchternheit. Zurückhaltung. Trauen sich kaum aus dem Haus.
Körperlich: Magenverstimmungen. Häufiges Gähnen. Multiple Sklerose.
Abneigung: Milch.
(Fördert den Milchfluss von stillenden Müttern.)[2]

Pastinaca sativa	*Pastinake*	past.

Ordnung: Apiales (Doldenblütlerartige). Familie: Apiaceae (Doldenblütler)
Weisen alles zurück. Lachen. Redseligkeit. Halluzination. Sinnestäuschung.[33]

Vergleiche:
Solanaceae *(Nachtschattengewächse)*: Mut angesichts von Gefahr. Benötigtes nur unter Gefahr bekommen.
Papaveraceae *(Mohngewächse)*: Möchten Gelassenheit, auch in Situationen voller Schmerz/Gewalt, wie Schock, intensivem Schmerz, Bestrafung, Folter, Betäubung.
Asteraceae/Compositae *(Asternartige/Korbblütler)*: Verletzung einstecken. Fürchten Kontakt und Annäherung. Empfindung wie benommen, gefühllos. Betäubung.
Araliaceae *(aus der Ordnung der Doldenblütler)*: Sich hochkämpfen/behaupten müssen.

Araliaceae (Araliengewächse) Efeu- Ginseng-Familie

Ordnung: Doldenblütlerartige (Apiales).
Sich mit aller Kraft hochkämpfen/behaupten. Groß/stark sein müssen. Anführen.
Müssen sich prüfen und beweisen, dass sie es schaffen können, die Besten zu sein.
Beschwerden infolge von: Dominierung in der Familie. Hochkämpfen müssen (z. B. gegen ältere Geschwister). Widerstand gegen das Kleingehaltenwerden. Konkurrenz. Machtkampf und Vitalität.
Abneigung: Dominiert zu werden.
Verlangen: Kontrolle und Perfektion. Ungeduld.

(Nach Jan Scholten)

Aralia racemosa — Amerikanische Narde — aral.

Ordnung: Doldenblütlerartige (Apiales). Familie: Araliaceae (Araliengewächse)
Fühlen sich ausgegrenzt/ohne Rückhalt.

Körperlich: Beschwerden der Atmungsorgane. Husten. Asthma (muss gebeugt sitzen; Liegen verschlechtert). Fremdkörpergefühl im Hals. Heuschnupfen, wundmachend. Niesen. Übelkeit. Schmerzen am rechten Schulterblatt bei Leberstörungen. Schweiß im Schlaf. Analprolaps.

Ginseng quinquefolia — Ginsengwurzel — gins.

Ordnung: Doldenblütlerartige (Apiales). Familie: Araliaceae (Araliengewächse)
Einer Situation ausgesetzt, die das eigene Potential übersteigt.
Ohne Rückhalt. Verunsicherung. Fürchten, nicht akzeptiert zu werden.

Körperlich: Gedächtnisschwäche. Burn-out. Doppelbilder. Schwindel. Schläfrigkeit bei Kopfschmerz. Blähungen. Schluckauf, **Appendizitis.** Rheuma, Gicht. Ischialgie. Schwäche der Genitalorgane.
Verschlechterung: Im Freien. Nachts. Regen. Hinabsteigen. Sitzen.

Hedera helix — Efeu — hed.

Ordnung: Doldenblütlerartige (Apiales). Familie: Araliaceae (Araliengewächse)
Wünschen sich Kontakt und Nähe. Unsicherheit in der Wertschätzung. Fürchten Konfrontation wegen Verlustängsten. **Erlebnishunger.** Ärger aus Resignation.

Körperlich: Akne. Herpes. Angina. Herzneurosen. Asthma. **Husten.** Gelenkschmerzen. Rachitis. Morbus. Basedow. Gallenblase. Nierensteine. Morbus Raynaud.
Besserung: Frischluft. Kaltes Bad. Bewegung.

✤ Berberidaceae *Sauerdorngewächse*

Ordnung: Ranunculales (Hahnenfußartige)
Wachsen oft in Symbiose mit Schmarotzerpflanzen wie Sommerwurz, die jahrelang versteckt in ihrem Umfeld leben können. Diese ernähren sich von Berberitzen, die regelrecht ausgesaugt werden, indem sie kleine Kanalgänge bis zu den Berberitzenwurzeln legen und ihnen so Energie entziehen. Der Befall bleibt lange im Verborgenen, um dann plötzlich sichtbar zu werden.[56] Schnelle Veränderungen und Anpassen an wechselnde Situationen.

Empfindung: **Plötzlichkeit.** Schnelligkeit. Intensität. Schneller Wechsel der Symptome auf psychischer und körperlicher Ebene, von Ort und Charakteristik.
Passive Reaktion: **Verwirrung. Dumpfheit. Trägheit.**

Berberis aquifolium — Mahonie — berb-a.

Ordnung: Ranunculales (Hahnenfußartige). Familie: Berberidaceae (Berberitzengewächse)
„Aus **Unfähigkeit, sich an neue Situationen anzupassen,** Zerstörung bei plötzlicher Veränderung."[4P]

Körperlich: Niere und Blase. Bronchien. Hauterkrankungen, Ekzeme, Akne, schuppige, trockene Kopfhaut und Gesicht. Rheuma. Anorexie.
Verschlechterung: Abends. Ruhe. Anhaltende Bewegung.
Besserung: Kaltes Wasser.
Vergleiche: Carbonicum acidum, Psorinum, Sulphur.
Miasma: Syphilis.

Berberis vulgaris — Sauerdorn / Echte Berberitze — berb.

Ordnung: Ranunculales (Hahnenfußartige). Familie: Berberidaceae (Berberitzengewächse)
Sondern sich ab, um sich Unmut und Bedrängnis zu entziehen.
„**In einer Situation feststeckend,** in der man mit völlig verschiedenen, rasch wechselnden Situationen zu tun hat."[4P]

Beschwerden infolge von: Sexualisierte Gewalt.
Täuschung: Beschimpft zu werden.
Abneigung: Mann oder Frau zu sein.
Körperlich: Nieren und Blase. Leber und Gallenblase. Kolik. Dysmenorrhö. Vaginalkrampf. Rheuma. Neuralgie unter den Nägeln. Übelkeit vor dem Frühstück. Übermäßiger Appetit. Ischialgie. Zerschlagenheitsgefühl an Extremitäten. Ekzem an Händen und Anus.
Verschlechterung: Bewegung. Erschütterung. Ermüdung. Stehen.
Miasma: Malaria.

caul.   Araliaceae (Araliengewächse)   Pflanzen

Caulophyllum thalictroides   Blauer Hahnenfuß / Frauenwurz   caul.

Ordnung: Ranunculales (Hahnenfußartige). Familie: Berberidaceae (Berberitzengewächse)
„Müssen die **plötzliche Veränderung verbergen.**"[4P]
Täuschung: Schwangerschaft.
Körperlich: Rheuma. Gemütssymptome bei Menses. Abort. Geburtskomplikationen. Rigider Muttermund. Vaginalkrampf. Braune Hautflecken (besonders Stirn). Rheuma. Gicht (besonders kleine Gelenke). Beschwerden während der Schwangerschaft. Falsche Wehen. Schwäche. Inneres Zittern.
Ängste: Bei der Entbindung.
Vergleiche: Cimicifuga, Gelsemium, Sepia.
Miasma: Sykose.

Podophyllum peltatum   Maiapfel / Fußblatt / Entenfuß   podo.

Ordnung: Ranunculales (Hahnenfußartige). Familie: Berberidaceae (Berberitzengewächse)
Entrüstet, dass sie trotz Bemühung zurückgewiesen und als nutzlos betrachtet werden (müssen Unmut unterdrücken und verzichten). Ohnmächtige Wut über Bevormundung. „**Müssen sich von plötzlichen Veränderungen erholen, indem sie auch ihr Wesen ändern.**"[4P] Plötzlichkeit. Erschöpfung. Sorgen um Geschäftliches.

Ängste: Krankheiten.
Täuschung: Vereinigung mit höherem Bewusstsein. Schwer krank.
Körperlich: Zahnung. Bettnässen. Bronchitis. Diarrhö im Wechsel mit Kopfschmerz. Erbrechen. Dysmenorrhö. Darmentzündung **nach Strahlentherapie. Diarrhö.** Gallensteine. Keuchhusten. Prolaps von Uterus und Rektum. Würmer. Großes Schlafbedürfnis. Träume vom Verratenwerden.
Verlangen: Zähne zusammenbeißen. Druck bessert. Durst auf große Mengen Wasser.
Verschlechterung: Nachts. Zahnung. Essen. Trinken. Milch. Anstrengung.
Miasma: Typhus.

Vergleiche:
Ericaceae *(Heidekrautgewächse)*: Kompensation von Erfahrungen im Zusammenhang mit Mangel.
Alumina *(Aluminium)*: Identitätsverwirrung.
Ranunculaceae *(Hahnenfußgewächse)*: Versuchen würdevoll und gleichmütig zu bleiben. Überempfindlichkeit. Entrüstung. Melancholie. Nervosität. Anspannung. Empfindung wie elektrische Schläge. Taubheit.

✿ Boraginaceae *Borretschgewächse/Raublattgewächse*

Es gibt keinen Platz in der Familie.
„Ich werde nicht gehört und nicht gesehen." „Vergiss mein nicht."
Haben ein sanftes Wesen. Müssen viel arbeiten, erhalten keine Wertschätzung dafür. Sensitivität. Es gibt keinen Raum für sie. Schränken sich ein. Tun viel für andere, um Platz für sich zu bekommen. Bekommen keine Belohnung oder Respekt. Nicht geschätzt werden.
Dienen anderen in der Familie, bekommen, was die anderen für sie übrig lassen.

Beschwerden infolge von: Strenger, dominierender Vater.
Träume: Vergessen, dass sie selbst noch ein Haus hatten. Ihr Raum ist eingenommen von anderen, uneingeladenen Menschen. Selbst verschwunden zu sein. Wohnen im Elternhaus.
Täuschung: Nicht gesehen zu werden. Von den Eltern keine Unterstützung zu bekommen. Verlassen zu sein. Zeit vergeht zu langsam.
Empfindung: **Gestochen, gepikt.** Elektrizität. **Nervosität.** Spannung.
Körperlich: Schwindel. Lungenprobleme. Heiserkeit. Stimme. Herzklopfen. Rückenschmerzen. Beschwerden der Beine. Hüftschmerz.
Schwierigkeit, auf einem eigenem Platz zu stehen.
Verschlechterung: Zu viel Bewegung.
Besserung: Hüftschmerz im Liegen gebessert.
Vorschlag: Liegen (Hüftschmerz)

(Nach Jan Scholten)

Borago officinalis — *Borretsch* — borag.

Familie: Boraginaceae (Raublattgewächse)
Nicht gehört, nicht gesehen. Sorgen sich um die Familie.
Beleidigt. Raubein gegenüber der Familie, für die sie aber alles tun.[2]

Beschwerden infolge von: Dominierung (besonders durch den Vater). Fehlende Nestwärme. Frühe Verantwortung. Raue Umgebung. Viel Arbeit und Verantwortung (besonders für die Familie).
Täuschung: Pflichten vernachlässigt zu haben.
Träume: Reisen. Tanzen. Streiten.
Körperlich: Hitzewallungen. Bläulich rote Verfärbung. Venenerkrankungen. Krampfadern bei Stauungen in den Beinen.
Vergleiche: Apis, Myosotis arvensis.[2]

Myosotis arvensis — *Vergissmeinnicht* — myos-a.

Familie: Boraginaceae (Raublattgewächse)

Fühlen sich unterdrückt, möchten den engen Bedingungen entfliehen. **Passen sich an, da sie sich nicht widersetzen können.** Euphorie und Apathie wechseln. Stimmung wechselhaft.

Beschwerden infolge von: Vergessen/im Stich gelassen worden sein.[15]
Täuschung: Pflicht zu vernachlässigen.
Körperlich: Schwindel beim Fahren. Übelkeit. Magenempfindlichkeit. Nackenbeschwerden. Atherom. Bronchitis.
Verlangen: Alkohol.
Unverträglich: Fett.

Onosmodium virginianum — *Falscher Steinsamen* — onos.

Familie: Boraginaceae (Raublattgewächse)

Konzentrationsschwäche. **Verwirrung. Unentschlossenheit.**

Angst: Beim Treppensteigen zu fallen.
Körperlich: Augenerkrankungen, **Überanstrengung und Alterssichtigkeit.** Kopfschmerz bei Augenüberanstrengung. Schmerz in den Augäpfeln. Auftreibung des Abdomens. Müdigkeit und Taubheitsgefühle in den Extremitäten. Fehlen des sexuellen Verlangens. Schwindel.
Besserung: Kalte Getränke.
Verschlechterung: Überanstrengung. Verrenkung. Erschütterung. Bewegung.

Pulmonaria officinalis — *Lungenkraut* — pul-o.

Familie: Boraginaceae (Raublattgewächse)

Starkes Redebedürfnis. Nervosität. Konzentrationsschwäche.

Körperlich: Lungenerkrankungen. Asthma. Husten. Harninkontinenz. Diarrhö. Tb.

Symphytum officinale — *Beinwell* — symph.

Familie: Boraginaceae (Raublattgewächse)

Fühlen sich an ihrer Entfaltung gehindert und bevormundet.

Täuschung: Andere lachen über sie.
Körperlich: Erkrankungen der Leber. Durchfall. Verrenkung. **Schlagverletzung (besonders der Augen).** Wirbelsäule. Rückenschmerz. Osteoporose. **Knochenbrüche.** Tennisarm. Knochenkrebs. Phantomschmerz. Verletzungen.
Besserung: Kreative Entfaltung. Wärme. Sanfte Bewegung.
Verschlechterung: Sexuelle Ausschweifung. Berührung. Bewegung. Gehen.

Pflanzen   Cactaceae

Außerdem:
Cynoglossus (Hundszunge), Echium vulgare (Natternkopf), Lithospermum (Steinsamen), Alkanna (Pflanzengattung der Familie der Boraginaceae), Heliotropioideae (Unterfamilie der Raublattgewächse).

Vergleiche:
Silicea: Image der Familie wahren. Nachgiebig und dann stur.
Pulsatilla: Bedürftigkeit. Mild und nachgiebig. Wechselhaft.
Saponaria (Seifenkräuter): Opfern sich aus Sorgen für alle (auch Nachbarn). Tratsch.³

Cactaceae *Kakteengewächse*

*Ordnung: Caryophyllales (Nelkenartige). Inhaltsstoffe: Alonine (abführend; beruhigend auf die Haut), Phenethylamin (halluzinogen, ruft Glücks- und Lustempfinden hervor).*⁵⁶ *Cactaceae sind sukkulent (Wasser speichernd in Blätter und Stammpflanze).*⁶·¹

Lebensfeindlichen Bedingungen ausgesetzt sein. Können sich dem Lebendigen nicht mehr anvertrauen. Ziehen sich auf ein Minimum zusammen. **Sich mit dem zufrieden geben müssen, was da ist. Wenig soziale Kontakte.** Stacheln verhindern die Annäherung.² Möchten **Einschränkungen entfliehen**, sich ausdehnen und unbegrenzt sein.

Empfindungen: **Gebunden. Unter Druck gesetzt.** Beklemmung. **Klein gemacht/** geschrumpft. In die Falle gepresst. Runtergedrückt.   *(Nach Rajan Sankaran)*

Sich selbst vom Kontakt mit dem Leben und den Menschen abschneiden. Die Lebensfreude ist ausgetrocknet. **Vermeidung von Freude, Beziehungen.** Vom Rest der Welt abschotten. Viel arbeiten. Zorn. Reizbarkeit. Fluchen.⁶·¹

(Nach Massimo Mangialavori)

Täuschung: **Verändertes Zeitempfinden.**
Träume: Erotisch. Ängstliche Träume vom Wasser.
Körperlich: Herzsymptome. Brust. Patienten, die dem Tod ins Auge blicken (am Ende des Lebens und bei sehr schwerwiegenden Erkrankungen).
Schmerzen: Durchbohrend. Stechend (besonders in der Brust).
Verlangen: Getrocknete Früchte, Rosinen.
Empfindung: Einengung. Zusammenschnürung. Gefesselt. Schrumpfung und Ausbreitung. Grenzlos sein wollen.

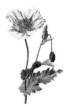

Anhalonium lewinii — *Peyotl* — anh.

Ordnung: Caryophyllales (Nelkenartige). Familie: Cactaceae (Kakteengewächse)

Neben sich stehen. Unentschlossenheit mit dem Gefühl, alleingelassen zu sein. Kontrollwünsche mit rituellen Verhaltensweisen. Verändertes Zeitgefühl. Spaltung zwischen Bewusstem und Unbewusstem. Übersensibilität. Hellsichtigkeit.

Täuschung: **Von der Welt getrennt. Von fremdem Willen beherrscht.** Zeitgefühl. Sieht Farben und bizarre Formen.
Miasma: Krebs.

Cactina — *Alkaloid* — cactin.

Ordnung: Caryophyllales (Nelkenartige). Familie: Cactaceae (Kakteengewächse)

„Akut erdrückt oder zerquetscht." [4P]

Vergleiche: Agave americana, Aloe (Liliaceae). Drogenmittel (fliehen in andere Dimensionen. Vermeidung von Schmerz durch Taubheit [6.1]).
Miasma: Akut.

Carnegiea gigantea — *Saguaro* — carn-g.

Ordnung: Caryophyllales (Nelkenartige). Familie: Cactaceae (Kakteengewächse)

„Braucht sofortige Erlösung von dem Gefühl, zusammengeschrumpft zu sein."[4P]

Miasma: Typhus.

Cactus grandiflorus — *Königin der Nacht* — cact.

Ordnung: Caryophyllales (Nelkenartige). Familie: Cactaceae (Kakteengewächse)

Empfindsam. Sehnen sich nach Zuneigung. Fühlen sich missachtet und infrage gestellt. Wollen allein sein. „In einer Situation feststecken, in der sie sich eingeschnürt fühlen."[4P]

Beschwerden infolge von: Enttäuschte Liebe. Verlust. Feuchtigkeit.
Körperlich: Konstriktion. Schmerz in der Brust **wie ein Band/Draht.** Vaginalkrampf. Angina pectoris. Herzinfarkt. Thrombosen. Aneurysma der Gefäße. Neuralgie. Krampfartige Schmerzen. Rheuma. Malaria. Traumatisches Fieber. Albträume vom Fallen.
Empfindungen: Von eiserner Faust umklammert. Einschnürung.
Verschlechterung: Liegen auf der linken Seite. Anstrengung. Treppensteigen. Licht. Hitze. Sonne. Fasten.
Miasma: Malaria.

| Pflanzen | Cactaceae | opun-v. |

Cereus bonplandii   *Wollkaktus*   cere-b.

Ordnung: Caryophyllales (Nelkenartige). Familie: Cactaceae (Kakteengewächse)
„Auf bedrückende Weise zusammengezogen, im Dreck versunken."[4P]
Idealismus und Großzügigkeit. Anerkennung durch Führung (leitende Berufe). Workaholics, Flucht in die Arbeit. Möchten Nützliches tun.
Täuschung: Stehen unter mächtigem Einfluss.[6.1] Fehler in der Zeitwahrnehmung. Werfen Dinge nach Personen.
Körperlich: **Herz-** und Hauterkrankungen. Neuralgie.
Besserung: Entkleiden.
Miasma: Tuberkulose.

Cereus serpentinus   *Schlangenkaktus*   cere-s.

Ordnung: Caryophyllales (Nelkenartige). Familie: Cactaceae (Kakteengewächse)
„Isoliert, geschrumpft, mit Verachtung und Grausamkeit behandelt worden."[4P]
Liebe zum Schreiben. Idealismus.[6.1] Fehler (besonders des Zeitempfindens und beim Schreiben). Reizbarkeit. Fluchen.
Körperlich: Schwere Erkrankungen mit Gefühl von Leichtigkeit. Beschwerden von Herz und Rücken. Kopfschmerzen. Lähmungsgefühl. Bettnässen.[6.1]
Miasma: Lepra.

Opuntia vulgaris   *Feigenkaktus*   opun-v.

Ordnung: Caryophyllales (Nelkenartige). Familie: Cactaceae (Kakteengewächse)
„Versuchen immer wieder zu akzeptieren, dass sie kleingemacht werden."[4P]
Körperlich: Glaukom. Kreislauf. Verdauung. Übelkeit mit Diarrhö. Bulimie. Krämpfe.[6.1]

Miasma: Ringworm.

Vergleiche:
Hamamelidaceae *(Zaubernussgewächse):* Fühlen sich eingeengt von Verpflichtungen. Möchten frei sein, die Phantasie fliegen lassen. Verlangen nach Bewegung, frischer Luft.
Karnivoren / Nepenthales *(Fleischfressende Pflanzen):* Fühlen sich hintergangen, betrogen und abgesondert. Misstrauen. Können mutig, auch böse werden. *Täuschung:* Gefangen. Angelockt. Kein Ausweg. Hinab gezogen.
Fungi *(Pilze):* Wenig Selbstwert und soziale Kompetenz. Symbiotische Beziehungen.[2] Abhängigkeit. Verzerrte Wahrnehmung. Ausbreitung, Grenzüberschreitung.

Campanulaceae Glockenblumengewächse

Ordnung: Asterales (Asternartige)

Müssen viel tun, um geliebt zu werden. Unsicherheit. Sensibilität. Weichheit. Mitgefühl. Wie Engel, nicht fest in der Welt stehend. Haben nicht die Kraft, für sich selbst einzustehen. Die anderen sind stärker.

Beschwerden infolge von: Mangelnde Versorgung und Würdigung durch die Eltern. Alleingelassen.

(Nach Jan Scholten)

Campanula rotundifolia   Rundblättrige Glockenblume   campan-ro.

Ordnung: Asterales (Asternartige). Familie: Campanulaceae (Glockenblumengewächse).
Androgyne Erscheinung.

Vergleiche:
Engelhaft sind auch Schmetterlinge und Phosphor-Verbindungen.
Boron. Asclepiaceae. Rosen (mehr Eisen-Serie).
Araliaceae *(Araliengewächse/Efeu-Ginseng-Familie):*
Groß und stark werden müssen. Sich mit aller Kraft in der Position behaupten. Machtkampf und Vitalität. Konkurrenz.
Asteraceae/Compositae *(Asternartige/Korbblütler):*
Verletzung einstecken. Fürchten Kontakt und Annäherung. Wie benommen, gefühllos. Betäubung.
Gramineae *(Gräser):*
Dürfen sich nicht über andere stellen, nicht besonders in Erscheinung treten. Fehlender Rückhalt, um die Last zu tragen. Erschöpfung.

Caprifoliaceae Geißblattgewächse

Ordnung: Dipsacales (Kardenartige).
Für die Liebe leben. Um Liebe kämpfen. Liebe als Aufgabe, Idealisierung. Fehlende Unterstützung darin. Unerfüllte Liebe. Romeo und Julia. Leiden daran, dass sie nicht selbst bestimmen können. Liebe nicht zeigen dürfen oder unterdrücken müssen. Kontrolle und Druck innerlich.

Angst: Verlassen zu werden. Erwachen nachts mit Angst.
Körperlich: Viele Schweißsymptome. Übelkeit. Herzprobleme. Gynäkologisches (Abort, Infertilität).
Schmerzen: Krampfartig.

(Nach Jan Scholten)

Lonicera caprifolium   *Gartengeißblatt*   lon-c.

Ordnung: Dipsacales (Kardenartige). Familie: Caprifoliaceae (Geißblattgewächse)
Reizbarkeit. **Eigensinn. Impulsivität.** Machen ihrem Unmut Luft. Innere Unruhe und Zorn.[2]
Körperlich: Klimakterium. Hitzewallungen. Amenorrhö. Chronische Blasenentzündungen. Schluckauf. Auftreibung nach dem Essen. Lungenerkrankungen.
Unverträglichkeit: Enge.

Lonicera xylosteum   *Rote Heckenkirsche*   lon-x.

Ordnung: Dipsacales (Kardenartige). Familie: Caprifoliaceae (Geißblattgewächse)
Benommenheit. Wie gelähmt im Koma. Scheint weder zu hören noch zu sehen, gibt keine Antwort.
Körperlich: Erbrechen. Konvulsionen. Gliederzucken. Zittern. Urämie und Syphilis.
Vergleiche: Linnea borealis *(Moosglöckchen),* (Bach-Blüten: Lonicera caprifolium, Honeysuckle), Symphoricarpus racemosus *(Schneebeere),* Triosteum perfoliatum *(Fieberwurz).*

Sambucus nigra   *Holunder*   samb.

Ordnung: Dipsacales (Kardenartige). Familie: Sambucaceae.
Oder auch Moschuskrautgewächse. Davor gehörte sie lange Zeit zur Familie der Caprifoliaceae (Geißblattgewächse) oder es wurde ihnen eine eigene Familie (Sambucaceae) zugewiesen.[14]
Erschrecken. Sich im Dunkeln verloren haben. Besorgnis. Ruhelosigkeit. Verwirrung. Tod. Demenz. Schwere Schicksalsschläge. **Tiefe Verluste.** „Durch Pech und Schwefel gegangen." **Schreck.** Halluzinationen.
Körperlich: **Atmungsorgane. Reichlich Schweiße** (ohne Durst). Fieberschübe. Knochenschmerzen.
Vergleiche: Asteraceae.

Viburnum opulus   *Gewöhnlicher Schneeball*   vib.

Wird mittlerweile zu den Adoxaceae (Moschuskrautgewächsen) gerechnet.[14]
(Familie laut Remedia: Caprifoliaceae)
Lehnen soziale Zwänge ab, die der Selbstbestimmung im Wege stehen. Möchten nicht hinterfragt werden oder sich fügen müssen. Impulsivität und Eigensinn.

Träume: Überwacht zu werden.[2]
Täuschung: Fallen (beim Einschlafen). Nicht leben zu können.
Körperlich: Ohnmacht durch Schmerzen. Krampfhafte Dysmenorrhö mit Erbrechen. Abortneigung. Husten in der Schwangerschaft. Geschlossener

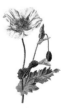

Gebärmuttermund bei der Geburt. Wehenschmerzen, die in die Oberschenkel ziehen.
Asthma. Angina pectoris.
Verlangen: Tanzen.[2]
Verschlechterung: Kälte.

❀ Caryophyllaceae *Nelkengewächse*

Ordnung: Caryophyllales (Nelkenartige)

Enge Verbindung/**Zusammenhalt der Familie.** Sorgen um Familie/Freunde und Arbeit. Schüchtern folgen sie Autoritäten.

(Nach Jan Scholten)

Agrostemma githago — Kornrade — agro.

Ordnung: Caryophyllales (Nelkenartige). Familie: Caryophyllaceae (Nelkenkgewächse).

Körperlich: Niesen. Kopfschmerz. Schwindel. Übelkeit. Gastritis. Diarrhö. Krämpfe. Lähmungen.

Empfindungen: Brennen.

Vergleiche: Secale cornutum, Lathyrus sativus. Arenaria rubra *(Sandkraut)*, Dianthus *(Nelke).* Hernaria glabra *(Bruchkraut),* Paronychia illecebrum *(Mauermiere),* Saponaria officinalis *(Seifenkraut),* Scleranthus *(Knäuel).*

Vergleiche: Sorgen um die Familie: Silicium-Serie: Verbergen von Problemen der Familie; Scrophulariaceae *(Braunwurzgewächse)*: Liebesangelegenheiten; Ericaceae: Vor allem das Problem der Armut in der Familie.

Phytolacca decandra — Kermesbeere — phyt.

Ordnung: Caryophyllales (Nelkenartige). Familie: Phytolaccaceae (Kermesbeerengewächse).

Werden vereinnahmt, ohne angenommen und zugehörig zu sein. Anpassungsdruck. Unterdrücken den Unmut. Gleichgültigkeit. „Schotten dicht". Abschließen, um sich nicht mit negativen Lebensumständen abzufinden. Zähne zusammenbeißen. Verstockt. Können sich nicht auf neue Lebensbedingungen einstellen.

Täuschung: Schlangen.
Körperlich: Brustdrüsenentzündung durch Stillen. Eingezogene Brustwarzen. Abkühlung. Scharlach. Feuchte Kälte. Krebs der Aus- und Eingänge. Ohrenschmerzen werden durch warme Getränke schlimmer.

| Pflanzen | Compositae (Asteraceae) | mill. |

Stellaria media — Gewöhnliche Vogelmiere — stel.

Ordnung: Caryophyllales (Nelkenartige). Familie: Caryophyllaceae (Nelkengewächse).
Möchten sich der Vereinnahmung (durch die Familie) durch Abschotten entziehen.
Zwiespalt aus sozialen Pflichten und Lebenshunger.

Abneigung: Annäherung. Arbeit.
Körperlich: Stirnkopfschmerz. Schwindel. Psoriasis. Rheuma. Gicht.
Besserung: Fortgesetzte Bewegung. Abends. Kälte.
Vergleiche: Chocolate, Niccolum, Naja.

✿ Compositae (Asteraceae) *Korbblütler*

Ordnung: Asterales (Asternartige).
Fürchten Kontakt und Annäherung. Möchten unabhängig bleiben. Sie dürfen nicht krank sein, müssen **hart im Nehmen sein**. Können zurückweisend und hart erscheinen. Mangel an mütterlicher/väterlicher Versorgung.

Beschwerden infolge von: Verletzung. Überanstrengung. Schock. **Trauma.**
Körperlich: Hohes Fieber (vor allem bei Kinderkrankheiten).
Schmerzen: Wund. Sehr schmerzempfindlich.
Empfindungen: Verletzt. **Schockiert.** Gekränkt. Verbrannt. **Benommenheit. Gefühllosigkeit. Betäubung.**
Verlangen: Sonne.
Abneigung: Dunkelheit.
Verschlechterung: Berührung.
Vergleiche: Solanaceae *(Nachtschatten):*
Wenn Patient im Fieber wild und voller Halluzinationen sind.

(Nach R. Sankaran)

Achillea millefolium — *Schafgarbe* — mill.

Ordnung: Asterales (Asternartige). Familie: Asteraceae (Korbblütler)
Fühlen sich zu schwach für Konfrontation. Bluten lieber, als etwas dagegen zu halten. „Achilleskraut". „Klaglos zur Schlachtbank".[2]

Körperlich: Blutungen nach Schlag/Sturz. Zahnextraktion. Krampfadern in der Schwangerschaft.

| abrot. | Compositae (Asteraceae) | Pflanzen |

Artemisia abrotanum   *Eberraute*   abrot.

Ordnung: Asterales (Asternartige). Familie: Asteraceae (Korbblütler)
Anklammerung an Mutter (Vertraute), **um sich den Herausforderungen nicht stellen zu müssen.** Aufgeben. **Bedrückt und erstickt durch Verletzung.** Beleidigung. Ruhelosigkeit. **Böswilligkeit.** Ungeselligkeit. Versagen. Verfolgt zu werden.

Körperlich: Rheuma nach unterdrücktem Durchfall. Morbus Crohn. Lähmungen. Rippenfellentzündung. Gicht. Würmer. Tuberkulose.
Miasma: Tuberkulose.

Arnica montana   *Arnika/Bergwohlverleih*   arn.

Ordnung: Asterales (Asternartige). Familie: Asteraceae (Korbblütler)
„Überspannen des Bogens, bis er bricht." Überanstrengung. Verdrängen die Verletzung. Unfall. **Verharmlosung der Symptome.**

Beschwerden infolge von: Trauma. Zerschlagenheit.
Verschlechterung: Annäherung. Berührung.
Ergänzung: Aconitum napellus, Hypericum, Ipecacuanha, Rhus toxicodendron, Veratrum album.
Miasma: Akut.

Bellis perennis   *Gänseblümchen*   bell-p.

Ordnung: Asterales (Asternartige). Familie: Asteraceae (Korbblütler)
„Sonnenschein", auch wenn auf ihnen herumgetrampelt wird. Aggression aus vertrauter Umgebung. Können nicht reagieren und müssen es wehrlos hinnehmen. Machtlosigkeit. Fühlen sich unverstanden. Möchten Würde wahren. Mögen Gewitter.

Körperlich: Weichteilverletzungen (besonders Unterleib). Quetschungen. Brustkrebs nach Schlag.
Miasma: Krebs.
Vergleiche: Carcinosinum, Conium.

Calendula officinalis   *Ringelblume*   calen.

Ordnung: Asterales (Asternartige). Familie: Asteraceae (Korbblütler)
Positive Voreingenommenheit. Negatives nicht sehen mögen. Unachtsamkeit bei Annäherung anderer führt zu traumatischen Kontakten. Nicht rechtzeitig in Abstand gehen können.

Körperlich: Quetschungen. Sehnen- und Wirbelsäulenverletzungen. Knochenbrüche. Wundgangrän. Verbrennungen.
Miasma: Akut.

Pflanzen   Compositae (Asteraceae)   eup-per.

Chamomilla (Matricaria recutita)   *Echte Kamille*   cham.

Ordnung: Asterales (Asternartige). Familie: Asteraceae (Korbblütler)

Fühlen sich als Kind behandelt. Willkür ausgeliefert. **Aus der Geborgenheit gefallen.** Unachtsamkeit führt zu traumatischen Kontakten. Aufgrund von Mangel an Geborgenheit müssen sie schnell erwachsen werden. **Zorn** („Wenn ich genug schreie und um mich trete, wird man aufhören, mich zu verletzen.")[4P]

Besserung: **Schnell getragen werden.**
Miasma: Typhus.

Cina (Artemisia cina)   *Zitwerblüte, Wurmsamen*   cina

Ordnung: Asterales (Asternartige). Familie: Asteraceae (Korbblütler)

Zurückweisen, was sie dringend gebraucht hätten. Können Enttäuschung nicht überwinden. Ablehnung durch die **Mutter. Zurückweisung.** Wut über Abhängigkeit. Schreianfälle in der Nacht.

Körperlich: Periodizität. Intermittierendes Fieber. Bulimie. „Von Verletzung und Weh verfolgt." [4P]
Miasma: Malaria.

Echinacea angustifolia   *Schmalblättriger Sonnenhut*   echi.

Ordnung: Asterales (Asternartige). Familie: Asteraceae (Korbblütler)

Vermeiden Auseinandersetzung und große Lebensveränderungen. Zerstörung/Tod durch Verletzung (Todesstrafe durch Prügel). Zerschmettert durch schweres Trauma/ Missbrauch. Gefühl des Selbst ist zerstört. Bedrohung durch körperlichen oder emotionalen Zerfall.

Miasma: Syphilis.

Eupatorium perfoliatum   *Durchwachsener Wasserhanf*   eup-per.

Ordnung: Asterales (Asternartige). Familie: Asteraceae (Korbblütler)

„Verfolgt von Verletzung und Beleidigung." **Fühlen sich geschlagen. Müssen sich dem sozialen Halt beugen. Bäumen sich dagegen auf.** Stöhnen. Ächzen. Schreien.

Körperlich: **Zerschlagenheit.** Schmerz der Augäpfel und Knochen.
Miasma: Malaria.

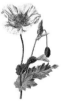

helia.   Compositae (Asteraceae)   Pflanzen

Helianthus annuus — *Sonnenblume* — helia.

Ordnung: Asterales (Asternartige). Familie: Asteraceae (Korbblütler)

Fühlen sich **hinterfragt oder Beschränkungen ausgesetzt. Sich mitzuteilen, ist schwierig.** Fürchten, infrage gestellt zu werden. Überspielen ihre Unsicherheit mit Possen. Sie wollen strahlen, damit sie von allen gesehen werden.

Täuschung: Nicht erkannt/hinterfragt zu werden.

Inula helenium — *Echter Alant* — inul.

Ordnung: Asterales (Asternartige). Familie: Asteraceae (Korbblütler)

Leben bedeutet „Ausgeliefertsein".

Ängste: Ausgeliefert zu sein. Schlafen. Anvertrauen. Sexualität. Vor dem Leben. Liebe.
Täuschung: Lebendiges im Bauch (Thuja).
Miasma: Lepra.

Lactuca virosa — *Giftlattich* — lact.

Ordnung: Asterales (Asternartige). Familie: Asteraceae (Korbblütler)

Fühlen sich isoliert. Bemühen sich um Aufmerksamkeit. Möchten ihre Besonderheit zeigen. Sonderlinge. Possenreißer. Je „toller" sie sich geben, umso mehr stoßen sie auf Ablehnung. Verwirrung dadurch.

Miasma: Lepra.

Lappa arctium — *Große Klette* — lappa

Ordnung: Asterales (Asternartige). Familie: Asteraceae (Korbblütler)

Fehlende Selbstsicherheit oder Zuversicht führen dazu, sich **anklammern zu wollen.** Zu schlaff, um eigenen Einsatz zu zeigen. Fühlen sich fallen gelassen.

Ängste: Dass etwas Furchtbares geschehen könnte.
Miasma: Lepra.

Senecio aureus — *Goldenes Kreuzkraut* — senec.

Ordnung: Asterales (Asternartige). Familie: Asteraceae (Korbblütler)

Vermeiden Verletzung, Schmerz und Beleidigung. Möchten sich verstecken. Abneigung gegen sich selbst/die Familie. Selbstbezogenheit.

Körperlich: Nägel beißen. Verletzung (besonders Venendurchtrennung).
Miasma: Sykose.

Tanacetum vulgare — *Rainfarn/Wurmkraut* — tanac.

Ordnung: Asterales (Asternartige). Familie: Asteraceae (Korbblütler)
Eigensinn. Launenhaftigkeit. Widerspenstigkeit. Beißen und Schlagen.
Körperlich: Schlafstörungen. Albträume (von Monstern aufgefressen zu werden).[50]

Taraxacum officinale — *Löwenzahn* — tarax.

Ordnung: Asterales (Asternartige). Familie: Asteraceae (Korbblütler)
Vermeidung von Veränderung. Es fällt ihnen schwer, sich darauf einzustellen. Unzufriedenheit. Meiden die Arbeit (wenn sie begonnen wurde, wird es besser). Versuchen zu kämpfen.

Miasma: Ringworm.
Vergleiche: Heliantheae *(Sonnenblumengewächse):*
Sie wollen strahlen, damit sie positiv gesehen werden.

Vergleiche:

Valeriana officinalis — *Echter Baldrian* — valer.

Ordnung: Dipsacales (Kardenartige). Familie: Valerianaceae (Baldriangewächse).
Fühlen sich in der Familie nicht angenommen/fremd. Ausgrenzung. Bemühen sich um Einvernehmen. Licht. Hilfsbereitschaft. Heimweh. Identitätsverwirrung. Vergessen ihren Namen. Erkennen ihre Verwandten nicht.
Körperlich: Ohnmacht. Schlafstörungen. Ischias. Atemnot.

Vergleiche auch:

Apiaceae *(Umbelliferae/Doldenblütler):* Versuchen, der Gewalt/Unfällen/Emotionen zu entfliehen. Ruhig sein.
Solanaceae *(Nachtschattengewächse):* Mut angesichts von Gefahr. Was sie brauchten, bekamen sie nur unter gefährlichen Bedingungen.
Papaveraceae *(Mohngewächse):* Möchten Gelassenheit (auch in Situationen voller Schmerz/Gewalt).
Lanthaniden-Serie

Cruciferae (Brassicaceae) *Kreuzblütengewächse*

Ordnung: Brassicales (Kreuzblütlerartige).

Leben ist ein schweres Kreuz. Harte Arbeit. Freudlosigkeit. Gefühl, nicht zu genügen, nicht genug getan zu haben. Nach langen Sorgen und Pflichterfüllung ausgelaugt und bitter. Versuchen, der heimischen Enge zu entfliehen, um nicht kritisiert zu werden. Alter Kummer kann nicht verdaut werden. Klagen.
Täuschung: Ausgenutzt. Verfolgt von Feinden, Geistern.
Körperlich: Blockiert. Druck. Leber- und Darmbeschwerden. Blähungen. Gallensteinkolik. Reizungen der Schleimhäute. Allergie. Auftreibung.[2] Erkrankungen der Prostata. Morbus Bechterew.
Empfindung: Brennen. Sauer. Ätzend. Blockiert. Feststecken. Vorwärts kommen, fließen oder das Fließen ist unterbrochen.
Verschlechterung: Berührung. Geräusche. Essen. Absonderungen. Anstrengung.
Unverträglichkeit: Kohlsorten. Kälte.[2]
Erscheinung: Faltiges Gesicht.

(Nach Jan Scholten)[3]

Brassica napus — *Raps* — brass.

Ordnung: Brassicales (Kreuzblütlerartige). Familie: Brassicaceae (Kreuzblütengewächse)
Fühlen sich übergangen/bedrängt und überfordert.

Körperlich: Schlaflosigkeit. Krämpfe. Husten. Pneumonie. Arthritis. Karpaltunnelsyndrom. Muskelschwund. Ausfallen der Nägel. Verminderte Tränenflüssigkeit. Ödeme. Anämie. Gewichtsverlust. Bulimie. Unersättlicher Appetit. Geschwüre. Mundfäule. Hautausschläge wie verbrannt (besonders am Handrücken).

Cochlearia armoracia — *Meerrettich* — coch.

Ordnung: Brassicales (Kreuzblütlerartige). Familie: Brassicaceae (Kreuzblütengewächse)
Wie (in Drähten) gefangen in familiärer Pflichterfüllung. Unbeachtet und übergangen. Müssen sich zurückhalten, um Kritik zu vermeiden.

Körperlich: Verletzung der Augen. Schluckauf. Erbrechen der Muttermilch. Blasensteine. Lungenödem.
Erscheinung: Sommersprossen. Milchkaffeeflecken der Haut (Carc.).

Pflanzen   Cruciferae (Brassicaceae)   raph.

Eutrema japonica — *Japanischer Meerrettich*

Ordnung: Brassicales (Kreuzblütlerartige). Familie: Brassicaceae (Kreuzblütengewächse)
Körperlich: Sinusitis. Erkältung. Husten. Diarrhö. Hirnthrombose. Krebs.
Wurde phytotherapeutisch bei Fischvergiftungen eingesetzt. Besitzt antibakterielle Eigenschaften und hemmt die Bildung von Blutgerinnsel und Hirnthrombosen sowie Magenkrebszellen.

Lepidium bonariense — *Brasilianische Kresse* — lepi.

Ordnung: Brassicales (Kreuzblütlerartige). Familie: Brassicaceae (Kreuzblütengewächse)
Traurigkeit. Zum Streiten aufgelegt.
Täuschung: Der Boden versinkt unter ihnen. Von Phantomen verfolgt zu werden.
Körperlich: Kopfschmerzen. Beschwerden der Brustdrüsen. Herz. Verdauungsstörungen. Rheuma.
Vergleiche: Lepidium sativum *(Kresse).*

Matthiola — *Levkojen* — matth.

Ordnung: Brassicales (Kreuzblütlerartige). Familie: Brassicaceae (Kreuzblütengewächse)
Körperlich: Abszesse der Nackenlymphknoten und Hohlorgane. Taubheitsgefühle und Lähmungen.

Raphanus sativus var. niger — *Schwarzer Rettich* — raph.

Ordnung: Brassicales (Kreuzblütlerartige). Familie: Brassicaceae (Kreuzblütengewächse)
Fühlen sich bevormundet und übergangen. Streitbarkeit und Launenhaftigkeit.
Träume: Bedrohung. Verstümmelung.
Körperlich: Empfindlich auf Berührung, Einengung, Erschütterung. Auftreibung. Schluckauf.
Unverträglichkeit: Kohlgewächse.[2]
Miasma: Lepra.

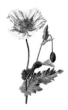

Thlaspi (Capsella) bursa pastoris   *Hirtentäschelkraut*   thlas.

Ordnung: Brassicales (Kreuzblütlerartige). Familie: Brassicaceae (Kreuzblütengewächse)

Vergebliches Bemühen, nützlich zu sein. Fürchten sich, Anstoß zu erregen oder den Erwartungen nicht zu entsprechen. Unterdrückung der eigenen Ansprüche. Müssen Ablehnung hinnehmen. Weinen scheinbar grundlos. Selbstmordneigung.

Körperlich: Nasenbluten. Chronische Blasenleiden. Gicht und Knieschmerz.
Beschwerden infolge von: Künstliche Entbindung. Milchfluss nicht schwangerer Frauen. Abort. Blutungsneigung. Gebärmutterkrebs.

Vergleiche:
Raphanus *(Rettich)*, Sinapis alba und nigra *(Weißer und Schwarzer Senf)*, Brassica oleracea *(Kohl)*, Brassica sativus *(Radieschen)*, Aubrieta *(Blaukissen)*, Hesperis *(Nachtviole)*, Erysimum cheiri *(Goldlack)*.

Bedenke auch:
Bryonia: Sicherheit durch Arbeit/Geld.
Eisen-Serie: Für die Gemeinschaft arbeiten.
Rutaceae/Rautengewächse: Hart arbeiten, um ein hohes Ziel zu erreichen.

❁ Cucurbitaceae *Kürbisgewächse*

Ordnung: Cucurbitales (Kürbisartige). Untergruppe der Violales (Veilchenartige).

Investieren viel (Kraft/Arbeit/Geld), um darin Halt zu finden. Arbeiten und für die Familie/das Unternehmen sorgen, aus Angst vor Mangel. Verlangen zu Reisen und gleichzeitig die familiären Wurzeln zu bewahren. Wenn Emotionen unterdrückt werden, brechen sie gewaltsam mit Intensität auf.

(Nach Jan Scholten)

Sehr *empfindlich gegen Störungen. Reizbarkeit.* Mitunter Gewalttätigkeit. Möchten ihre Ruhe haben. Erschöpfte Verdrießlichkeit. Meiden die Gesellschaft.

Empfindungen: Schneiden. Stechen. Scharf.

(Nach Rajan Sankaran)

Speichern Kränkungen und Groll. Versuchen, den Konflikten aus dem Weg zu gehen. Heimatverbunden. Mögen gern klettern. *Ängste* vor und *Träume* von Schlangen. Krampfhafte Beschwerden von Magen und Darm. Kopfschmerz.
Empfindlichkeit: Wetterwechsel.
Verschlechterung oder Besserung: Druck.

(Nach Karl Josef Müller, „Wissmut")

| Pflanzen | Cucurbitaceae | cuc-p. |

Bryonia alba — Weiße Zaunrübe — bry.

Ordnung: Cucurbitales (Kürbisartige). Familie: Cucurbitaceae (Kürbisgewächse)

Das Leben ist Arbeit. Suchen Halt durch Arbeit/Geld. Extreme Reizbarkeit. Abneigung gegen Veränderung. Brauchen Halt. Fühlen sich nicht gehalten (Kletterpflanze). Scheinbar selbstständig. Weisen alles zurück und klammern sich an materiell Verlässliches.

Beschwerden infolge von: Ärger. Existentielle Verunsicherung.
Ängste: **Fehler zu begehen.** Armut. Hilfe zu brauchen
Verlangen: Unerreichbare Dinge.
Abneigung: Getragen zu werden
Verschlechterung: Bewegung. Unpassende Nahrung. Nach Wetterwechsel (warmes Wetter nach Kälte).
Besserung: Still liegen.
Miasma: Typhus.

Colocynthis (Citrullus colocythis) — Koloquinte — coloc.

Ordnung: Cucurbitales (Kürbisartige). Familie: Cucurbitaceae (Kürbisgewächse)

Entrüstung nach Frustration. „Vergeblich krumm gemacht."[1] Fühlen sich nicht gut oder ungerecht behandelt. Ehrgeiz und Mitgefühl. Opfern sich und stellen die eigenen Nöte zurück. Schaffen es nicht, sich zu distanzieren. Empörung, wenn Ansprüche nicht erfüllt werden. Stiller Kummer. „Verfolgt und attackiert von Störungen."[4P]

Beschwerden infolge von: Ärger. Abkühlung nach Erhitzung. Entrüstung.
Täuschung: Vernachlässigt zu sein.
Körperlich: Kolik. Ischias. Neuralgie nach Zorn. Ohnmacht im Wochenbett. Schlaflosigkeit nach Zorn.
Miasma: Malaria.

Cucurbita pepo — Kürbis — cuc-p.

Ordnung: Cucurbitales (Kürbisartige). Familie: Cucurbitaceae (Kürbisgewächse).
Zurückhaltung, um akzeptiert zu werden. Schwierigkeit, den Ansprüchen zu entsprechen.

Körperlich: Übelkeit. Seekrankheit. Schwangerschaftserbrechen. Unwillkürliches Harnen. Ödeme. Nierenerkrankungen. **Bandwürmer.**

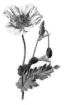

Cucurbita citrullus — Wassermelone — cuc-c.

Ordnung: Cucurbitales (Kürbisartige). Familie: Cucurbitaceae (Kürbisgewächse)
Reizbarkeit bei Kleinigkeiten. **Möchten kämpfen, aber es fehlt ihnen an Kraft.** Niedergeschlagenheit.
Körperlich: Erkältung. Schnupfen. Niesen. Dysurie. Rheuma. Rückenschmerz. Eiterungen. Auftreibung. Aufstoßen. Reichlich Appetit.
Verlangen: Sterben.
Abneigung: Süßigkeiten.
Verschlechterung: Sonne. Reisen.
Besserung: Warme Getränke.

Elaterium (Ecballium elaterium) — Springgurke/Spritzgurke — elat.

Ordnung: Cucurbitales (Kürbisartige). Familie: Cucurbitaceae (Kürbisgewächse)
Niedergeschlagenheit. **Möchten ihr Zuhause verlassen.** „Die Ruhe ist plötzlich akut gestört."[4P]

Ängste: Zukunft. Herannahende Katastrophen.
Beschwerden infolge von: Unterdrückte Malaria.
Körperlich: Gähnen. Fieber. Furunkel. Krämpfe. Erkrankungen der Leber. Masern. Nesselsucht. Rheuma. Neuralgie. Abszesse. **Beriberi.** Cholera. Diarrhö. Enteritis. Erbrechen. Skorbut.
Vergleiche: Arsenicum, Nux vomica, Veratrum album.[9.2]
Miasma: Akut.

Luffa operculata (Esponjilla) — Schwammgurke — luf-op.

Ordnung: Cucurbitales (Kürbisartige). Familie: Cucurbitaceae (Kürbisgewächse)
„Vermeiden von Störungen".[4P] **Fürchten, den sozialen Bedingungen nicht zu entsprechen und keinen Rückhalt geben zu können.** Reizbarkeit durch Kleinigkeiten. Behalten den Ärger lange bei sich, versuchen, ihm zu entgehen. Erschöpfung und Teilnahmslosigkeit. Nachts wach, tagsüber müde. Reaktionsmangel.

Ängste: Kritik. „Durchfallen". Krebs. Dunkelheit. Hexen.
Schmerzen: Stechend.[2]
Körperlich: Kopfschmerzen. Asthma. Krampfhafte Atemwegsbeschwerden. Nasenpolypen. Schnupfen. Niesen. Sinusitis. Trockene Schleimhäute. Gliederschmerzen. Photophobie. Haarausfall.
Verlangen: Durst und Hunger.[9.2]
Verschlechterung: Lärm.
Besserung: Frischluft.
Miasma: Sykose.

Vergleiche:
Momordica balsamina *(Balsamapfel)*, Cucumis melo *(Zuckermelone)*, Cucumis sativus *(Gurke)*, Citrullus lanatus *(Wassermelone)*, Cucurbita giromontiina *(Zucchini)*, Cucumis-Arten wie Melonen.

Vergleiche auch:
Cistus canadensis *(Felsrose)*: Familie der Cistaceae *(Zistrosengewächse)*.[14] „Werden von den Umständen erstickt. Müssen da rauskommen."[4P] *Miasma:* Tuberkulose.
Cruciferae *(Kreuzblütler)*: „Ein schweres Kreuz tragen." Hart arbeiten. Freudlosigkeit.
Passiflora *(Passionsblume/Passionsfrucht/Maracuja)*: Ordnung: Malpighiales *(Malpighienartige)*; Familie: Passionsblumengewächse.[14] ***„Von Störung zerstört."***[4P] *Miasma:* Syphilis.
Violales *(Veilchengewächse)*: Fleißig. Klarheit im Denken. Heiterkeit. Möchten entfliehen.
Wurden bei R. Sankaran noch in eine Ordnung mit den Cucurbitaceae gestellt.

❀ Dioscoreaceae *Yamswurzelgewächse*
Kletter-/Schlingpflanzen

Ordnung: Dioscoreales *(Yamswurzelartige)*. Auch Schmerwurzgewächse genannt.
Inhaltsstoffe: Flavonole, Calciumoxalat, häufig Steroidsaponine *(werden zur halbsynthetischen Herstellung von Hormonen benutzt)*.[14]

Sich winden, verdrehen, verwickeln, krümmen, umklammern.
Wie aufgerollt, abgespult, umschlungen, geschraubt, rotiert.

Verlangen: Strecken/ziehend glätten, was Besserung bringt.

(Nach Rajan Sankaran)

Dioscorea villosa — Wilder Yams/Yamswurzel — dios.

Ordnung: Dioscoreales *(Yamswurzelartige)*. Familie: Dioscoreaceae *(Yamswurzelgewächse)*. Enthält Steroide, ähnlich Cortison und Progesteron.[24]

Fühlen sich immer wieder **belästigt und verfolgt**. Reizbarkeit. Nervosität. Besorgtheit und Ruhelosigkeit. Vertauschen Wörter, nennen Dinge beim falschen Namen.

Körperlich: Akne. Angina pectoris. Diarrhö. Kolikartige Schmerzen. Flatulenz.
Dysmenorrhö. Gallenblasenerkrankungen. Nierenkoliken.
Schmerzen: Stechend. Schneidend. Drehend. Springen plötzlich in andere Körperteile.
Verschlechterung: Unterhaltung. Menschenmenge. Fasten. Zu viel essen. Tee.

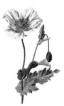

Besserung: Strecken (Bauch- und Menstruationsschmerzen, beim Beugen nach hinten). Harter Druck.
Miasma: Malaria.
Außerdem: Dioscorin (ein Protein);
Miasma: Akut. Rajania subsamarata (syn. Amphypterygium adstringens).
Miasma: Krebs. Tamus communis *(Schmerwurz).*[24]

Vergleiche:
Ambra grisea: *Empfindung:* Drehen, Strudel.
Rutaceae: *Empfindung:* Gedreht, ausgequetscht, ausgepresst, entlang einer Achse.

❁ Ericaceae *Heidekrautgewächse*

Ordnung: Ericales (Heidekrautartige).
Häufige Inhaltsstoffe: Polyphenole: Gerbstoffe, Flavonoide, Rhododendrin.[14]
Wandern umher, möchten sich ausdehnen, von einem Ort zum anderen. Versuchen, Erfahrungen im Zusammenhang mit Mangel zu kompensieren. Wichtige Grundbedürfnisse von Nahrung, Wärme und Geborgenheit wurden nicht erfüllt. Erfahrungen von Hunger und Kälte.

Körperlich: Gicht. Rheuma. Harnwege.
Verschlechterung: Wärme.

(Nach K.-J. Müller: „Wissmut")

Arbutus andrachne — Erdbeerbaum — arb.

Ordnung: Ericales (Heidekrautartige). Familie: Ericaceae (Heidekrautgewächse)
Zu viel Essen und Alkohol. Können nicht mehr arbeiten.

Körperlich: **Ekzem mit Bläschen.** Gicht. Rheuma. Lumbago. Parasiten. Wurmerkrankungen.
Miasma: Akut.

Arctostaphylos uva ursi — Echte Bärentraube — uva.

Ordnung: Ericales (Heidekrautartige). Familie: Ericaceae (Heidekrautgewächse)
Körperlich: Erbrechen. Blutungen der Gebärmutter oder Harnwege. Nierenerkrankungen. **Zystitis** mit viel Schleim. Urtikaria.
Miasma: Tuberkulose.

Pflanzen	Ericaceae	led.

Calluna vulgaris (Erica vulgaris)   Heidekraut   eric-v.

Ordnung: Ericales (Heidekrautartige). Familie: Ericaceae (Heidekrautgewächse)
„Bescheidenheit ist eine Zier." Kultivieren den Mangel.

Verschlechterung: Hitze.
Körperlich: Rotblaue Hautblutungen. Ekzeme.[2]

Chimaphila umbellata   Winterlieb   chim.

Ordnung: Ericales (Heidekrautartige). Familie: Ericaceae (Heidekrautgewächse)
Körperlich: Urogenitalien. Lymphknoten. Brust/Mammae. Prostata. Leber.
Miasma: Krebs.

Gaultheria procumbens   Wintergrün   gaul.

Ordnung: Ericales (Heidekrautartige). Familie: Ericaceae (Heidekrautgewächse)
Körperlich: Rheuma. Ischias. Neuralgie. Blase. Nieren. Pleuritis.
Miasma: Typhus.

Kalmia latifolia   Berglorbeer   kalm.

Ordnung: Ericales (Heidekrautartige). Familie: Ericaceae (Heidekrautgewächse)
Körperlich: Rheuma. Taubheit. Neuralgie (blitzartige Schmerzen).
Miasma: Malaria.

Ledum   Wilder Rosmarin, Sumpfporst   led.

Ordnung: Ericales (Heidekrautartige). Familie: Ericaceae (Heidekrautgewächse)
Empörung, wenn sie nicht respektiert oder übergangen werden. Fühlen sich Willkür ausgesetzt. **Widerspruchsgeist.** Verschließen sich (bis hin zu geistiger Verwirrung). Abneigung gegen Fremde/Gesellschaft. Abgeschiedenheit. Menschenfeindlichkeit. Stachel.

Beschwerden infolge von: Bissverletzung. Stichverletzung. Erschütterung. Splitter. Nachtschwärmerei (AlkoholikerInnen). Nasswerden des Kopfes. Operation.
Ängste: Tod bei Einschlafen.
Körperlich: **Frostig. Kältegefühl verletzter Teile.** Asthma. Hautausschlag. Ekzem. Karbunkel. **Rheuma** (besser durch Kälte). Gichtschmerzen der Fußsohlen. **Insektenstiche** (Hieb-, Stich- und Bisswunden). Brillenhämatom.

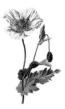

led.   Euphorbiaceae   Pflanzen

Analfissur. **Tetanus.** Nervenverletzungen nach Operationen. Übelkeit nach dem Essen. Alkoholkrankheit.
Verlangen: Kälte.
Verschlechterung: Abend. Bettwärme. Bewegung. Wein, Eier.
Besserung: Kalte Anwendungen. Eiswasser.
Miasma: Lepra.

Rhododendron chrysanthum	*Alpenrose / Schneerose*	rhod.

Ordnung: Ericales (Heidekrautartige). Familie: Ericaceae (Heidekrautgewächse)
Fühlen sich nicht anerkannt / zugehörig. Versuchen durch Kompetenz Respekt zu erlangen. Reizbarkeit ohne offensichtlichen Grund.
Ängste: Versagen. Erwartungsangst. **Vor Gewitter** (auf alles gefasst sein müssen). Anfälle von Angst.
Täuschung: Sei verachtet, ausgestoßen.
Körperlich: Ohrenschmerzen. Zahnschmerzen. Schwindel. Haare ergrauen früh. **Rheuma** (besonders vor Sturm und Unwetter). Fibrositis. Ziliarneuralgie. Neuralgie im Gesicht.
Verschlechterung: Alleinsein.
Besserung: Wärme. Bewegung. Essen.
Miasma: Sykose.

Vaccinium myrtillus	*Heidelbeere*	vacc-m.

Ordnung: Ericales (Heidekrautartige). Familie: Ericaceae (Heidekrautgewächse)
Körperlich: Erkrankungen und Überanstrengung der Augen. **Nachtblindheit.** Diabetes. Durchfall. Verdauungsstörungen. Gicht.

Vergleiche:
Andromeda *(Lavendelheide)*, Vaccinium vitis-idaea *(Preiselbeere).*

❀ Euphorbiaceae *Wolfsmilchgewächse*

Ordnung: Malpighiales (Malpighienartige).
Es gibt 3 Unterfamilien (Acalyphoideae, Crotonoideae, Euphorbioideae). Die meisten Pflanzen enthalten einen Milchsaft, der ätzend und giftig sein kann. Wachstum auch auf kargem Boden.
Inhaltsstoffe: Terpenester (hautreizend, ätzend), Halluzinogene.[56]

Unterdrückung von Gefühlen und Bedürfnissen bei Loyalitätskonflikt. Schwierigkeit bei der Entscheidung, was gut für sie selbst ist. Müssen andere mit in die Überlegung

einbeziehen. Fürsorglichkeit. Halten Wut und Schamgefühle zurück. Introvertiert, gedankenversunken. Verwirrung und Stumpfheit. Misstrauen. Schreckhaftigkeit. Verzweiflung.
Beschwerden infolge von: Inzest. Schutzlosigkeit.
Täuschung: Teufel. Verlassen. Übergangen. Erhaben oder vergrößert. Vergiftet und verfolgt. „Fremdbesetzt" zu sein. Beißen sich selbst bei Schmerzen.
Träume: Hässliche Pferde. Ochsen.
Körperlich: Zahnschmerz durch **unterdrückten Ärger.** Herpes. Lepra. Krebs.
Verlangen: Beten. Religiöse Ausübung.
Abneigung: sprechen.

(Nach Jan Scholten)

Versuchen, auf beengtem Raum zurechtzukommen, sich frei zu fühlen.
Ungebundenheit. Freiheit. Grenzenlosigkeit.

Empfindung: **Losgemacht oder angebunden.** Zusammengeschnürt. Enge. Sehnsucht/Verlangen auszubrechen (Freiheit).
Besserung: Durch fortgesetzte Bewegung.
Verschlimmerung: Bewegung. Hinlegen. Enge Kleidung.

(Nach Rajan Sankaran)

Acalypha indica Katzenschwänzchen, Paradiesnessel, Indische Nessel acal.

Ordnung: Malpighiales (Malpighienartige). Familie: Euphorbiaceae (Wolfsmilchgewächse)
Empfinden von Ersticken aufgrund des **Gefühls, festgebunden** zu sein.

Körperlich: Abmagerung. Diarrhö. Flatulenz. Blutiger Auswurf. Trockener, harter Husten. Lungenkrebs. Tuberkulose.
Verschlechterung: Morgens. Nachts.
Miasma: Tuberkulose.

Croton eluteria (Cascarilla) Ruhrrindenbaum casc.

Ordnung: Malpighiales (Malpighienartige). Familie: Euphorbiaceae (Wolfsmilchgewächse)
„Festgebunden und immer wieder angegriffen."[4P]

Körperlich: Muskelschwäche. Trägheit. Erbrechen. Blutungen. Husten. Intermittierendes Fieber. Krämpfe. Verdauungsbeschwerden. Verstopfung.
Abneigung: Tabak.
Verlangen: Heiße Getränke. Appetit gleich nach der Mahlzeit. Hinlegen.
Empfindungen: Schwellung im Hals.
Miasma: Malaria.

Croton tiglium   *Krotonölbaum*   crot-t.

Ordnung: Malpighiales (Malpighienartige). Familie: Euphorbiaceae (Wolfsmilchgewächse)
"Akute Bedrohung, plötzlich festgebunden zu werden."[4P]
Unter Druck. Lange Zeit Kummer anhäufen und plötzlich explodieren.[9.2] Sich bedrängt oder abgestoßen fühlen. Argwohn. Verwirrung und Schwermut mit Abneigung gegen Menschen und Arbeit. Verschließen sich.

Ängste: Im Freien.
Täuschung: Kann nicht denken.
Körperlich: Schwindel. Hautausschläge wechseln mit plötzlichem Durchfall. Psoriasis. Herpes. Asthma. Ohnmacht. Erbrechen. Ekzem. Enteritis.
Empfindung: Als ob die Haut zu straff gespannt wäre. Schnurgefühl. Brennen.
Abneigung: Bier. Milch.
Besserung: Heiße Milch.
Vergleiche: Podophyllum.
Miasma: Akut.

Euphorbia   *Wolfsmilch*   euph.

Ordnung: Malpighiales (Malpighienartige). Familie: Euphorbiaceae (Wolfsmilchgewächse)
Möchten in Bewegung bleiben (könnten jederzeit angegriffen werden). Müssen **Unannehmbares hinnehmen und sich Prinzipien beugen, ohne integriert zu sein.** Fühlen sich bedrängt, bedroht. Melancholie. Ängstlichkeit.

Täuschung: Sehen den gleichen Mann hinter sich gehen wie vor sich. Alles erscheint größer.
Körperlich: Hauterkrankungen. Milchschorf. Augenentzündungen. Sehstörungen. Heuschnupfen und Husten. Gastritis. Erysipel. Geschwüre. Zahnfleischfurunkel. Knochenschmerz. Knochenerkrankungen. Krebs und Krebsschmerzen. Hautkrebs. Seekrankheit und Schwindel.
Empfindungen: Auf glühenden Kohlen zu liegen. Brennen wie Feuer. Frostig.
Verschlechterung: Sitzen. Ruhe. Beginn der Bewegung. Berührung.
Besserung: Warme Ölanwendungen.

Hippomane mancinella   *Manchinelbaum*   manc.

Ordnung: Malpighiales (Malpighienartige). Familie: Euphorbiaceae (Wolfsmilchgewächse)
„Plötzlich angebunden, müssen dringend Befreiung finden, sonst droht Lebensgefahr."[4P] Spüren das Potential persönlicher Freiheit und glauben, dafür bestraft zu werden. Mitgefühl. **Müssen gut sein und das Böse bekämpfen (oder ihm widerstehen).**

| Pflanzen | Euphorbiaceae | still. |

Täuschung: Vom Teufel geholt zu werden.
Ängste: Böse Geister.
Körperlich: Hautausschläge. Verlust des Sehvermögens.
Miasma: Typhus.
Vergleiche: Solanaceae *(Nachtschatten).*

Hura brasiliensis — Sandbüchsenbaum — hura

Ordnung: Malpighiales (Malpighienartige). Familie: Euphorbiaceae (Wolfsmilchgewächse) Tinktur des Milchsaftes.

Ausgeschlossen aus der Gesellschaft/Familie. Einsamkeit (Verlust der Freunde).

Täuschung: Alle lachen über sie. Verloren zu sein. Allein auf der Welt.
Verlangen: Dinge zu zerbrechen. Beißen (sich selbst).[9] Zwischen Gräbern zu gehen.
Miasma: Lepra.

Stillingia silvatica — Kiefernheide — still.

Ordnung: Malpighiales (Malpighienartige). Familie: Euphorbiaceae (Wolfsmilchgewächse)

Niedergeschlagen. Befürchten das Schlimmste.

Körperlich: Heiserkeit. Halsschmerzen. Lymphknotenschwellung am Hals. Erkrankungen der Hüfte, Knochen. Rheuma. Leber. Syphilis. Elephantiasis. Psoriasis.
Miasma: Syphilis.

Außerdem:

Jatropha integerrima: *Angstattacken* mit Zusammenschnüren der Brust. *Körperlich:* Krämpfe. Durchfall.

Ricinus communis: *Werden in Gärten zum Schutz vor Insekten gepflanzt.*

Euphorbia amygdaloides: Geruchstäuschung (riechen den Geruch von Mäusen).

Euphorbia ipecacuanhae: *Körperlich:* Erbrechen. Schwindel. Erschöpfung. *Vergleiche:* Ipecacuanha.

Euphorbia lathyris: *Körperlich:* **Ödeme** der Lider und Schleimhäute.

Euphorbia peplus: *Körperlich:* Erysipel. Halsentzündungen. Brennender Schmerz. *Miasma:* Krebs.

Euphorbia polycarpa: *Wurde als Gegenmittel und auch prophylaktisch gegen Schlangengifte und giftige Insekten eingesetzt.*

Euphorbia pulcherrima: *Weihnachtssterne sind aufgrund der auffällig gefärbten, sternförmig angeordneten Blätter als Zimmerpflanzen bekannt. Diese werden fälschlicherweise für Blütenblätter gehalten.*[14]

Sowie:

Euphorbia corallata, Euphorbia cyparissias, Euphorbia heterodoxa, Euphorbia hypericifolia, Euphorbia pilulifera, Euphorbia splendens, Hevea brasiliensis, Manihot (Nahrungsmittel der Tropen; Maniok/Yuca)

Vergleiche:
Anacardiaceae (Rautenartige/Sumachgewächse): In Bewegung zu sein.
Cactaceae *(Kaktusgewächse)*: Kleingemacht, in die Falle gepresst, möchten entfliehen.
Cruciferae *(Kreuzblütler)*: Das „schwere Kreuz" der Familie/Arbeit tragen.
Primulaceae *(Primelgewächse)*: Versuch, auf begrenztem Raum glücklich zu sein.
Spinnen: Abgetrennt. Mutterthemen. Macht. Kontrolle.

❀ Gentianaceae Enziangewächse

Ordnung: Gentianales (Enzianartige).

Fühlen sich in ihrer Familie nicht anerkannt und akzeptiert. Schwiegereltern akzeptieren sie nicht. Sind nie gut genug. Angestauter Ärger.

Ängste: Familie/PartnerIn zu verlieren, wenn sie sagen, was sie stört. Zerrissenheit/Gespaltenheit durch die Familie.
Empfindung: Eingeengt. Bandgefühl (Familienbande). Vergiftet.
Körperlich: Anorexie. Dyspepsie. Koliken. Blähungen. Rückenschmerzen. Asthma. Bronchitis. Atemprobleme. Tenesmen im Rektum. Schwäche. Galle. Erbrechen. Viel Hunger. Magenprobleme (besser durch Druck). Aufstoßen bessert. Stuhlgang bessert. Hernie.
Verlangen: Nach bitteren Sachen.
Verschlechterung: Fett.

(Nach Jan Scholten)

Centaurium erythraea (Canchalagua) — Tausendgüldenkraut — canch.

Ordnung: Gentianales (Enzianartige). Familie: Gentianaceae (Enziangewächse)
Stets zu Diensten. Möchten hilfreich sein, Gutes tun. Beeindruckbar. Überempfindlichkeit gegenüber Ideen und Einflüssen. Fühlen sich schnell schuldig und verpflichtet.
Körperlich: Grippe. Fieber. Kopfschmerz. Übelkeit. Schlaflosigkeit.

Gelsemium — Wilder Jasmin — gels.

Ordnung: Gentianales (Enzianartige).
Enttäuschungen und Schock. Schicksalsschläge. „Angsthase". Lampenfieber. Blackout. Blockade (Prüfungsangst). Angst. **Lebensangst.**

| Pflanzen | Gentianaceae | gent-l. |

Körperlich: Abort. Apoplex. Zittrig bis lahm. Ptosis.
Verschlechterung: Körperliche Anstrengung. Föhn. Sommer. Wärme. Furcht/Schreck.
Besserung: Harnabgang. Ruhe.
Freunde: Baptisia, Cactus, Ipecacuanha.[15]
(Nach Sankaran Loganiaceae zugeordnet.)

| **Gentiana cruciata** | *Kreuzenzian* | gent-c. |

Ordnung: Gentianales (Enzianartige). Familie: Gentianaceae (Enziangewächse)
Weinen (mit Abneigung zu reden).

Körperlich: Heiserkeit. Halsentzündung. Nackensteifigkeit. Verdauungssymptome. Aufstoßen. Durchfall.
Empfindung: Kribbeln von Flöhen auf der Haut.
Besserung: Wasser oder Suppe trinken.
Verschlechterung: Nach dem Essen.

| **Gentiana lutea** | *Gelber Enzian* | gent-l. |

Ordnung: Gentianales (Enzianartige). Familie: Gentianaceae (Enziangewächse)
Sehen sich vielen Anforderungen der Familie ausgesetzt, ohne akzeptiert zu werden. Vermeiden es, Anstoß zu erregen. Versuchen, sich anzupassen, ohne jedoch dadurch Achtung erlangen zu können.

Körperlich: Kopfschmerzen (zusammenschnürend). Krämpfe der Hände beim Bewegen. Hüftschmerz (wie verstaucht). Heiserkeit. Schwäche. Anämie. Appetitlosigkeit. **Anorexie**. Gallenerkrankungen. Krebsleiden. *8. Stadium.*

Vergleiche:
Loganiaceae *(Brechnussgewächse/Strychnos-Verwandte)*: Möchten gefasst und ruhig erscheinen. Außer sich sein. Erregbarkeit. *(Ursprünglichste Familie in der Ordnung der Gentianales).*
Euphorbiacea *(Wolfsmilchgewächse)*: Unterdrückung der Bedürfnisse aufgrund eines Loyalitätskonfliktes.
Silber-Serie
Magnesium „Wo ist mein Platz (in der Familie)?" Friedliebend.
Oxygenium „Die Welt ist unfair!" Vernachlässigung.

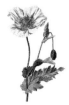

❀ Geraniaceae Storchenschnabelgewächse

Sie enthalten ätherische Öle. Im Deutschen wird die Gattung „Geranium" als Storchschnabel und „Pelargonium" häufig als Geranie bezeichnet.

Beharrlichkeit. Ausdauer. **Durchhalten als Zeichen von Stärke.**
Möchten **unempfindlich sein, verwegen** und zäh.

Verlangen: Sich zu bewegen.
Körperlich: Erschöpft und abgespannt nach Überanstrengung.

(Nach Rajan Sankaran)

Cocainum hydrochloricum   Cocain (Alkaloid)   cocain.

Überschreiten die moralischen und körperlichen Grenzen.
Schlaflos. Kälte mit Blässe.

Körperlich: Höhenkrankheit. Blutungen. Angina. Asthma. Hämorrhagien. Paralyse. Darmblutungen. Morbus. Parkinson. Rheuma. Skorbut. Schwäche mit Zittern. Erweiterte Pupillen. Schlaflosigkeit. Kälte mit Blässe.
Empfindung: Fremdkörper unter der Haut.

Wurden von R. Sankaran in diese Familie zugeordnet:

Ayahuasca (Banisteriopsis caapi)   Dschungelliane   bani-c.

Ordnung: Malpighiales (Malpighienartige). *Familie:* Malpighiaceae (Malpighiengewächse).
Miasma: Akut.

Coca (Erythroxylum coca)   Cocastrauch   coca

Ordnung: Malpighiales (Malpighienartige). *Familie:* Erythroxylaceae (Rotholzgewächse).
Glauben, mit allen Lebensbedingungen fertig zu werden. Verausgaben sich, bis sie ausgelaugt sind. Imponiergehabe. Wollen immer noch „einen drauf setzen", überschätzen sich. Falsche Selbsteinschätzung. Euphorie wechselt mit Enttäuschung. Gefühl von Stärke. Halten sich für ein Genie, von dem Größeres zu erwarten ist.

Vergleiche: Kola, Coca cola, Cocain.

Guajacum officinale   Gummiharz des Guajakabaumes (Guajakaharz)   guaj.

Ordnung: Zygophyllales (Jochblattartige). *Familie:* Zygophyllaceae (Jochblattgewächse).
Fühlen sich leicht missachtet, behindert oder fremdbestimmt. Versuchen, mit Willensstärke und Geltungsdrang auf ihre Ansprüche zu bestehen. Auf sich allein gestellt.

Pflanzen   Gramineae/Poaceae

Körperlich: Hitzegefühl. **Wachstumsschmerzen.** Abmagerung. Aneurysma. Bronchitis und Pleuritis mit Erstickungsgefühl. Diarrhö. Dysmenorrhö. Erbrechen. Nackensteifigkeit. Gicht. Ischialgie. Neuralgie. **Rheuma.** Dupuytren-Kontraktur. Syphilis. Herpes. Tonsillitis.
Täuschung: Müssen hart sein.
Verlangen: Äpfel (bessern Magenbeschwerden).
Miasma: Krebs.

Tribulus terrestris   *Erd-Burzeldorn*   trib.

Ordnung: Zygophyllales (Jochblattartige). Familie: Zygophyllaceae (Jochblattgewächse).
Apathie.
Körperlich: Schlafstörungen. Gonorrhö. Leukorrhö. Malaria. Rheuma. Nierensteine. Wassersucht.
Miasma: Sykose.

Oxalis acetosella   *Sauerklee*   oxal-a.

Ordnung: Oxalidales (Sauerkleeartige). Familie: Oxalidaceae (Sauerkleegewächse).
Körperlich: Fieberhafte Erkrankungen. Harnwegsbeschwerden.
Vergleiche: Oxalicum acidum.
Miasma: Krebs.

Gramineae/Poaceae *Süßgräser*

Ordnung: Poales (Süßgrasartige).

Dürfen sich nicht über andere stellen, nicht selbst in Erscheinung treten. Gefühl, unter den Lasten und Pflichten zusammenzubrechen. Erschöpfung. Es fehlt an **Unterstützung** und Rückhalt. Haben oft ein Gespür für Ästhetik und Atmosphäre und sind musisch begabt.

Körperlich: Wirbelsäule. Verspannung. Steifigkeit. Der Kopf erscheint zu schwer zum Tragen. Müssen den Kopf mit der Hand stützen. Die Brüste sind schwer und groß. **Gleichgewichtsstörungen.** Schwindel.
Beschwerden infolge von: Schnelles Wachstum. Nackensteifigkeit bei stürmischem Wind.
Träume: Erklettern von wackeligen Gebäuden, Treppen und Leitern.[2]

                                    (Nach K.-J. Müller, Wissmut)

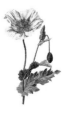

arund.   Gramineae/Poaceae   Pflanzen

Arundo mauritanica   *Wasserrohr*   arund.

Ordnung: Poales (Süßgrasartige). Familie: Gramineae (Süßgräser)
Abneigung zu reden. Viele sexuelle Gedanken.

Ängste: Im Freien. Durch Schleimansammlung in den Bronchien.
Körperlich: Wirkung auf Schleimhäute. Allergie gegen verunreinigte Großstadtluft. Starker Speichelfluss. Heuschnupfen. Atembeschwerden. Durchfall der zahnenden Kinder. Hautausschläge. Jucken der Vulva.
Empfindung: Glühende Hitze. Frostigkeit im Schatten. Etwas Lebendiges im Bauch. Bandagiert (Extremitäten). Jucken. Brennen.
Schmerzen an wechselnden Orten.
Abneigung/Verlangen: Sauer.[9,2]

Arundo donax   *Pfahlrohr*   arund-d.

Ordnung: Poales (Süßgrasartige). Familie: Gramineae (Süßgräser)
Auf „Biegen und Brechen" verpflichtet. Versagensängste mit Stimmverlust.

Vergleiche: Argentum nitricum.[2]

Avena sativa   *Hafer*   aven.

Ordnung: Poales (Süßgrasartige). Familie: Gramineae (Süßgräser)
Möchten, was sie nicht mehr wagen. Zwischen Wunsch und Wirklichkeit.
Ästhetisch mit Wind verbunden. Erschöpfung.

Beschwerden infolge von: Kaffee. Masturbation. Geistige Anstrengung (schlaflos dadurch). Nach Tuberkulose und Grippe.
Körperlich: Schnupfen. Herzbeschwerden. Rheuma. Lähmung nach Diphtherie. Morbus Parkinson. Alkoholismus und Drogenmissbrauch (besonders Heroin, Opium, Morphium). Haut trocken und schuppig.[2]
Verlangen: Haferflocken. Mögen Pferde.
Vergleiche: Rubiaceae *(Rötegewächse).*

Bambusa arundinacea   *Bambus*   bamb-a.

Ordnung: Poales (Süßgrasartige). Familie: Gramineae (Süßgräser)
Von Stress überwältigt. Erschöpfung und Überforderung. Das Wasser steht bis zum Hals. Dürfen die Gefühle nicht zeigen. „Tiger im Käfig der gesellschaftlichen Normen". Reizbar gegenüber Ehemann/Ehefrau. Empfindlich gegen Kritik, empfindet alles als

Vorwurf. Verlassenheitsgefühle. Langeweile. Vom Leben abgeschnitten. Verlangen nach Veränderung.
Täuschung: Rechte und linke Seite sind unterschiedlich, Körperteile verzerrt.[2]
Ängste: Geldsorgen. Zukunft. Panikattacken. Krankheit. Gehirntumor. Beobachtet zu werden oder etwas Falsches zu sagen.
Körperlich: Schlaflosigkeit. Schwindel. Rückenmarksverletzung. Gelenke und **Wirbelsäulenbeschwerden mit Steifigkeit.** Ischias. Rheuma. Wochenbettdepression.
Vergleiche: Bäume, Korbblütler.

Cymbopogon citratus   *Zitronengras*   cymbop-ci.

Ordnung: Poales (Süßgrasartige). Familie: Gramineae (Süßgräser)
Körperlich: Überlastung durch Pflege (Cocc.). Schwindel.
Verlangen: Zitronen.
Abneigung: Ananas.
Verschlechterung: Wind.[2]

Holcus lanatus   *Wolliges Honiggras*   holc-l.

Ordnung: Poales (Süßgrasartige). Familie: Gramineae (Süßgräser)
Ästhetik. Friedliebendes Wesen. Ungeduld.
Körperlich: Instabile Wirbelsäule.
Träume: Von wilden Tieren
Verlangen: Süß.[2]

Hordeum vulgare   *Gerste*   hordeum-vg.

Ordnung: Poales (Süßgrasartige). Familie: Gramineae (Süßgräser)
Begeisterung für Wind und Wellen. Probleme mit den Haaren.[2]

Secale cornutum (Claviceps purpurea)   *Mutterkorn*   sec.

Ordnung: Hypocreales. Familie: Clavicipitaceae
Lehnen Nähe und soziale Normen ab. Themen mit Mutter / Gebärmutter.[2] Abgelehnt, ungewollt. Künstliche Befruchtung. Schock. Nach Abtreibungen, Totgeburten.[2] Die Welt erscheint unsicher. Feindseligkeit. Panikstörungen.

Zea mays (Stigmata maydis) — Mais — stigm.

Ordnung: Poales (Süßgrasartige). *Familie:* Gramineae (Süßgräser)
Selbstverachtung. Ekel vor sich selbst. Selbstbestrafung. Selbstverletzung.
Ängste: Ängstliche Albträume. Dunkelheit. Vor Männern.
Beschwerden infolge von: Vergewaltigung (akut). Sexualisierte Gewalt.
Körperlich: Herzerkrankungen. **Nierenleiden. Blasenentzündung.** Übelkeit.
Abneigung: Etwas über den Mund (oral) aufzunehmen.
Vergleiche: Stramonium (Terror). Secale cornutum

❀ Hamamelidaceae *Hamamelis-/Zaubernussgewächse*

Ordnung: Saxifragales (Steinbrechartigen).
Inhaltsstoffe: Polyphenole, Gerbstoffe und Balsame.[14]
Fühlen sich eingeengt. Möchten den eigenen Wünschen folgen. **Möchten von Verpflichtungen frei sein, die Phantasie fliegen lassen.** Sich öffnen und ausdehnen. Leichtigkeit.

Verlangen: Bewegung. Frischluft.
Empfindungen: **Zusammengedrückt.** Hinabgezogen. Schwere. **Druck.** Niedergedrückt. Dumpf. Eingekeilt. Eingeschlossen.
Oder: Lähmung. Verlust der Motivation. Keine Lust mehr, etwas zu tun.
Besserung: Ausruhen.

(Nach Rajan Sankaran)

Hamamelis virginiana — Zaubernuss — ham.

Ordnung: Saxifragales (Steinbrechartigen). *Familie:* Hamamelidaceae (Zaubernussgewächse)
Enttäuschung, nicht gewürdigt zu sein. Gruppenzugehörigkeit ist infrage gestellt. Empfindlich gegenüber Kritik. Eifersucht.

Täuschung: Verachtet zu werden. Eine hochgestellte Persönlichkeit zu sein.
Körperlich: Müdigkeit in den Extremitäten. Blutungsneigung (Nasenbluten). Magenbeschwerden. Hämorrhoiden. Krampfaderblutungen. Dysmenorrhö. Schwangerschaftsblutungen. Wunde Brustwarzen nach der Entbindung. Variköse Geschwüre. Phlebitis. Krebs. Rheuma. Verbrennungen. Prellungen. Offene, schmerzhafte Wunden. Blaues Auge.
Schmerzen: Drückend. Zerschlagen. Wundheit.
Vergleiche: Arnica, Calendula.

| Pflanzen | Gramineae/Poaceae | cann-s. |

Wurden von R. Sankaran in diese Familie zugeordnet:

Cannabis indica   Indischer Hanf   cann-i.

Ordnung: Rosales (Rosenartige). Familie: Cannabaceae (Hanfgewächse).
Täuschung von Sorglosigkeit und Leichtigkeit. Selbsttäuschung. Die fröhliche Maske oder mystisch zwei Naturen (die Welt ist schlecht, die Ideen im Innern sind gut). Hektisch, flippig. Grundloses Lachen. Phantasien. **Theoretisieren.** Beenden die Sätze nicht. Albernheit. Nonkonformismus. **Bleiben aus Furcht vor der äußeren Welt in der inneren Welt.** „Akzeptieren die Begrenzung".[4P]

Miasma: Sykose.

Cannabis sativa   Hanf   cann-s.

Ordnung: Rosales (Rosenartige). Familie: Cannabaceae (Hanfgewächse).
Unakzeptables akzeptieren. Weitermachen (ohne zu fühlen), bis nichts mehr geht. Sehen Gespenster. Angst zu ertrinken.

Träume: Pech. Unglück.
Empfindungen: Betäubung. Haben nur begrenzten Raum und werden dazu noch angegriffen.
Körperlich: Atemnot beim Steigen. Lungenentzündung. Rezidivierende Zystitis. Gonorrhö. Entzündungen von Nieren, Herz, Lungen, Rippenfell, Gehirn. Atemnot bei Bewegung. Augen. Urogenitaltrakt. Verschluss des Blasensphinkters oder Zusammenschnürung des Rektums am Ende des Urinierens.[9.1] Empfindliche Dammregion (läuft mit gespreizten Beinen).[9.1]

Verlangen: Süß. Schokolade.[2]
Verschlechterung: Bewegung.
Miasma: Malaria.

Vergleiche:

Fagales *(Buchenartige):* Für hohe Ziele hart arbeiten. Selbstständigkeit.
Euphorbiaceae *(Wolfsmilchgewächse):* Unterdrückung der Bedürfnisse aufgrund eines Loyalitätskonfliktes. Versuchen, sich auf beengtem Raum frei zu fühlen.
Vögel Freiheit/Gefangenschaft.
Pilze Wenig Selbstwert und soziale Kompetenzen. Symbiotische Beziehungen.[2] Abhängigkeit. Verzerrte Wahrnehmung.

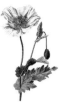

Karnivoren/Nepenthales *Fleischfressende Pflanzen*

Fangen Insekten und verdauen sie. Klappfallen: Die Falle zieht sich zusammen, plötzlich. *Drosera rotundifolia* (Sonnentau); *Dionaea muscipala* (Venusfliegenfalle). In Klebfallen werden die Insekten angelockt, um sie dann im Innern festzukleben. Fallgrubenfallen führen zum Ertrinken, Ersticken, Erwürgen, Zusammenziehen. Nepenthaceae (Kannenpflanzen), z. B. *Nepenthes distillatoria*, (Ordnung der Caryophyllales); Sarraceniaceae (Schlauchpflanzen), z. B. *Sarracenia purpurea* (Ordnung der Ericales).

Fühlen sich hintergangen, betrogen und abgesondert. Misstrauen (können bösartig werden). Mut in gefährlichen Situationen. Befreiung muss notfalls mit List oder Gewalt herbeigeführt werden.

Empfindung: Gefangen. Angelockt. Kein Ausweg. Hinabgezogen.

(Nach Rajan Sankaran)

Drosera rotundifolia — Sonnentau — dros.

Ordnung: Caryophyllales (Nelkenartige). Familie: Droseraceae (Sonnentaugewächse).

Fühlen sich von Vertrauensperson ausgenutzt und betrogen. Alleingelassen in lebensbedrohlichen Situationen. Kummer. Demütigung. Gefühl, sich nicht wehren zu können. Muss sich mit aller Anstrengung aus der Gefahr befreien.

Empfindung: Unterdrückt. Gefangen. Zusammengeschnürt. Krämpfe. Klebriges Gefühl.
Körperlich: Husten. Bronchitis. Krupp. Tuberkulose. Hält sich beim Husten die Brust. Keuchhusten mit Muskelkrämpfen. Trockenheit und Reizung des Kehlkopfes. Nasenbluten und Erbrechen. Ist immer zu kalt (auch im Bett).
Verschlechterung: Nachts. Liegen. Warmes Bett. Trinken. Lachen. Singen.
Vergleiche: Cactus, Cocculus, Curare, Rumex, Spongia.[15]
Miasma: Tuberkulose.

Nepenthes distillatoria — Kannenpflanze — nep.

Ordnung: Caryophyllales (Nelkenartige). Familie: Nepenthaceae (Kannenpflanzengewächse).

Optimismus und Traurigkeit. Hast und Ungeduld. Nervenflattern. Phobische Ängste.

Empfindung: Vernichtet. Erstickt. Eingeengt.
Körperlich: Ermüdung. Kopfschmerz. Schwindel. Eierstockentzündung. Endometriose. Amenorrhö. Diabetes. Schilddrüsenüberfunktion. Asthma. Trockenheit von Haut und Schleimhäuten. Metallischer Geschmack.
Verlangen: Heißhunger gegen 6 Uhr und 11 Uhr.
Verschlechterung: Abends und nachts.
Miasma: Syphilis.

Pflanzen	Labiatae

Sarracenia purpurea Rote Schlauchpflanze sarr.

Ordnung: Ericales (Heidekrautartige). Familie: Sarraceniaceae (Schlauchpflanzengewächse).
Verfolgt. Gefangen. Nicht entkommen können (zurückrutschen!).
Körperlich: Spastik und Einschnürung.
Miasma: Malaria.

Vergleiche:

Asteraceae/Compositae *(Asternartige/Korbblütler)*: Verletzung einstecken. Fürchten Kontakt und Annäherung.
Fungi *(Pilze)*: Wenig Selbstwert und soziale Kompetenz. Symbiotische Beziehungen.[2] Abhängigkeit. Verzerrte Wahrnehmung. Ausbreitung. Grenzüberschreitung.
Hamamelidaceae *(Zaubernussgewächse)*: Fühlen sich eingeengt. Möchten frei sein von Verpflichtungen, die Phantasie fliegen lassen.
Solanaceae *(Nachtschattengewächse)*: Mutig in gefahrvoller Situation.
Nitrogenium: Ersticken, wie in einer Falle gefangen.
Ammonium: Groll und Einengungsgefühle.
Spinnen: Betrogen, gefangen, getrennt, abgeschnitten, stechen. Mutterthemen.
Insekten: Klaustrophobische Erstickungsangst. Hektik und Geschäftigkeit.

✽ Labiatae *Lippenblütler*

Ordnung: Lamiales (Lippenblütlerartige).
Labiatae (Lippenblütler) und Menthae (Minzen) gehören zur Ordnung der Lamiales (Lippenblütlerartige); ebenso die Oleaceae und die Verbenaceae.
Auch die Scrophulariaceae (Braunwurzgewächse/Rachenblütler), bilden eine Familie innerhalb der Ordnung der Lamiales.[14]
Inhaltstoffe: Ätherische Öle (teilweise giftig wie Kampfer oder Thujon). [14]

Spaß haben an Gesprächen mit Freunden und deren Anerkennung.
Freunde und Vergnügungen sind sehr wichtig. Ruhelosigkeit. „Schnelles Leben". Immer fleißig, immer in Bewegung. Der Kontakt geht nicht so in die Tiefe. Überwältigt durch Gefühle (mit Zittern und Schweiß). Reizbarkeit.

Besserung: Fröhlichkeit.
Ängste: Unangenehme Überraschungen. Langeweile.
Körperlich: Neuralgie. Wandernde Schmerzen. Zittern. Nervosität. Schweiß. Schlaflosigkeit. Morbus. Basedow. Lungen. Asthma. Bronchitis. Schleimhäute von Nase, Darm, Niere, Blase, Uterus.

(Nach Jan Scholten)

Agnus castus — Mönchspfeffer — agn.

Ordnung: Lamiales (Lippenblütlerartige). Familie: Lamiaceae (Lippenblütler)

Zwischen „Wollen und Dürfen". Erfüllen Normen und werden den eigenen Bedürfnissen nicht gerecht. Sexuelles Verlangen muss kontrolliert werden. Selbstzweifel. Selbstmordgedanken. Erfüllung erscheint unmöglich. Gedächtnisschwäche. Traurigkeit und Todesgedanken.

Beschwerden infolge von: Sexualisierte Gewalt.
Täuschung: Umgebung sei unbedeutend, nicht existent.
Körperlich: Vorzeitige Alterung. Hormonelle Störungen. Impotenz, Beschwerden nach Samenerguss und sexueller Ausschweifung. Sterilität. Abneigung gegen Koitus. Gebärmuttervorfall. Milch fehlt. Auftreibung. Rheuma. Unerträgliches Jucken.
Miasma: Krebs.

Collinsonia canadensis — Steinwurzel — coll.

Ordnung: Lamiales (Lippenblütlerartige). Familie: Lamiaceae (Lippenblütler)

Schwierigkeit, bei fehlender Wertschätzung für sich selbst einstehen zu können. Unselbstständigkeit. Versuch festzuhalten, was nötig ist. Niedergeschlagenheit. Unentschlossenheit. Mürrisch.

Täuschung: Keine Beine zu haben.
Körperlich: Heiserkeit und Halsentzündung von RednerInnen. Herzbeschwerden. Husten. Magen-Darm-Koliken. Diarrhö. Obstipation. Hämorrhoiden. Gebärmuttervorfall. Schwangerschaftsbeschwerden. Wundrose der Brust. Schwellungen der Genitalien. Appetitverlust/übermäßiger Appetit.
Empfindungen: Einschnürung. Vergrößerung.
Verschlechterung: Gemütsbewegungen. Abends.
Besserung: Morgens.
Miasma: Malaria.

Lamium album — Weiße Taubnessel — lam.

Ordnung: Lamiales (Lippenblütlerartige). Familie: Lamiaceae (Lippenblütler)

Verlassenheitsgefühl. Zum Weinen geneigt.

Körperlich: Kopfschmerz. Leukorrhö. Harter Stuhl mit Blut. Hämorrhoiden.
Verschlechterung: Liegen im Bett. Morgens. Im Freien. Beim Essen.
Besserung: Aufsetzen.
Miasma: Sykose.

| Pflanzen | Labiatae | menth-pu. |

Lycopus virginicus — Wolfstrapp, Wolfsfuß — lycps-v.

Ordnung: Lamiales (Lippenblütlerartige). Familie: Lamiaceae (Lippenblütler)
Fühlen sich benutzt durch Pflichterfüllung. Die eigenen Bemühungen werden nicht wertgeschätzt. Munter und nervös. Reizbar, besonders wegen der Pflichten. Benommen, wie berauscht.

Täuschung: Wird nicht anerkannt.
Körperlich: Trotz Müdigkeit hellwach beim Schlafengehen. Kopfschmerz. Blutungen. Bluthusten durch Herzklappenfehler. Herz. Nieren. Aneurysma. Diabetes. Morbus Basedow. Rheuma. Schmerz der Wirbelsäule. Hodenschmerz. Menorrhagie. Auftreibung der Geschlechtsteile. Hautprickeln wie durch Insektenstiche. Beschwerden infolge von: nach Bissen von Reptilien/Schlangen und Spinnen.
Verschlechterung: Bewegung. Abends. Morgens. Sitzen.
Miasma: Typhus.

Melissa officinalis — Zitronenmelisse — melis.

Ordnung: Lamiales (Lippenblütlerartige). Familie: Lamiaceae (Lippenblütler)
Nervosität und Herzbeschwerden. Depression. Schlafstörungen. Herpes. Nervenerkrankungen. Verdauungsbeschwerden.

Mentha piperita — Pfefferminze — menth.

Ordnung: Lamiales (Lippenblütlerartige). Familie: Lamiaceae (Lippenblütler)
Fühlen sich desorientiert und schnell missachtet. Schwierigkeit, für sich einzustehen, aus Sorge, die Gruppenakzeptanz zu verlieren. Brauchen emotionale Eindeutigkeit und Verlässlichkeit. Benommen und verwirrt nach dem Aufstehen.

Körperlich: Kopfschmerz. Husten. Erkältungen. Katarrh der Eustachischen Röhre. Zahnschmerz. Verdauungsbeschwerden. Magenschmerzen. Flatulenz. Jucken der Haut und Vagina.
Verlangen: Äpfel.
Verschlechterung: Früh aufstehen. Kalte Luft. Rauch.
Besserung: Liegen. Essen.

Mentha pulegium — Poleiminze — menth-pu.

Ordnung: Lamiales (Lippenblütlerartige). Familie: Lamiaceae (Lippenblütler)
Schwindel. Kopfschmerzen. Schmerzen bei der Menstruation. Herabdrängender Uterus. Rückenschmerz wie zerschlagen. Rheuma. Jucken.

Verschlechterung: Denken an die Symptome.

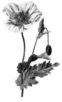

| menth-v. | Labiatae | Pflanzen |

Mentha viridis — Grüne Minze, Krauseminze — menth-v.

Ordnung: Lamiales (Lippenblütlerartige). Familie: Lamiaceae (Lippenblütler)
Körperlich: Fieber. Durchfall. Hautausschläge.

Mentholum — Menthol — mentho.

Hergestellt aus dem ätherischen Öl der Pfefferminze.
Verwirrung. Kopfschmerz. Neuralgie. Zahnschmerz. Atemnot. Asthma. Husten. Krämpfe. Auftreibung. Koliken und Erbrechen. Vaginismus. Pruritus vulvae.
Miasma: Akut.

Ocimum canum — Basilikum — oci.

Ordnung: Lamiales (Lippenblütlerartige). Familie: Lamiaceae (Lippenblütler)
Konzentrationsschwäche. Angst.
Körperlich: Nierenerkrankungen. Nierensteine (begleitet von heftigem Erbrechen). Vaginalprolaps. Herpes. Ekzeme.
Verschlechterung: Kälte.
Besserung: Regnerisches Wetter.

Ocimum sanctum — Tulsi/Heiliges Basilikum — oci-s.

Ordnung: Lamiales (Lippenblütlerartige). Familie: Lamiaceae (Lippenblütler)
Körperlich: Leber- und Gallenerkrankungen. Intermittierendes Gallenfieber.
Miasma: Lepra.

Origanum majorana — Majoran — orig.

Ordnung: Lamiales (Lippenblütlerartige). Familie: Lamiaceae (Lippenblütler)
Erotische Gedanken und Impulse. Ruhelosigkeit. „Nie genug". Übermäßig. Erst vergnügt, dann angstvoll und still. Reizbarkeit. Traurigkeit mit Selbstmordneigung. Sexuelle Manie. Sadomasochismus.

Täuschung: Vom Teufel besessen. Fegefeuer. Der Onanie ausgeliefert.
Träume: Erotisch und erregt.
Körperlich: **Beschwerden und Schmerzen der Brustwarzen** und weiblichen Geschlechtsorgane. Leukorrhö. Herpes zoster mit Brennen. Schweiß reichlich. Nächtlicher Harndrang. Bettnässen. Krämpfe. Krämpfe in den Fußsohlen. Schreckhaftes Erwachen. Rheuma.
Verlangen: **Laufen. Körperübungen.** Übermäßiger Appetit/Appetitverlust.

| Pflanzen | Labiatae | teucr-s. |

Empfindungen: Wie gequetscht.
Vergleiche: Belladonna, Ferula glauca, Lilium tigrinum, Platin.
Miasma: Syphilis.

Origanum vulgare   *Gemeiner Dost*   orig-v.

Ordnung: Lamiales (Lippenblütlerartige). Familie: Lamiaceae (Lippenblütler)
Körperlich: Erkältungen. Erfrierungen. Ekzem. Akne. Furunkel. Warzen. Lungenerkrankungen. Asthma. Durchfall. Bisswunden. Krätze. Läuse. Nahrungsmittelvergiftung. Tuberkulose.

Teucrium marum verum   *Katzengamander*   teucr.

Ordnung: Lamiales (Lippenblütlerartige). Familie: Lamiaceae (Lippenblütler)
Beschwerden infolge von: **Grenzüberschreitung.**
Körperlich: Gehirnerschütterung. Geruchsverlust. Polypen. Lidtumor. Myom. Kachexie. Anorexie. Würmer. Psoriasis. Rheuma. Husten. Eingewachsene Nägel. Nägel beißen. Allergie gegen Katzenhaar und Sympathie mit Katzentieren.[2]
Verlangen: Strecken.
Verschlechterung: Berührung. Bettwärme.
Miasma: Ringworm.

Teucrium scordonia   *Wald-Gamander*   teucr-s.

Ordnung: Lamiales (Lippenblütlerartige). Familie: Lamiaceae (Lippenblütler).
Körperlich: Asthma. Tuberkulose.
Miasma: Tuberkulose.

Außerdem:

Hyssopus officinalis *(Ysop/Josefskraut)*, Lavendula vera *(Lavendel)*, Rosmarinus *(Rosmarin)*, Salvia *(Salbei)*, Satureja *(Bohnenkräuter)*, Thymus vulgaris *(Gartenthymian)*, Glechoma hederacea *(Gundelrebe)*, Marrubium vulgare *(Andorn)*, Scutellaria *(Helmkraut)*.

Vergleiche:

Hamamelidaceae *(Zaubernussgewächse)*: Fühlen sich eingeengt von Verpflichtungen, möchten frei sein, phantasievoll sein.
Papaveraceae *(Mohngewächse)*: Möchten gelassen sein, auch in Situationen voller Schmerz oder Gewalt.
Empfindungen: Schock. Intensiver Schmerz. Bestrafung. Folter. Betäubung.

Piperaceae *(Pfeffergewächse)*: Versuchen, dem Leben Pfeffer zu geben.
Verlangen: Zerstreuung gegen Langeweile.
Rubiaceae *(Rötegewächse)*: Sind mehr selbstbezogen, beschäftigt mit Wünschen und fühlen sich von äußerer Welt gehindert.
Scrophulariaceae *(Braunwurzgewächse)*: Ordnung der Lippenblüterartigen
Sind viel mit Liebesangelegenheiten beschäftigt. Versuchen, keine Bindung zu brauchen.
Phosphor-Verbindungen: Kontakt. Kommunikation. Freunde. Neugier.

❀ Scrophulariaceae *Rachenblütler/Braunwurzgewächse*

Ordnung: Lamiales (Lippenblütlerartige)

Eigene Familie innerhalb der Ordnung der Lamiales (Lippenblütlerartige).

Rachenblütler sind verschlossener als die Lippenblütler.
Es geht besonders um das Ansehen der Familie/Gemeinschaft.
Verbundenheit/Schutz in der eigenen Gemeinschaft.
Verlangen nach Anerkennung. Ärger darüber, wenn sie fehlt.

(Nach Jan Scholten)

Mit Verbundenheit und Liebesangelegenheiten beschäftigt.
Versuchen, keine Bindung zu brauchen.
Wenn sie verbunden sind, ***müssen sie daran festhalten.***
Verlust der Verbundenheit kann Angst, Schrecken, Wahnvorstellungen bis hin zu psychischen Störungen auslösen.
Gleichgültigkeit.
Beschwerden infolge von: Unglück. Tod.

(Nach Rajan Sankaran)

Chelone   Schildblume/Miesmäulchen   chelo.

Ordnung: Lamiales (Lippenblütlerartige). Familie: Plantaginaceae (Wegerichgewächse).[14]

Leben ständig in der Angst, Verbindungen zu verlieren. ***Ihre Verbindung geht intermittierend entzwei.***

Miasma: Malaria.

Digitalis purpurea   Fingerhut   dig.

Ordnung: Lamiales (Lippenblütlerartige). Familie: Plantaginaceae (Wegerichgewächse).[14]

„***Müssen vorsichtig sein, damit die Verbindung nicht entzwei bricht;*** wenn sie Fehler machen und entdeckt werden, wird die wichtige Verbindung entzweigehen." [4P]

Miasma: Sykose.

| Pflanzen | Scrophulariaceae | verb. |

Digitalinum — Primärglykosid (Digitalis purpurea) — digin.

„*Panische Angst vor dem plötzlichen Zerbrechen einer Verbindung.*" [4P] Reizbarkeit wegen Kleinigkeiten. Erregung.

Ängste: Unglück. Ohnmacht.
Empfindung: Als wenn das Herz stillstehen könnte.
Miasma: Akut.

Euphrasia — *Augentrost* — euphr.

Ordnung: Lamiales (Lippenblütlerartige). Familie: Orobanchaceae (Sommerwurzgewächse).[14]

„Plötzlicher Verlust einer Verbindung, die umgehend wiederhergestellt werden muss."[4P]

Träume: Schrecken. Feuer. Gewitter.
Miasma: Typhus.

Gratiola officinalis — *Gnadenkraut* — grat.

Ordnung: Lamiales (Lippenblütlerartige). Familie: Plantaginaceae (Wegerichgewächse). [14]

„*Fühlen sich verachtet, zu klein – und können deshalb keine Verbindung eingehen.*"[4P]

Miasma: Lepra.

Scrophularia nodosa — *Knotige Braunwurz* — scroph-n.

Ordnung: Lamiales (Lippenblütlerartige). Familie: Scrophulariaceae (Braunwurzgewächse). [14]

„Müssen völlige Kontrolle haben ... **Müssen über ihre Fähigkeiten hinauswachsen, um Verbindungen aufrechtzuerhalten.**"[4P]

Miasma: Krebs.

Verbascum thapsus — *kleinblütige Königskerze* — verb.

Ordnung: Lamiales (Lippenblütlerartige). Familie: Scrophulariaceae (Braunwurzgewächse).[14]

Zurückhaltend. Müssen sich verschiedenen Bedingungen und Willkür plötzlich anpassen, um nicht infrage gestellt zu werden. Wie durch Schreck.

Täuschung: Im Krieg.

| verb. | Leguminosae/Fabaceae | Pflanzen |

Körperlich: Schnupfen. Heiserkeit. Husten. Asthma. Kolik. Ohrenschmerz. Gesichtsschmerz. Trigeminusneuralgie. Taubheit. Trommelfelldurchbruch. Wundschmerz der Gelenke. **Tumoren.** Unwillkürlicher Harnabgang. **Bettnässen.**
Verschlechterung: Berührung. Druck. Zugluft. Temperaturveränderungen.
Besserung: Tief einatmen.

| **Veronica officinalis** | *Echter Ehrenpreis* | vero-o. |

Ordnung: Lamiales (Lippenblütlerartige). Familie: Plantaginaceae (Wegerichgewächse).[14]
„Versuch, eine Verbindung herzustellen."[4P]

Miasma: Ringworm.

Leguminosae/Fabaceae *Hülsenfrüchtler*

Ordnung: Fabales (Schmetterlingsblütenartige). Flügelfruchtgewächse; Schmetterlingsblütler (Faboideae) sind eine artenreiche Unterfamilie der Fabaceae (Hülsenfrüchtler).[14]

Versuchen, alle Dinge auf die Reihe zu bekommen.
Möchten alles miteinander vereinen.

Empfindungen: Konfusion. Verwirrung. Zerstreut. Auseinandergebrochen. Nicht zusammen. Zersplittert. Gemeinsam begrenzen.
Körperlich: Neigung zu Erkältungen und Halsschmerzen.

(Nach Rajan Sankaran)

| **Baptisia tinctoria** | *Färberhülse/Wilder Indigo* | bapt. |

Ordnung: Fabales (Schmetterlingsblütenartige). Familie. Fabaceae (Hülsenfrüchtler)

Angst, ausgeschlossen zu sein/einer Außenseitergruppe anzugehören. Fassungslosigkeit. Verlust der Orientierung (z. B. durch schlechte Nachrichten). Missbrauch. Vergiftung und Willkür. In Dreck und Armut leben. Hoffnungslos, als sei der Tod beschlossen. Benommenheit. Können nicht denken. Wie betrunken. Ruhelosigkeit und Krankheitsgefühl. Schlaflos wegen Ruhelosigkeit.

Täuschung: Alles falsch zu machen. Doppelt oder zerbrochen zu sein. Körperteile seien getrennt.
Körperlich: Beim Sprechen einschlafen. Delirium. **Blutvergiftung.** Durchfall und faulige Absonderungen. **Typhus.** Erschöpfung. Muskelschmerzen wie zerschlagen. Vergiftungen mit Fieber. Erstickungsgefühl. Einschnürung. Zusammengedrückt. Epidemische Grippe. Hohes Fieber. Pest. Mumps. Pocken. Rückfallfieber. Hirnhautentzündungen. Krebs.

Empfindungen: Als ob das Bett zu hart ist.
Abneigung: Anstrengung. Feste Speisen können nicht geschluckt werden (nur Flüssigkeiten).
Vergleiche: Echinacea, Gelsemium.
Miasma: Typhus. (evtl. Lepra-Miasma)

Balsamum peruvianum — Perubalsam — bals-p.

Ordnung: Fabales (Schmetterlingsblütenartige). Familie. Fabaceae (Hülsenfrüchtler)
Körperlich: Hektisches Fieber. Fissuren. Krätze. Bronchitis. Durchfall.
Vergleiche: Caesalpinia bonducella *(Johannisbrotgewächs)*, Lathyrus sativus *(Kichererbse)*, Physostigma venenosum *(Calabarbohne)*.

Chrysarobinum — Bahia-Pulver — chrysar.

Ordnung: Fabales (Schmetterlingsblütenartige). Familie. Fabaceae (Hülsenfrüchtler)
Nachdem sie ihr Leben erfolgreich gestaltet haben, erleben sie andere darin als Störung.
Täuschung: Freunde benehmen sich wie Feinde.
Miasma: Ringworm.

Copaiva — Kopaivabalsam — cop.

Ordnung: Fabales (Schmetterlingsblütenartige). Familie. Fabaceae (Hülsenfrüchtler)
Weinen bei Klaviermusik.
Körperlich: Blasenbeschwerden. Kolitis. Urtikaria.

Melilotus officinalis — Gelber Steinklee — meli.

Ordnung: Fabales (Schmetterlingsblütenartige). Familie. Fabaceae (Hülsenfrüchtler)
Fühlen sich einer bösartigen Welt ausgesetzt. Beschnitten, beobachtet und verfolgt. Erwartungsangst. Unzufriedenheit. Unfähigkeit zu lernen. Religiöse Manie. Außer sich. Fürchten, eingesperrt zu werden. Drohen damit, sich zu töten. Glauben, keine Forderungen stellen oder Anstoß erregen zu dürfen.

Verlangen: Nach Hause gehen oder entfliehen. Verstecken. Lautes Reden.
Körperlich: Bewusstlosigkeit durch Fieber. Krämpfe durch Kopfverletzungen. Neuralgie. Epilepsie. Blutungsneigung. Nasenbluten. Fadenziehende Absonderungen. Schwäche.
Verschlechterung: Gewitter.

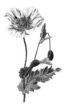

Robinia pseudoacacia   *Robinie/Scheinakazie*   rob.

Ordnung: Fabales (Schmetterlingsblütenartige). Familie. Fabaceae (Hülsenfrüchtler)
Rigide in den Ansichten des Lebens (wie Dinge zu sein haben).
Beschwerden infolge von: Fett. Blähende Speisen. Frisches Brot. Eis. Obst.
Körperlich: **Übersäuerung** (besonders bei kleinen Kindern). Erbrochenes und Stühle sauer. Magenbeschwerden. Aufstoßen. Dyspepsie. Flatulenz. Neuralgie. Beschwerden bei der Menstruation. Urtikaria.
Verschlechterung: Nachts. Bewegung. Berührung. Hinlegen.
Verlangen: Viel Appetit.
Miasma: Malaria.

Sarothamnus scoparius   *Besenginster*   saroth.

Ordnung: Fabales (Schmetterlingsblütenartige). Familie. Fabaceae (Hülsenfrüchtler)
Reizbarkeit. Rasch Verlust der Fassung. Explodierender Zorn durch Kleinigkeiten. Extreme Müdigkeit und Leere.

Träume: Verschwinden. Morden. Tod. Farbenfrohe Träume. Schlaflosigkeit.
Körperlich: Angina pectoris. Enteritis. Nierenerkrankungen. Diabetes. Glaukom. Leukämie. Abmagerung. Parasiten. Kälteempfindlichkeit.

❄ Liliales *Lilienartige*

Artenreiche Familie mit Pflanzen wie **Tulpen, Orchideen, Narzissen.**
Ordnung: Asparagales (Spargelartige) s. d. mit ihren Untergruppen Trilliaceae, Smilaceae, Xanthorrhoeaceae, Aloaceae, Hyacinthaceae, Amaryllidaceae, Melanthiaceae, Colchicaeae, Liliaceae, Iridaceae.

Lilien, die durch eine Trockenperiode in ihrem Wachstum geschwächt wurden, können sich nur schwer erholen. Zwiebeln bilden ein Speicherorgan.

Möchten gesellschaftliche Anerkennung erringen. Verhalten sich so, dass sie die Aufmerksamkeit auf sich lenken. Moralische Ansprüche (Spiritualität) und unmoralische Impulse (Sex). Spiritualität und Lust sind wichtig. Verminderte Emotionen. Blockierte Gefühle. Verdrängung. Trauma. Ruhelose Aktivität. Speichern alte Traumen, von dessen Existenz ihnen nichts mehr bewusst ist.
Ängste: AußenseiterInnen zu sein oder zu bleiben.
Empfindungen: Hinausgepresst. Ausgequetscht. **Ausgestoßen. Zusammengedrückt.** Eingeschränkt. Unterdrückt. Zurückgehalten. Behindert. **Eingeengt. Auseinanderfallen.** Brechen. *(Sankaran)*

| Pflanzen | Liliales | par. |

Körperlich: Durch Schmerzen stark beeinträchtigt. Reizbarkeit und **Verzweiflung durch Schmerz.** Verwirrung. Dumpfheit. Schläfrigkeit. **Unwillkürliche Absonderungen.** Tränen. Fließschnupfen. Unwillkürliche Harnentleerung. Geschlechts- und Beckenorgane.
Überempfindlichkeit: Essengerüche. Beengung. Widerspruch. Mäuse und Ratten.
Unverträglichkeit: Knoblauch.
Abneigung oder Verlangen: Zwiebeln.
Empfindungen: Ein Faden.[2]

(Nach K.-J. Müller, Wissmut)

Colchicum autumnale   *Herbstzeitlose*   colch.

Ordnung: Liliales (Lilienartige).[14] *Familie: Colchicaeae (Zeitlosengewächse).*

Misstrauen wegen Ungerechtigkeit und Willkür. Empörung. Fühlen sich den **Schwankungen des Lebens ausgeliefert. Reizbar gegenüber Kritik.**
Körperlich: Epilepsie. Bewusstlosigkeit. Übelkeit beim Fahren. Gicht. Nieren. Bewegungsapparat.
Verschlechterung: Feuchte Kälte. Wetterwechsel.
Empfindlichkeit: Gerüche (Übelkeit und Ohnmacht).
Miasma: Malaria.

Lilium tigrinum   *Tigerlilie, Türkenlilie*   lil-t.

Ordnung: Liliales (Lilienartige).[14] *Familie: Liliaceae (Liliengewächse).*

Konflikt zwischen starker Sexualität und religiösen Idealen. Fruchtlose Beschäftigung (um Empfindungen zu kontrollieren). Lust und Schuld, Wut und Reue. Getrieben. Versuchen, aus unangenehmen Situationen zu fliehen. Viele verschiedene Dinge gleichzeitig tun. Unfähig, auf unebenem Boden zu gehen.

Körperlich: Herzklopfen (wie von einer Faust umklammert).
Empfindungen: Hinausgezwängt. Hinausgepresst.
Miasma: Sykose.

Paris quadrifolia   *Vierblättrige Einbeere*   par.

Ordnung: Liliales (Lilienartige).[14] *Familie: Melanthiaceae (Germergewächse).*

Geltungsbedürfnis (fühlen sich unbeachtet). Müssen **sich als großartig exponieren. Verletzung durch Nichtbeachtung.** Fühlen sich ausgeschlossen und übergangen. Möchten sofortige Zuwendung.

Miasma: Typhus.

Sabadilla (Schoenocaulon off.)   Mexikanisches Läusekraut   sabad.

Ordnung: Liliales (Lilienartige).[14] *Familie: Melanthiaceae (Germergewächse).*

Glauben, ihr Körper gibt Anlass zu Ausschluss aus der Gemeinschaft. Möchten nicht gesehen werden. Fühlen sich wie der letzte Dreck. Reizbarkeit. Schreckhaftigkeit. Mangelnde Lebenswärme.
Täuschung: Trennung oder Schrumpfung von Körperteilen. Unheilbare Krankheit.
Körperlich: Heuschnupfen. Asthma. Erkältungen. Heftiges Niesen. Trockener Reizhusten (durch Kälte).
Empfindlichkeit: Gerüche.
Verlangen: Warme Getränke. Zitronen. Zwiebeln.
Verschlechterung: Kälte.
Besserung: Wärme. Warme Getränke.
Komplementär: Sepia.

Veratrum album   Weiße Nieswurz   verat.

Ordnung: Liliales (Lilienartige).[14] *Familie: Melanthiaceae (Germergewächse).*

Verlust der Position (müssen sie um jeden Preis wiedergewinnen). Überheblichkeit. **Enttäuschung durch Vertraute. Danach weisen sie die Nähe zurück** oder behaupten sich durch Verletzungen und Größenwahn. Werden oft religiös, mitunter halten sie Predigten.
Miasma: Akut. („Plötzliches Hinausdrängen und ausgeschlossen sein.") [4P]

Veratrum viride   Grüner Germer   verat-v.

Ordnung: Liliales (Lilienartige).[14] *Familie: Melanthiaceae (Germergewächse).*

Fühlen sich daran gehindert, für Anerkennung hervorzutreten oder sich zu behaupten.

Untergruppen der Liliales:

✿ Asparagales *Spargelartige*

Darunter fallen auch: Convallariaceae (Convallaria majalis), Amaryllidaceae (Galanthus nivalis, Narcissus poeticus, Narcissus pseudonarcissus), Asparagaceae (Asparagus officinalis), Scilloideae (Agraphis nutans, Ornithogalum umbellatum, Squilla maritima), Iridaceae (Crocus sativus, Iris versicolor); Alliaceae (Allium cepa), Orchidaceae. Schwefelhaltige Pflanzen, daher mehr Themen von **Beziehung und Liebe.** Herzbezüge. Partnerschaft. Betrug erleiden und betrügen.
Körperlich: Herz. Magen.

| Pflanzen | Asparagales | aloe |

Agraphis nutans — Sternenhyazinthe — agra.

Ordnung: Asparagales (Spargelartige). *Familie:* Asparagaceae (Spargelgewächse). *Unterfamilie:* Scilloideae (früher Hyacinthaceae, Hyazinthengewächse).
Empfindung: Einengung und Ersticken. Wie eingeschlossen. Müssen gehalten werden.
Miasma: Tuberkulose.

Allium cepa — Küchenzwiebel — all-c.

Ordnung: Asparagales (Spargelartige).[14] *Familie:* Amaryllidaceae (Amaryllisgewächse). *Unterfamilie:* Allioideae (Lauchgewächse).

Aus Schutz vor Verletzungen werden die **Gefühle unterdrückt,** bis sie nicht mehr wahrgenommen werden. Aufgeben. Melancholie. Undefinierbare Angst.

Beschwerden infolge von: Verletzung. Operation. Demütigung. Feuchtigkeit.
Verschlechterung: Warme Räume.
Besserung: Frischluft. Bewegung.
Körperlich: Erkältungen. **Heuschnupfen mit reichlich scharfen, wässrigen Absonderungen.** Krampfhusten. Heiserkeit. Schläfrigkeit. Fließschnupfen. **Phantomschmerz.** Septische Prozesse.
Ergänzung für: Phosphorus, Pulsatilla, Sarsaparilla, Thuja.[15]

Allium sativum — Knoblauch — all-s.

Ordnung: Asparagales (Spargelartige).[14] *Familie:* Amaryllidaceae (Amaryllisgewächse). *Unterfamilie:* Allioideae (Lauchgewächse).

Befangenheit nach Schock, vermeiden Unverdauliches und Risiko. Ruhelosigkeit beim Alleinsein. Weinen im Schlaf.

Körperlich: Darmschleimhaut. Reichlich Appetit/Völlerei. Nach verdorbenem Wasser.
Ergänzt: Phos., Puls., Sars., Thuja.
Folgt auf: Arsenicum, Calcium, Silicea.[15]
Vergleiche: Andere Liliengewächse, Squilla maritima.

Aloe vera — Echte Aloe — aloe

Ordnung: Asparagales (Spargelartige).[14] *Familie:* Xanthorrhoeaceae (Grasbaumgewächse).
Können die Eindrücke nicht verarbeiten. Mangel an Flexibilität. Das macht sie reizbar und unzufrieden (auch mit sich selbst).

Körperlich: Kopfschmerzen. **Durchfall. Unwillkürlicher Stuhlabgang.** Flatulenz. Hämorrhoiden. *Verschlechterung:* Kälte.
Ergänzung: Sulphur. *Vergleiche:* Kalium bromatum, Sulphuricum acidum.
Miasma: Lepra.

Convallaria   *Maiglöckchen*   conv.

Ordnung: Asparagales (Spargelartige).[14] *Familie: Asparagaceae (Spargelgewächese).*
Herzschmerz nach unerfüllter Liebe. Zurückhaltend. Unaussprechlicher Kummer. Isolation.[6]
Beschwerden infolge von: Kummer. Sexualisierte Gewalt. Sexuelle Abstinenz. Überarbeitung. Ablehnung statt Berührung. Reizbarkeit. Herzschmerz abwechselnd mit Schmerz in der Uterusgegend. Herzsymptome (als ob das Herz stillstehe). Herpes.
Verschlechterung: Blicken auf sich bewegende Gegenstände. Alkohol. Ruhe.
Ergänzung: Phosphorus.
Vergleiche: Digitalis.
Mythologisch: Symbolische Hoffnung auf Liebe, Glück und Ende des Kummers, Seelenreine Jungfrau (hl. Maria).

Crocus sativus   *Safran*   croc.

Ordnung: Asparagales (Spargelartige).[14] *Familie: Iridaceae (Schwertliliengewächse).*
Der Schönheit wegen missbraucht worden. Müssen alles tun, um integriert zu sein. Müssen warmherzig/zärtlich sein. Fühlen sich fremdbestimmt. Versuchen, sich durch Extravaganz Beachtung zu verschaffen. Zorn im Wechsel mit Zuneigung. Viel Kummer in sich, tun so, als ob nichts gewesen wäre. Unkontrolliertes Lachen. Tanzen. Reizbarkeit. Manie. Tics. Zuckungen. Wechsel von Heiterkeit zu Melancholie. Fassungslosigkeit bei Veränderung. Zerstreutheit. Vergesslichkeit. Verwechseln Personen.[2]

Beschwerden infolge von: Erregung. Freude. Tadel.
Täuschung: Schwanger zu sein.
Körperlich: Blutungen mit Klumpen und Fäden. Arrhythmien.
Miasma: Sykose.

Galanthus nivalis   *Schneeglöckchen*   gala.

Ordnung: Asparagales (Spargelartige).[14] *Familie: Amaryllidaceae (Amaryllisgewächse).*
Alles erscheint gut und schön. Das „Giftige" ist verborgen. „Prinzessinnen und Prinzen". Spannen andere für sich ein. Schreien im Schlaf. Angst vor Schatten.[50.3] Tobsuchtsanfälle.

Ornithogalum umbellatum   *Doldenmilchstern*   orni.

Ordnung: Asparagales (Spargelartige).[14] *Familie: Asparagaceae (Spargelgewächse).*
Unterfamilie: Scilloideae.
Fühlen sich den **Veränderungen nicht gewachsen. Furcht vor Verlust des sozialen Wertes oder Rückhaltes.** NesthockerInnen. Dürfen keine Ansprüche stellen und müssen sich zurückhalten, um nicht ausgestoßen zu werden.
Beschwerden infolge von: Schock. Todesfall. Geburtsschock.
Miasma: Krebs.

Sarsaparilla officinalis   *Sarsaparillwurzel*   sars.

Ordnung: Liliales (Lilienartige).[14] *Familie: Smilacaceae (Stechwindengewächse).*
Vergänglichkeit. Können sich mit Wandel nicht abfinden. **Anklammern und Ringen um Halt** (bei Menschen oder Geld). Müssen **alles planen,** um für schwierige Situationen vorbereitet zu sein. Niedergeschlagenheit. Leicht beleidigt. Schweigsamkeit. Wechselnde Launen.

Beschwerden infolge von: Schwäche und Trägheit nach Abschied und Abhängigkeit.
Körperlich: Hautausschläge nach heißem Wetter und Impfungen. Zystitis (unwillkürliches und unbemerktes Tröpfeln des Urins beim Sitzen). Risse an den Händen und Fußsohlen. Eingezogene Brustwarzen. Stillprobleme. Hautsymptome und Harnwegssymptome.
Miasma: Ringworm.

Squilla maritima   *Meerzwiebel*   squil.

Ordnung: Asparagales (Spargelartige).[14] *Familie: Asparagaceae (Spargelgewächse).*
Verlangen nach Nähe, die dann abgelehnt wird (trauen sich nicht). Annäherung ausweichen aus **Überforderung** (eventuell Folgen von sexualisierter Gewalt).
Körperlich: Schließmuskelprobleme. Tränenfluss beim Niesen. Unwillkürliches Weinen.

✿ Orchidaceae *Orchideengewächse*

Ordnung: Asparagales (Spargelartige).[14]
Sexualität spielt eine vordergründige Rolle.

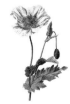

Cypripedium pubescens — Frauenschuh — cypr.

Ordnung: Asparagales (Spargelartige).[14] Familie: Orchidaceae (Orchideen). Unterfamilie: Cypripedioideae

Zwiespalt von Begehren und Angst vor der Hingabe. Bindungsprobleme. Kontrolle bis Kontrollverlust.

Körperlich: Überstimuliertes Gehirn. Epilepsie. Hydrozephaloide Symptome. Nervosität und Hyperästhesie bei Kindern. Zahnung. Darmstörungen. Kopfschmerz im Klimakterium und bei älteren Menschen.

❀ Loganiaceae *Brechnussgewächse*

Ordnung: Gentianales (Enzianartige).

Die Loganiaceae (Brechnussgewächse oder Loganiengewächse) sind die ursprünglichste Familie in **der Ordnung der Gentianales (Enzianartigen)** *(s. d).*

Einige Arten enthalten stark giftige Indolalkaloide, Strychnin (Nervengift) und Brucin. Verwandte der Strychnosgewächse.

Fühlen sich von der Welt daran gehindert, ihren Ideen/Wünschen nachzukommen. Möchten trotz Enttäuschung gefasst und ruhig erscheinen.
Enttäuschung oder Schock kommt so plötzlich, dass Lähmung eintritt. **Ruiniert** sein. **Fassungslos.**

Empfindung: Niedergeschmettert. **In Stücke gerissen.**
Körperlich: Nervliche Überreizung. Außer sich. Erregung. Krampfanfälle. Traurigkeit (können nicht weinen). Stiller Gram. Gähnen. Ohnmacht.

(Nach Rajan Sankaran)

Curare — Pfeilgift — cur.

Ordnung: Gentianales (Enzianartige). Familie: Loganiaceae (Brechnussgewächse). Hergestellt aus verschiedenen südamerikanischen Lianen und Strychnosarten.

„**Intensiv schockiert darüber, dass sie von den eigenen Verwandten im Stich gelassen worden sind.**"[4P]

Täuschung: Schmutzig zu sein. Faul. Großer Mensch zu sein.
Abneigung: Gesellschaft.
Miasma: Lepra.

| Pflanzen | Loganiaceae | spig. |

Ignatia amara — *Ignatiusbohne* — ign.

Ordnung: Gentianales (Enzianartige). Familie: Loganiaceae (Brechnussgewächse).
Diskrepanz zwischen Wunsch und Wirklichkeit. **Enttäuschung von romantischen Idealen und Erwartungen.** Schock. Perfektionistisch. Paradox. Sentimentalität. Krampfhaftes. „Müssen Kontrolle bewahren bei Situationen wie Schock, schlechte Nachrichten."[4P]
Miasma: Krebs.

Nux vomica — *Brechnuss* — nux-v.

Ordnung: Gentianales (Enzianartige). Familie: Loganiaceae (Brechnussgewächse).
„Müssen sich anstrengen, um sich von einem Schock schnell zu erholen."[4P] Ehrgeiz. Leben in der Haltung von: **„Streng dich gefälligst an!"** und „Höher, schneller, weiter."
Beschwerden infolge von: Enttäuschungen und Schock im Geschäftlichen. Reizmittelabusus. Maßlosigkeit. Reizbarkeit. Zorn. Gewissenhaftigkeit. Konkurrenz.
Ängste: **In ihrer Effektivität gebremst zu werden.** Ein Ziel nicht zu erreichen. Seelenheil. Versagen.
Miasma: Typhus.

Spigelia anthelmia — *Wormkraut* — spig.

Ordnung: Gentianales (Enzianartige). Familie: Loganiaceae (Brechnussgewächse).
Vertrauensbruch. Der „Stich ins Herz". Versuchen, über Leistung die Minderwertigkeitsgefühle zu kompensieren. Müssen sich durch **Ehrgeiz beweisen, dass sie etwas wert** sind.

Beschwerden infolge von: Schlechte Nachrichten. Tod Angehöriger. Enttäuschung. Opfer von Betrug (Verlust von Geld und Stellung). Schock.
Ängste: Scheuen Nähe und Zuwendung. Spitze Gegenstände.
Täuschung: Nicht ansehnlich zu sein. Ruiniert, zerstört.
Körperlich: Angina pectoris. Herzklopfen. Migräne. Netzhautablösung. Trigeminusneuralgie. Schwangerschaftsübelkeit. Linksseitig.
Verschlechterung: Erschütterung.
Empfindung: Zerschmettert. Zerrissen. Auseinandergerissen.
Miasma: Malaria.

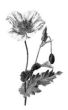

Strychninum   *Strychnin*   stry.

Alkaloid, hergestellt aus Nux vomica oder Ignatia amara.

Fühlen sich **feindlichen Bedingungen und Willkür ausgesetzt,** gegen die sie sich nicht wehren können. Lassen sich deshalb erst gar nicht ein.
„Plötzlich und akut zerschmettert und in Stücke gerissen."[4P]

Miasma: Akut.

Vergleiche:

Gelsemium   *Wilder Jasmin*   gels.

Ordnung: Gentianales (Enzianartige).[14] *Familie: Gelsemiaceae. Enthält jedoch auch Strychnin.*
„Vermeiden Situationen, die ein Gefühl von Zerrissenheit auslösen könnten."[4P] **Enttäuschungen und Schock.** Schicksalsschläge. „Angsthase". Lampenfieber. Blackout. Blockade. Angst. **Lebensangst.**

Körperlich: Abort. Apoplex. Zittrigkeit bis Lahmheit. Ptosis.
Verschlechterung: Abwärtsbewegung. Körperliche Anstrengung. Föhn. Sommer. Wärme. Furcht. Schreck.
Besserung: Harnabgang. Ruhe.
Miasma: Sykose.

Magnoliales *Magnolienartige*

(siehe auch Myrtales)

Schließen die unbekannte Welt aus. Rückzug in kleine, überschaubare Welt.
Möchten in der inneren, vertrauten Welt verweilen. Wissen nicht, was sie tun sollen. Wirklichkeitsverlust. Versuchen, über Anpassung beschützt zu werden. Verwirrung durch die Außenwelt. **Fassungslosigkeit. Bestürzung.** Fühlen sich nicht dazugehörig, isoliert und fremd. Zusammenbruch. Betäubung. Ohnmacht. Schläfrigkeit.

(Nach Rajan Sankaran)

Entwicklung der Identität unter schwierigen Bedingungen (wie z. B. Auswandern in fremde Umgebung). Gefühl, draußen im Kalten gelassen zu werden. Täuschung: Schwierigkeit, in neuer Umgebung zurechtzukommen (führt zu Verwirrung und Unsicherheit).

Beschwerden infolge von: Schock. Ortswechsel. Verlorene Orientierung.
Empfindung: Fremdartigkeit. Isolation. Verunsicherung. Verwirrung. *Wie* benebelt.

(Nach Jan Scholten)

Pflanzen   Magnoliales   nux-m.

Camphora   *Kampferbaum*   camph.

Ordnung: Laurales (Lorbeerartige). Familie: Lauraceae (Lorbeergewächse).[14]
"Out of Space". Abgehoben. Eigener Raum. Rückzug. Rückzug von plötzlicher Bedrohung durch Verunsicherndes.

Beschwerden infolge von: Schock durch Verletzung. Sonnenstich. Missbrauch von Drogen/Narkotika.
Ängste: Furchtsamkeit. Verlust. Tod.
Täuschung: Alles ist sonderbar. Fremdartige Figuren sind anwesend. **Neue Welt, alles sei verändert. Wie berauscht.**
Körperlich: Ohnmacht. Epilepsie. Frostigkeit (äußerlich heiß). Fieber mit Kollapsneigung. Masern. Fieberanfälle. Zyanose. Ruhelosigkeit.
Miasma: Akut.

Cinnamomum ceylanicum   *Ceylon-Zimt*   cinnm.

Ordnung: Laurales (Lorbeerartige).[14] *Familie: Lauraceae (Lorbeergewächse).*
Unzufrieden mit sich selbst. **"Müssen alles vermeiden, was verunsichernd und verwirrend ist."**[4P] *Täuschung:* Dinge seien kleiner.
Körperlich: Kopfschmerz. Blutungen. Abort. Wochenbettblutung. Menstruationsbeschwerden. Krebs.
Miasma: Sykose.

Nux moschata (Myristica fragrans)   *Muskatnuss*   nux-m.

Ordnung: Magnoliales (Magnolienartige). Familie der Myristicaceae (Muskatnussgewächse).
Verschließen sich, weil sie **trotz Bemühens keine Anerkennung** erhalten. Alles, was sie machen, ist nicht gut genug. **Verwirrung. Verunsicherung. Übermächtige Schläfrigkeit.** Verdrießlichkeit. Wie in einem Traum. Fühlen sich verloren. Möchten aufgehoben sein, damit Fremdes, Beunruhigendes, Verwirrendes von ihnen genommen wird. Verirren sich in wohlbekannten Straßen. Ängstliche Sorgen mit Zittern. Hellsichtigkeit. Gedächtnisschwäche.

Täuschung: Kritisiert werden. Fehler. Zwei Personen zu sein.
Ängste: Sterben (vor Einschlafen). Übermächtige **Schläfrigkeit.**
Träume: schrecklich (oder sinnlich angenehm).
Körperlich: Hochschrecken aus dem Schlaf. **Ohnmacht** beim Anblick von Blut, durch Stuhlgang. Apoplexie. Verdauungsbeschwerden. Auftreibung. Nierenkolik. Würmer. Asthma durch Kälte oder Erregung. Beschwerden im Klimakterium/in der Schwangerschaft. Abort. Eingezogene Brustwarzen. Nabelbruch. Mundtrockenheit mit Durstlosigkeit.
Verschlechterung: Bewegung und Anstrengung. Schlaf. Gemütsbewegung. Alkohol. *Besserung:* Feuchte Wärme.

Miasma: Typhus.
Vergleiche: Alumina, Cannabis, Opium. *Sowie:* Magnolia grandiflora *(Magnolie),* Laurus nobilis *(Lorbeerbaum).*

Virola sebifera   *Talgmuskatnussbaum*   myris.

Möchten einer fremdartigen, **verunsichernden Situation entfliehen.** Fühlen sich nicht wertgeschätzt, als AußenseiterIn behandelt. **Apathisch.** Gleichgültig gegenüber geliebten Personen und allem Fremden. Reizbarkeit. Kritisieren andere. Konzentrationsstörung.

Täuschung: Besser als andere. Fehler begangen zu haben.
Träume: Geschäfte. Streit. Bauen.
Schlaf: Häufiges Erwachen.
Körperlich: Stomatitis. Katarrhalische Beschwerden. Erkrankungen von Leber/Galle. Schluckstörungen. Nesselausschlag. Entzündungen der Haut. Panaritium. Parodontitis. Karbunkel. Fisteln. Afterdrüsenabszess.
Verlangen: Essiggemüse.
Verschlechterung: Bettwärme. Morgens (nach dem Erwachen).
Besserung: Frischluft.
Vergleiche: Pyrogenium, Septicaeminum, Silicea, Sulphur.
Miasma: Tuberkulose.

Vergleiche nach Sankaran:

Aristolochia clematitis   *Osterluzei*   arist-cl.

Ordnung: Piperales (Pfefferartige). Familie: Aristolochiaceae (Osterluzeigewächse).[14]

Gefühl der Isolation. *„Wie in einer fremdartigen und verunsichernden Situation, die bedrückend und abstoßend ist."*[4P] Angst vor Menschen.
Miasma: Lepra.

Asarum canadense   *Wilder Ingwer*   asar-c.

Ordnung: Piperales (Pfefferartige). Familie: Aristolochiaceae (Osterluzeigewächse).[14]

„Müssen in verunsichernden Situationen die Kontrolle bewahren."[4P]
Möchten viel erreichen. Perfektionismus. Verweilen bei Vergangenem. Hochmut. Verzagtheit. Depression. Konzentrationsstörungen. Rückzug. Können neue Informationen nicht verarbeiten (wie bei Alkoholrausch).
Miasma: Krebs.

Prunus laurocerasus   *Lorbeerkirsche*

Das Wilde, was gezähmt wird. Die Bedrohung nicht wahrnehmen.

🌸 Malvaceae *Malvengewächse*

Ordnung: Malvales (Malvenartige). Familie: Malvaceae, Sterculiaceae und Tiliaceae.

Inhaltsstoffe: Ätherische Öle (wirken belebend, Stimmung hebend, harmonisierend oder beruhigend), Gerbstoffe (bakterizid, fungizid, schmerzstillend, wirken gegen Durchfall), Schleimstoffe (wirken schleimlösend).[23]

Möchten unabhängig und selbstzufrieden sein. Wunsch nach Gesellschaft. Kommunikation. Voller Zuneigung.

Träume: Verlieben.
Empfindung: **Verbunden und dann getrennt.** Verlassenheit. Entfremdung. Gleichgültigkeit. Abneigung gegen die Familie/Freunde.

(Nach Rajan Sankaran)

Loyalitätskonflikt zwischen PartnerInnen, der Familie/Gruppe und den eigenen Bedürfnissen. Können sich selbst aufgeben, um von der Familie/Gruppe nicht ausgeschlossen zu werden.
Beschwerden infolge von: Sich kümmern müssen. Vernachlässigen. Unterdrückter Ärger. Gefühlserregung. Abgetrennt sein. Abgetrennte Gliedmaßen. **Sensitivität. Nervosität und Empfindsamkeit.**
Körperlich: Herz. Lungen. Magen.

(Nach Jan Scholten)

Abelmoschus — *Bisameibisch* — abel.

Ordnung: Malvales (Malvenartige). Familie: Malvaceae (Malvengewächse).[14]

Ängste: Einschließen aus Angst. Angst vor Tieren.
Täuschung: Halluzinationen von Tieren, Schlangen. Angegriffen zu werden.
Körperlich: Entzündung von lymphatischem Gewebe. Neuritis.
Miasma: Typhus.

Cacao (Theobroma cacao) — *Kakaobaum* — cac.

Ordnung: Malvales (Malvenartige). Familie: Malvaceae (Malvengewächse).[14]

Getrieben von Suche (Sinnsuche). Kompensation mangelnden Selbstwertes durch Ehrgeiz und Leistung. Empfindliche Wahrnehmung. **Mangel an Wärme** und Zuneigung. Sehnsucht nach dem verlorenen Paradies. Fühlen sich von der Liebe im Stich gelassen.

Beschwerden infolge von: Zu frühe Trennung von der Mutter.
Verlangen: Licht. Wärme. Erkenntnis.[44] Gier nach Schokolade.
Ängste: Versagen. Tiere. Verletzt zu werden.
Träume: Tiere. Hunde (mit Angst). Isolation.

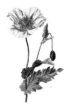

Gossypium herbaceum   Baumwollstaude   goss.

Ordnung: Malvales (Malvenartige). Familie: Malvaceae (Malvengewächse). [14]
Unzufriedenheit. „Verlangen nach emotionaler Anhaftung."[4P]
Körperlich: Juckende, brennende Hautausschläge.
Miasma: Ringworm.

Vergleiche:

Chocolate   Belgische Bitterschokolade   choc.

Ordnung: Malvales. Familie: Malvaceae. Unterfamilie: Byttnerioideae. Theobroma cacao. Kakaobaum. Inhaltsstoffe der verarbeiteten Schokolade: Protein. Kohlenhydrate. Mineralien. Koffein. Theobromin, Phenyläthylamin.44

Zwischen Pflicht und Neigung zerrissen. Sehnsucht nach dem verlorenen Paradies. Zärtlichkeit und Gleichgültigkeit. Fühlen sich als Gefangene der Verantwortung und an die Familie gebunden. Wiederkehrende Gedanken und Zwänge, um sich in Sicherheit zu fühlen.[44] Überstimulation. Liebe zu Tieren ist sicherer als zu Menschen (Lac-f., Aeth.). Essstörung.

Angst: Verhungern. Scheitern. Neue Unternehmungen. Panikattacken. Geld und existenzielle Sorgen.
Träume: Verfolgt werden.
Körperlich: Kopfschmerz wie durch ein eisernes Band. Ungeschicklichkeit. Hautausschläge und Herpes um den Mund. Sonnenbrand. Stimmverlust kurzfristig. Vaginalschmerz beim Koitus. Erregbar und müde. Durchfall. Verstopfung.[44]
Adipositas. Schlaflosigkeit. Obstipation. Auftreibung. Dysmenorrhö und PMS.
Abneigung: Die eigenen Kinder (Plat.). Butter, Fett, Eis, Tee.
Verlangen: Schokoladensucht. Obst, Eis, Erfrischendes, Pfeffer.
Verschlechterung: Kälte, Schokolade, Süßigkeiten.
Besserung: Wärme.
Erscheinung: Kurzer Haarschnitt („Meckischnitt"). Gesichtsröte durch Erregung.
Miasma: Akut.
Vergleiche: Hydrogenium, Kakao, Lac equinum, Lac humanum, Murex, Naja, Niccolum, Sepia. Rubiaceae.

Untergruppen der Malvaceae:

✿ Tilioideae Lindengewächse

Ordnung: Malvales (Malvenartige). Familie: Malvaceae (Malvengewächse). Unterfamilien: Tilia europaea und Tilia cordata (Linde).[24]

Loyalitätskonflikt mit Familie/Gruppe oder im Beruf. Verantwortungsbewusstsein. **Stellen eigene Wünsche zurück. Werden leicht ausgenutzt.** Unsicherheit, ob die Beziehung bestehen bleibt. Bemühungen, um dazuzugehören. Fürchten den Ausschluss aus der Gruppe, wenn sie ihre Emotionen ausdrücken.

Tilia europaea — Linde/Sommerlinde — til.

Ordnung: Malvales (Malvenartige). Familie: Malvaceae (Malvengewächse).

Liebe und Harmonie. Suche nach bedingungsloser Liebe. Unerreichbare, idealisierte Liebe. Resignation. „Akzeptieren und Hinnehmen der Loslösung."[4P] Schwarzer Humor. Lachen über Leiden. Spüren die Gefahr nicht mehr und spalten sich ab (bis zur Isolation). Liebend am Leben leiden.

Körperlich: Brustbeklemmung. Häufiges Urinieren. Rheuma.
Verschlechterung: Zugluft. Kaffee.
Miasma: Sykose.
Vergleiche: Carcinosinum, Columba palumbus, Natrium carbonicum, Natrium sulphuricum. Scrophulariaceae, Coniferae, Leguminosae.[3]

✿ Cistaceae Zistrosengewächse

Ordnung: Malvales (Malvenartige). Unterfamilie: Cistus canadensis (Ziströschen).

Freundlichkeit. Weichheit. Mangel an Durchsetzungskraft.
Können Konfrontation oder das Aussprechen von **Unangenehmem nicht ertragen.**

Beschwerden infolge von: Ärger. Aufregung.
Körperlich: Kältegefühl in Nase, Rachen, Lunge, Magen. Lymphknotenschwellungen.[3]

✿ Sterculioideae Sterkuliengewächse

Ordnung: Malvales (Malvenartige). Familie: Malvaceae (Malvengewächse).

Loyalitätsproblem mit dem Wunsch, zur Gruppe zu gehören, dabei sehr aktiv, ruhelos, kräftig. Angst vor Ausschluss aus einer Gruppe. Schützen sich durch Distanz (aus Angst, zu jemandem zu gehören).

Körperlich: Kältegefühl in Nase, Rachen, Lunge, Magen. Lymphknotenschwellungen.[3]

Kola *Kolanuss* kola

Ordnung: Malvales (Malvenartige). Familie: Malvaceae (Malvengewächse). Unterfamilie: Sterculinoideae.[14]

Empfinden sich als **Genie, von dem Größeres zu erwarten ist**. Erscheinen voll Selbstvertrauen und Unabhängigkeit. Zweifel, nicht gut genug zu sein.
Der Intellekt treibt sie an. Griff nach den Sternen.
Fürchten, den Ort der Sicherheit zu verlassen (draußen ist Bedrohung).

Ängste: Vor dem Absturz (Angst vor Höhe).
Wahnidee: Körperteile sind zusammengewachsen. Besser zu sein als alle anderen.
Träume: Schwanger. Könige. Vergewaltigung.
Abneigung gegen nahestehende Personen.[58] Fühlen sich vernachlässigt.
Miasma: Lepra. „Losgelöst, weil er abscheulich ist."[4P]
Vergleiche: Coca cola

 Thymelaeaceae *Seidelbastgewächse*

Ordnung: Malvales (Malvenartige). Arten der Thymelaeaceae: Daphne mezereum (Echter Seidelbast), Daphne indica (Indischer Seidelbast), Dirca palustris (Lederholz).

Fühlen sich ungerechterweise ausgegrenzt, obwohl sie nichts Unrechtes getan haben. Dadurch ist Kontaktaufnahme schwierig, halten viel zurück.

Körperlich: Verwirrung. Vergesslichkeit. Fehler (verbaler Ausdruck).

Abroma augusta *Schokoladenhibiskus* abrom-aug.

Ordnung: Malvales (Malvenartige). Familie: Malvaceae (Malvengewächse). Unterfamilie: Sterculioideae (Sterkkuliengewächse)

„Behindert und gequält von der Person, von der er abhängt."[4P]
Mürrisch, traurig. Intermittierende Symptome.

Miasma: Malaria.

Vergleiche:
Chocolate *(Belgische Bitterschokolade).*
Althea officinalis; Durian; Hibiskus; Gossypium andere Malvoideae: Malva, Altea, Balsa-Holz

🌸 Myrtales *Myrtenartige*

Die Pflanzen der Myrtales (Myrtengewächse) gehören zur Ordnung der **Magnoliopsida**, einer Schwestergruppe der **Geraniales**. Weitere Familien innerhalb dieser Gruppe sind: Combretaceae (Flügelsamengewächse), Myrtales (Myrtengewächse), Onagraceae (Nachtkerzengewächse) und andere.[14]
Zu den Myrtaceae gehören u. a. Myrte, Eukalyptus, Guave und Gewürznelke.
Sie enthalten ätherische Öle, die in der Parfümherstellung und der Pharmazie Verwendung finden.[45]

Sie suchen Aufmerksamkeit, möchten etwas Besonderes sein, möchten auf andere faszinierend und charmant wirken. Stellen sich über besondere Art des Erzählens/Übertreibungen dar. Überheblichkeit. Wollen begehrenswert erscheinen (als besonders rein). Beschweren sich über Nichtbeachtung und Benachteiligung. Das irritiert sie so, dass sie hart und verletzend werden können.

(Nach Jan Scholten)

Angophora lanceolata — *Roter Gummibaum* — ango.

Ordnung: Myrtenartige (Myrtales). Familie: Myrtaceae (Myrtengewächse)

Empfinden von Herabdrängen und anhaltender Stuhlgang. Verstopfung und Durchfall. Auftreibung. Koliken.

Eucalyptus globulus — *Fieberbaum* — eucal.

Ordnung: Myrtenartige (Myrtales). Familie: Myrtaceae (Myrtengewächse)

Anfangs heiter und schwungvoll, mit Verlangen nach körperlicher Bewegung. Dann **Melancholie** und Erschöpfung.

Körperlich: Grippe. Intermittierendes Fieber. Malaria. Lungenerkankungen. Asthma. Herzklopfen. Verdauungsbeschwerden. Typhus. Blasen und Nierenbeschwerden. Rheuma. Aneurysma. Syphilis. Tumoren. Strychninvergiftung. Quälender Durst, reichlicher Appetit.
Schmerz: Stechend. Periodizität.

Eugenia jambos — *Rosenapfel* — eug.

Ordnung: Myrtenartige (Myrtales). Familie: Myrtaceae (Myrtengewächse)

Das „fünfte Rad" am Wagen. Keine Gefühle zeigen dürfen. Alles erscheint schön, wie im Rausch (ähnlich Alkoholrausch). Sitzen allein und grübeln.

Täuschung: Alles erscheint falsch, hübsch.
Körperlich: Tränenfluss. Akne. Hauterkrankungen. Otitis. Neuralgie. Heftiges Hämorrhoidenbluten. Krämpfe.

Verlangen: Reichlich Appetit.
Besserung: Rauchen. Harnentleerung.
Verschlechterung: Sonne.

Weitere Gattungen in der Familie:
Anonaceae *(Anonengewächse)*, Myristicaceae *(Muskatnussgewächse)*,
Aristolochiaceae *(Osterluzeigewächse)*, z. B. Asarum europaeum *(Haselwurz)*
Lauraceae *(Lorbeergewächse)* z. B. Persea americana *(Avocado)*, Laurus nobilis *(Echter Lorbeer)*
Illiaceae *(Anisgewächse)* z. B. Illicium verum *(Sternanis)*
Degeneriaceae *(Degeneria)* Gattung nur auf Fidschi
Eupomatiaceae *(Eupomatia)* Gattung nur in Ostaustralien und Papua Neuguinea
Himantandraceae *(Galbulimima)* Gattung nur in Südostasien

Vergleiche:
Wasserstoff-Serie, Kohlenstoff-Serie
Liliales *(Liliflora/Lilienartige):* Ausgeschlossen, suchen Aufmerksamkeit.
Silber-Serie: Darstellen. Kunst. Wissenschaft. Bühne/Ansehen.

Papaveraceae *Mohngewächse*

Ordnung: Ranunculales (Hahnenfußartige).

Inhaltsstoffe: Alkaloide (Muskel erschlaffend, Sekretion fördernd, lähmend, narkotisch/die Herzfrequenz mindernd); Chelidonin (wirkt gegen Warzen).[24]

Möchten in Situationen voller Schmerz die Fassung bewahren, gelassen und friedfertig bleiben. Wenn keine Möglichkeit besteht, die Wut, Krämpfe, Raserei auszudrücken, gehen sie in Taubheit, Schmerzlosigkeit (wie **betäubt,** wie pelzig), Koma und Ohnmacht.

Empfindungen: Im Krieg. Mörder. Gewalt. Schreck. Intensiver Schmerz. Bestrafung. Folter.

(Nach Rajan Sankaran)

Fassung bewahren, friedfertig bleiben. Die Welt ist ein gefährlicher Platz voller Gefahren. Fühlen sich als Gefangene und Sklaven ihres Lebens. Gefühl, machtlos zu sein (gegenüber Abhängigkeit von Drogen; Sex; Arbeit). Wie im Krieg, zum Kampf gezwungen zu sein. Schweigsamkeit. Ängstlichkeit. Gedächtnisschwäche. Verwirrung. Koma. Neigung zum Selbstmord aus Verzweiflung.

(Nach Jan Scholten)

| Pflanzen | Papaveraceae | chel. |

Argemone (Papaver argemone)   *Sand-Mohn*   arge.

Ordnung: Ranunculales (Hahnenfußartige). Familie: Papaveraceae (Mohngewächse)
„**Möchte dringend vom Schmerz erlöst sein.**"[4P]
Miasma: Typhus.

Atropinum (Atropin)   *Alkaloid aus der Tollkirsche*   atro.

Rückzug in Einsamkeit und Dunkelheit. Missachtet (wie **lebendig begraben**). Dürfen sich weder zeigen noch einlassen.
Schock, Ohnmacht. **Plötzliche Angst vor dem Tod**, als hätte er ein großes Verbrechen begangen. **Ersticken durch Gewalt.**
Verlangen, zu entfliehen, drehen sich weg, wenn sie angesprochen werden. Behaupten, sie seien trotz Krankheit gesund. Fürchten, lebendig begraben zu sein. Machen Fehler in Ort und Zeit. Sprechen ohne Zusammenhang und mit Abwesenden. Hellhörig.

Empfindlichkeit: Lärm. Licht. Kritik.
Täuschung: Bekannte Dinge erscheinen fremd.
Körperlich: Darmverschluss. Pankreasentzündung. Sepsis. Schock. Vergiftung. Todesstunde. Tetanus. Epilepsie. Multiple Sklerose. Bettnässen.
Anmerkung: Es antidotiert Muskarin und Opium.

Chelidonium majus   *Schöllkraut*   chel.

Ordnung: Ranunculales (Hahnenfußartige). Familie: Papaveraceae (Mohngewächse)
Fühlen sich bedrängt. Es erscheint unmöglich, der unpassenden Situation zu entfliehen. Das macht sie herrisch, reizbar und mürrisch. Grundloses Weinen.
„**Episoden schmerzvollen Leides.** Fixiert in einer bestimmten Stellung, voller Angst." [4P]

Täuschung: Gesundheit ruiniert zu haben. Sterben müssen. Religiöse Wahnideen. Sünde. Psychotische Störungen.
Körperlich: Angina pectoris. Asthma. Lungen- und Rippenfellentzündungen. Lähmung nach Anstrengung. Ohnmacht. Muskelschwund. Tumore. Erkrankungen der **Leber / Galle**. Stechender Schmerz am rechten Schulterblatt. Gelbliche Verfärbung von Augen und Haut. Übelkeit und Erbrechen.
Schlechter: Jede Bewegung. Husten. Blick nach oben. Früh morgens.
Besserung: Sehr heiße Milch (Getränke). Nach dem Mittagessen. Liegen. Druck. (Wird durch Kaffee, Säuren, Wein antidotiert.)
Miasma: Malaria.

Codeinum — Kodein — cod.

Verbindung aus Alkaloid und Opiaten.
„Zu Schmerz verdammt."[4P]
Wirkt berauschend und einschläfernd. Hochgefühl und Depression. Verwirrung. Konzentrationsstörung. Verlangen zu schlafen. Albträume.

Körperlich: **Nächtlicher Husten,** trocken, kitzelnd (mit reichlicher Absonderung). Magenschmerz mit Aufstoßen, Übelkeit und Erbrechen. Diabetes. Empfindlichkeit der Haut und juckende Ekzeme. Taubheitsgefühle. Durstig mit Verlangen nach Bitterem.
Verschlechterung: Bewegung. Nachts.
Besserung: Ruhe.
Miasma: Lepra.

Corydalis formosa — Lerchensporn — cory.

Ordnung: Ranunculales (Hahnenfußartige). Familie: Papaveraceae (Mohngewächse)
„Von intensivem Schmerz und Leid zerstört."[4P]
Miasma: Syphilis.

Fumaria officinalis — Erdrauch — fum.

Ordnung: Ranunculales (Hahnenfußartige). Familie: Papaveraceae (Mohngewächse)
„Schmerz und Leid, von den eigenen Liebsten ausgelöst."[4P]
Miasma: Lepra.

Morphinum aceticum — Opiumalkaloid — morph-acet.

Ordnung: Ranunculales (Hahnenfußartige). Familie: Papaveraceae (Mohngewächse)
„Plötzlicher Schmerz und Schrecken, heftig."[4P]
Verdrängung der furchtbarsten Leiden oder Schmerzen.
Rückzug, um nicht abgesondert zu werden. Depression. Vergesslich. Wie im Traum. Schwierigkeiten der Sprache. **Schock.** Schlaganfall. Elektroschlag.

Körperlich: Drogenüberdosis. Koma. Schmerzanfällig. Schläfrigkeit. Schwindel bei jeder Kopfbewegung. Sehstörungen. Schielen. Optische Täuschungen. Asthma. Erschöpfender Husten. Tachykardie. Bradykardie. **Neuralgie** nach Herpes zoster. Hautjucken. Unsicherheit der Gelenke (besonders beim Schreiben). Gebärden. Harnverhalten. Urämie.
Verlangen: Durstig.
Miasma: Lepra.

| Pflanzen | Papaveraceae | sang. |

Morphinum sulphuricum — *Morphiumsulfid* — morph-s.

Es ist bedauerlich, den Schmerz bzw. die Gewalt nicht zu ertragen.
Körperlich: Kopfschmerzen. Tinnitus. Influenza. Husten. Kolik.
Miasma: Akut.

Opium — *Mohnsaft aus Schlafmohn* — op.

Ordnung: Ranunculales (Hahnenfußartige). Familie: Papaveraceae (Mohngewächse)
„Muss in Kontrolle der Situation sein, selbst dann, wenn sie beherrscht ist von Schmerz und Gewalt."[4P] Gefangenschaft. Tiefster Schock führt zu Betäubung. Gleichgültigkeit. Abgehoben im Rausch von Vollkommenheit. Schmerzlosigkeit (trotz schmerzlicher Erfahrung). Schwerer Schlaf.

Miasma: Krebs.

Sanguinarium nitricum — *Sanguinarinnitrat* — sangin-n.

Ordnung: Ranunculales (Hahnenfußartige). Familie: Papaveraceae (Mohngewächse)
„Versuchen immer wieder, von Schmerz und Schrecken loszukommen, akzeptieren zeitweise die Lage."[4P]

Empfindungen: Einschnürung. Brennend.
Körperlich: Kitzelhusten.
Verlangen: **Frischluft.**
Besserung: Berührung. Nachts. Schleimabsonderung.
Miasma: Ringworm.

Sanguinaria canadensis — *Kanadische Blutwurzel* — sang.

Ordnung: Ranunculales (Hahnenfußartige). Familie: Papaveraceae (Mohngewächse)
„Vermeiden Heftigkeit und Gewalt."[4P] Scheu vor Nähe. **Zurückhaltende** Sexualität. Angst, ausgeliefert zu sein.

Körperlich: Kopfschmerz. Sinusitis. Asthma. Atemnot. Pneumonie. Keuchhusten. Blutkrankheiten. Polypen. Rheuma. Alkoholismus.
Empfindlichkeit: Gerüche (Übelkeit bei Blumenduft).
Empfindungen: Brennende Schmerzen und Wallungen.
Verschlechterung: Bewegung. Berührung. Licht. Gerüche. Rechte Seite. Periodisch.
Besserung: Saures. Scharfe Speisen. Erbrechen. Kühle Luft.
Vergleiche: Sanguinaria nitricum, Sanguinaria purum, Sanguinaria tartaricum.
Miasma: Sykose.

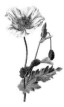

Vergleiche:
Edelgase: Anästhesie und Euphorie. Dieser Welt entrückt.
Piperaceae *(Pfeffergewächse)*: Ablenkung. Vergnügen. Gegen Langeweile.
Ranunculaceae *(Hahnenfußgewächse)*: Gefährliche Welt. Alleine mit der Angst. Würde.
Asteraceae / Compositae *(Asternartige / Korbblütler)*: Verletzung einstecken. Fürchten Kontakt und Annäherung. *Empfindung:* Benommenheit. Gefühllosigkeit. Betäubung.
Solanaceae *(Nachtschattengewächse)*: Mut, angesichts von Gefahr. Was sie brauchen, bekommen sie nur unter gefährlichen Bedingungen. *Empfindung:* Explosiv. Zerreißen. Pulsieren. Krampfartig. Zusammenschnüren. *Täuschung:* Gewaltsam. Terror. Verfolgung. Erschrecken.

Piperaceae *Pfeffergewächse*
Ordnung: Piperales (Pfefferartige).
Darunter Arten wie Betelnuss und Kava-Kava, die als Rauschmittel verwendet werden.

Suche, dem Leben Pfeffer zu geben.
Mit Ablenkung der Langeweile entgehen. Das Leben genießen wollen.

Empfindlichkeit: Routine und **Schmerz.** Schnell gelangweilt.
Körperlich: Schleimhäute.
Empfindungen: Brennen (führen zu Erregung und Betäubung).
Verschlechterung: Denken an die Symptome.
Besserung: Beschäftigung. Lachen. Tanzen. Ausgelassenheit. Zerstreuung.

(Nach Jan Scholten)

Aristolochia clematitis   *Osterluzei*   arist-cl.

Ordnung: Piperales (Pfefferartige). Familie: Aristolochiaceae (Osterluzeigewächse).[14]

Gefühl der Isolation. „*Wie in einer fremdartigen und verunsichernden Situation, die bedrückend und abstoßend ist.*"[4P] Angst vor Menschen. *Miasma:* Lepra.

Asarum canadense   *Kanadische Haselwurz*   asar-c.

Ordnung: Piperales (Pfefferartige). Familie: Aristolochiaceae (Osterluzeigewächse).[14]

„*Müssen in verunsichernden Situationen die Kontrolle bewahren.*"[4P]
Möchten viel erreichen. Perfektionismus. Verweilen bei Vergangenem. Hochmut. Verzagtheit. Depression. Konzentrationsstörungen. Rückzug. Können neue Informationen nicht verarbeiten (wie bei Alkoholrausch).

Miasma: Krebs. (Von Sankaran s. a. Magnolienartige)
Außerdem: Cubeba.

Pflanzen   Primulaceae

Piper nigrum   *Schwarzer Pfeffer*   pip-n.

Ordnung: Piperales (Pfefferartige). Familie: Piperaceae (Pfeffergewächse)
Heiter und hitzköpfig. Besorgt und traurig. Konzentrationsstörungen. Schreckhaftigkeit.

Ängste: Vergiftet zu werden.
Körperlich: Kopf- und Gesichtsschmerz mit Druckgefühl. Augenschmerz mit Tränenfluss. Photophobie. Hautausschläge hinterlassen Narben im Gesicht. Husten. Schwellung der Mammae. Störungen im Milchfluss. Übelkeit. Erbrechen. Diarrhö. Analfissur. Hämorrhoiden. Würmer. Zahnschmerzen. Karies.
Verschlechterung: Feuchtes Wetter. Wetterwechsel. Bewegung. Abends.
Miasma: Sykose.

Piper methysticum   *Kava-Kava Tou tou Baum Rauschpfeffer*   pip-m.

Ordnung: Piperales (Pfefferartige). Familie: Piperaceae (Pfeffergewächse)
Synonyme: Kava-Kava, Tou tou Baum. Ursprünglich als traditionelles Getränk für rituelle Zeremonien im polynesischen Raum verwendet. Dann Missbrauch als „Feierabendgetränk" zur Entspannung (um locker zu sein).

Möchten sich mit demonstrativer Lebendigkeit ablenken. **Belastungen zermürben. Tun so, als brauchten sie keinen Halt.** AußenseiterInnen.

Körperlich: Taubheitsgefühle. Vermindertes Sehvermögen. Eingeschränkte Reaktionsfähigkeit. Hautreaktionen. Leberbelastung. Fieber. Angstzustände.

Vergleiche:
Labiatae *(Lippenblütler)*: Suchen Erregung.
Rubiaceae *(Rötegewächse)*: Suchen Stimulation.
Papaveraceae *(Mohngewächse)*: Wünschen Gelassenheit.

❀ Primulaceae *Primelgewächse*

Ordnung. Ericales (Heidekrautartige). Inhaltsstoffe: Saponine (schleimlösend); Primin (hautreizend).[24]

Anmerkung:
Die Pflanzengattung in der Familie der Myrsinaceae wurde traditionell zu den Primulaceae (Primelgewächsen) gezählt. Neuere Forschungsergebnisse haben aber eine engere Verwandtschaft mit den hauptsächlich in den Tropen verbreiteten Myrsinengewächsen ergeben.

Versuchen, auf begrenztem Raum glücklich zu sein.
Wunsch nach Bewegung und Aktivität. Fleiß. Viel Kraft.

Empfindungen: Unfähig, sich zu bewegen. Lähmung und Schwäche. Trägheit mit Abneigung, aus dem Haus zu gehen. Eingesperrt. Bewegen sich nicht.
(Nach Rajan Sankaran)

Suchen Schutz, aber bekommen ihn nicht. Schutzlos. Allein im Hintergrund. Können die Erwartungen nicht erfüllen. Geben wegen fehlendem Selbstwert auf (was wieder zu Schuldgefühlen führt). Fühlen sich von der Familie abgelehnt, alleingelassen. Schuldgefühle („Wer bin ich, dass mir das passiert?").

Beschwerden infolge von: Abtreibungsversuch. Sexualisierte Gewalt in der Familie. Fehlender Schutz durch die Mutter. Vom Vater gequält.
Täuschung: Allein in der Welt. Allein mit den Problemen. Verbrechen begangen zu haben/schuldig zu sein.
Träume: Behinderte Kinder.
Körperlich: Hauterkrankungen. Schreibkrampf. Arthritis. Rheuma.
Empfindungen: Feststecken. Eingeschnürt. Können nichts dagegen tun.
(Nach Jan Scholten)

Anagallis arvensis — Ackergauchheil — anag.

Ordnung: Ericales (Heidekrautartige). Familie: Primulaceae (Primelgewächse).
„Verzweifelung und Zerstörung durch Unbeweglichkeit."[4P]
Stadium 16: Sich verstoßen fühlen (Lepra). „Faule lassen alles gehen."[3]
Miasma: Syphilis.

Cyclamen europaeum — Alpenveilchen — cycl.

Ordnung: Ericales (Heidekrautartige). Primulaceae (Primelgewächse). Unterfamilie: Myrsinaceae (Myrsinengewächse).[14]

Glauben, nicht liebenswert zu sein. Wenig Selbstbewusstsein. Schuldgefühle sollen durch Pflichterfüllung kompensiert werden. Sind verdammt, nur einen begrenzten Platz einnehmen zu dürfen.

Beschwerden infolge von: Kummer. Missbrauch. Lust und Schuld (Sexualität bereitet Schuldgefühle). Mitgefühl. Wechselnde Stimmung.
Ängste: Pflicht versäumt zu haben. Kritik. Zukunft. Öffentlichkeit. **Kontrollängste.**
Täuschung: Verdammung. Verfolgt. Im Stich gelassen. Schuld zu sein an der Behinderung des Kindes (die Sorge darum, nicht tragen zu können, nicht genug getan zu haben).
Körperlich: Kopfschmerz. Sehstörungen mit Lichtblitzen.[43] Menstruation. Verdauungsstörungen. Akne.
Verlangen: Sardinen. Limonade.

| Pflanzen | Ranunculaceae |

Abneigung: Brot und Butter.
Unverträglichkeit: Schweinefleisch. Kaffee.[43]
Verschlechterung: Trost. Kälte. Unterdrückte Menstruation. Fett. Schweinefleisch.
Besserung: Menstruationsfluss. Warmes Zimmer. Körperliche Anstrengung.
Vergleiche: Pulsatilla.
Miasma: Lepra.

Primula obconica — *Becherprimel* — prim-o.

Ordnung: Ericales (Heidekrautartige). Familie: Primulaceae (Primelgewächse).

Sarkasmus.

Körperlich: Hautausschläge. Ekzeme. Augenentzündung. Leber. Milz. Vesikel, die feucht aufbrechen.
Vergleiche: Anagallis, Stadium 16.

Sowie:
Hottonia palustris *(Sumpfwasserfeder, s. a. Bach-Blüten)*; Lysimachia nummularia *(Pfennigkraut)*; Oenothera biennis *(Nachtkerze)*; Trientalis europaea *(Siebenstern)*; Primula veris *(Echter Himmelsschlüssel)*; Primula vulgaris *(Erdschlüsselblume)*.

Vergleiche:
Kalium bromatum, Bromatum-Verbindungen
Anacardiaceae *(Rautenartige/Sumachgewächse)*: Möchten aus Furcht, sich unbeweglich zu fühlen, in Bewegung sein. *Empfindungen:* Steif. Feststecken. Gelähmt. Krämpfe.
Euphorbiaceae *(Wolfsmilchgewächse)*: Unterdrückung der Bedürfnisse aufgrund eines Loyalitätskonfliktes. Versuchen, auf beengtem Raum zurechtzukommen, sich frei zu fühlen. Möchten ausbrechen, frei sein.

❀ Ranunculaceae *Hahnenfußgewächse*

Ordnung: Ranunculales (Hahnenfußartige).
Inhaltsstoffe: Alkaloide (Muskel erschlaffend, Sekretion fördernd, lähmend, narkotisch, mindern die Herzfrequenz); Flavonoide (Antioxidanzien, wirken fördernd auf das Langzeitgedächtnis); Salizylsäure (schmerzstillend, gegen Durchfall).[24]

Überempfindlichkeit für Stimmungen, Kleinigkeiten. Möchten gewürdigt werden/sein. **Sehr empfindlich und leicht beleidigt, wenn sie sich nicht gewürdigt fühlen.** Versuchen, gleichmütig und gelassen zu bleiben. Fühlen sich schikaniert, das macht sie reizbar, zornig, erregt. Verärgerung. Schuld. Schock. Verdruss. Beleidigte Reaktion. Trauer, Tod, Schock. Empfindliche Nerven. Anspannung.

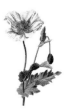

Emotionen. Erregung. Ausbrüche. Verbindung zwischen Geist und Gemütssymptomen. Nervosität. Angespanntheit. Brüten vor sich hin. Zittern bei Erregung. Ärgerlich.
Beschwerden infolge von: Kummer. **Entrüstung.** Traurigkeit. Verzagtheit. Melancholie.
Empfindungen: Elektrische Schläge. Taubheit. Zerplatzen.
Schmerzen: Stehend. Scharf. Berstend. Brennend. Schockähnlich. Stumpfheit.
Körperlich: **Vegetative Überempfindlichkeit.** Neuralgischer Kopfschmerz. Atmung schwierig. Augen schmerzen stechend, schneidend. Sexualorgane. Menstruation. Unterdrückte Menstruation nach Kummer. Urethra. Hormone. Nerven. Niedriger Blutdruck.

(Nach Jan Scholten und Rajan Sankaran)

Aconitum napellus — *Blauer Sturmhut* — acon.

Ordnung: Ranunculales (Hahnenfußartige). Familie: Ranunculaceae (Hahnenfußgewächse).
„Gerade noch einmal mit dem Schrecken davon gekommen."
Beschwerden infolge von: Schock. Unterdrücken alle Emotionen aus Angst, sich damit auszuliefern. **Plötzlichkeit. Heftigkeit. Ruhelosigkeit. Bedrohung des Lebens. Todesschreck.** Notfall. Krise. Fehlgeburt. Qualvolle Angst. Sagt die Todeszeit voraus. Anblick von Unfall. Erdbeben. Lebensgefahr.

Ängste: Tief sitzende Angst.
Körperlich: Fieber. Unruhe. Todesfurcht mit trockener Hitze. Schlaganfall. Asthmaanfall. Ohnmacht und Schlaflosigkeit nach Schreck. Kurze und heftige Verläufe.
Ergänzt: Arnica, Coffea, Sulphur.
Vergleiche: Arsenicum, Belladonna.

Actaea spicata — *Ähriges Christopheruskraut* — act-sp.

Ordnung: Ranunculales (Hahnenfußartige). Familie: Ranunculaceae (Hahnenfußgewächse).
Dreieckige Stängel mit schwarzen Beeren. Zieht Kröten an.

Empfindlichkeit gegenüber **Beleidigung und Kritik** *(auch gegen Berührung).* Nervosität. Der Versuch, nicht verdrossen zu sein. Zerstreutheit. Unaufmerksamkeit.

Ängste: Zu versagen. Abends. Tod.
Täuschung: **Alles muss fehlschlagen.** Unzufriedenheit. Lebensmüde.
Körperlich: Unerträglicher (rheumatischer) Schmerz. Paralytische Schwäche. Magenstörungen. Herpes.
Empfindungen: Pulsieren.
Verschlechterung: Temperaturwechsel. Berührung.
Empfindlichkeit: Kälte. Menstruation leicht unterdrückt.
Verlangen: Gesellschaft (Verschlechterung: Alleinsein).
Abneigung: Anstrengung.
Miasma: Ringworm.

| Pflanzen | Ranunculaceae | clem. |

Adonis vernalis — *Frühlings-Adonisröschen* — adon.

Ordnung: Ranunculales (Hahnenfußartige). Familie: Ranunculaceae (Hahnenfußgewächse).
Fühlen sich bedeutungslos und infrage gestellt. Fehlende Würdigung. Erfahren trotz Bemühen um Anpassung nicht genügend Wertschätzung. Unbeachtet. Abgewiesen. Kummervoll.
Körperlich: Alkoholismus. Schwindel. Asthma, Rheuma und Herzbeschwerden. Nierenentzündung. Bauchwassersucht.

Anemone nemorosa — *Buschwindröschen* — ane-n.

Ordnung: Ranunculales (Hahnenfußartige). Familie: Ranunculaceae (Hahnenfußgewächse).
Empfindlich gegenüber Verdruss, Schmerz und Berührung. Weinen schnell.
Beschwerden infolge von: Ärger. Kummer. Kälte.
Körperlich: Herzrasen. Magenschmerz (durch Emotionen). Ausbleiben der Menses durch Gemütssymptome.

Cimicifuga racemosa — *Schlangenwurz, Wanzenkraut* — cimic.

Ordnung: Ranunculales (Hahnenfußartige). Familie: Ranunculaceae (Hahnenfußgewächse).
Wie von einer schwarzen Wolke umhüllt. „Alles geht schief!" **Fühlen sich gehindert durch schwere Last (Einengung/Pflichten).** In einer Situation quälenden Verdrusses bedrückt und in die Falle gegangen. **Fühlen sich unterjocht.** Zweifeln an der Genesung. Sprunghaftigkeit. Extrovertiertheit. Erregbarkeit. Depression.
Beschwerden infolge von: Rückschlag (Wirbelsäulenverletzung). Unterjochung. Schreck. Zorn.
Träume: Drohendes Unheil.
Körperlich: Nervosität. Unruhe. Schlaflosigkeit. Schmerzunverträglichkeit. Wechsel von psychischen und physischen Beschwerden (Rheuma und Redseligkeit).
Miasma: Tuberkulose.

Clematis erecta — *Aufrechte Waldrebe* — clem.

Ordnung: Ranunculales (Hahnenfußartige). Familie: Ranunculaceae (Hahnenfußgewächse).
Anklammern an Personen. Möchten **sich aus Abhängigkeit lösen, fürchten aber, auf sich allein gestellt zu sein.** Bleiben aufgrund ihres Sicherheitsdenkens in unerträglichen Beziehungen.

Ängste: Alleinsein. Selbstmordneigung.
Täuschung: Feuer. Der Boden schwankt.

clem.   Ranunculaceae   Pflanzen

Körperlich: Schläfrigkeit. Haut. Entzündungen in geschwollenen Drüsen. Urogenitaltrakt. Lippenkrebs. Hodenkrebs. Vaginalschmerz bei Koitus. Psoriasis. Herpes. Zahnweh.
Abneigung: Gesellschaft. Verwirrung (im Freien).
Verschlechterung: Nachts. Tabak.
Besserung: Nachts. Bettwärme. Waschen. Neumond.
Miasma: Syphilis.
Vergleiche: Cantharis, Petroleum, Phosphoricum acidum, Pulsatilla, Sarsaparilla, Staphisagria.

Cocculus indicus   Kockelsamen   cocc.

Ordnung: Ranunculales (Hahnenfußartige). Familie: Menispermaceae (Mondsamengewächse).
Stammpflanze: Anamirta cocculus; Kockelskörner: Samentinktur.

Können sich nur auf einen kleinen Ausschnitt konzentrieren: Pflicht/Familie und Gesundheit. Wenn die schützende Struktur ins Schwanken gerät und der feste Stand verloren geht.[33] Überforderung. Reagieren empfindlich auf Sinneseindrücke und Schlafentzug.

Beschwerden infolge von: **Schlafmangel. Erschöpfende Pflege.** Ergebenheit. Übermäßige Verantwortung. Trauer. Angst. Kummer. Ärger. Überarbeitung. Sorge um andere/Familienangehörige. Nervosität. Angstzustände. Autofahren. Zug- oder Schiffsreisen. Zittrigkeit. Häufige **Ohnmachten**.
Körperlich: Erschöpfung. **Übelkeit** bis Erbrechen. **Schwindel bei sich bewegenden Gegenständen.** Lähmungen durch **Rückenmarksleiden. Schwäche in den Beinen.**
Trias: Schwindel + Übelkeit + Dysmenorrhö (unterdrückte Mens).
Vergleiche: Acidum nitricum, Alumina, Causticum, Conium, Cuprum, Ignatia, Natrium.

Helleborus niger   Christrose/Schwarze Nieswurz   hell.

Ordnung: Ranunculales (Hahnenfußartige). Familie: Ranunculaceae (Hahnenfußgewächse).
Abstumpfung nach enttäuschter Liebe. Kommen nicht darüber hinweg.
Empfindlichkeit gegenüber der Welt (draußen ist es extrem schmerzhaft und voller Schrecken, so dass sie sich verschließen). **Aus dem Rhythmus geraten.**
Kleiden sich „unanständig, geschmacklos". Unentschlossenheit. Traurigkeit. Gedankenversunken. Psychosen. Reizbarkeit. Gewissenhaftigkeit. Nervöse Erregung. Schreckliche Angst.

Körperlich: Spätfolgen von Kopf- oder Nervenverletzungen. Epileptische Anfälle. Unterdrückte Hautausschläge. Reperistaltik. Automatische Handlungen. Schmerzlosigkeit sonst schmerzhafter Zustände.[50]
Miasma: Typhus.

Hydrastis canadensis *Kanadische Gelbwurz* hydr.

Ordnung: Ranunculales (Hahnenfußartige). Familie: Ranunculaceae (Hahnenfußgewächse).

Empfindlichkeit gegenüber Beleidigung. Leicht beleidigt, wenn jemand anderer Meinung ist. Hass. Fluchen. Schmerzen machen gereizt und zornig.

Ängste: Unheilbare Krankheiten. Zittern bei Gemütsbewegungen.
Träume: Fließendes Wasser.
Verlangen: Gewürztes. Süß.
Miasma: Lepra.

Pulsatilla pratensis *Wiesenküchenschelle* puls.

Ordnung: Ranunculales (Hahnenfußartige). Familie: Ranunculaceae (Hahnenfußgewächse).

Suchen nach Verbundenheit, um **Verlassenheit und Bedürftigkeit** nicht zu fühlen. Empfindlichkeit gegenüber Geringschätzung. Angst, verlassen zu werden. Milde und Weichheit. Nachgiebigkeit und Wechselhaftigkeit. Weinen leicht, leicht getröstet.

Körperlich: Veränderlichkeit der Symptome. Trockenheit des Mundes ohne Durst. Leckt die Lippen.
Miasma: Sykose.

Ranunculus acris *Butterblume/Scharfer Hahnenfuß* ran-a.

Ordnung: Ranunculales (Hahnenfußartige). Familie: Ranunculaceae (Hahnenfußgewächse).

Können sich aus Mangel an Selbstvertrauen einer Situation **nicht stellen, sich aber auch nicht anpassen.**[1] Bleiben aus Anpassung (unter Protest). Wut. Anspannung. Fühlen sich blockiert.

Körperlich: Brustschmerz beim tiefen Atmen. Chronische Leberentzündung. Magenschmerz mit Ohnmacht. Herpes. Krampfadern. Hämorrhoiden. Zungenneuralgie. Mundfäule.

Ranunculus bulbosus *Knollenhahnenfuß* ran-b.

Ordnung: Ranunculales (Hahnenfußartige). Familie: Ranunculaceae (Hahnenfußgewächse).

Lehnen eine Situation ab, in der sie ausharren müssen. **Zwischen Ablehnung und Angewiesensein.** Wiederkehrender, qualvoller Verdruss. Streitsucht aus Unzufriedenheit mit den haltlosen Bedingungen.[1] Selbstgespräche über erfahrene Beleidigungen (von geringem Schmerz provoziert).

Beschwerden infolge von: Kränkung. Demütigung. Zurückweisung. Schreiben. Nähen. Sitzende Arbeit. Alkohol.
Körperlich: Schmerz. Nerven. Epilepsie. Interkostalneuralgie. Schießender Schmerz in der Brust. Husten. Herpes zoster.

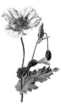

Schmerzen: Punktuell (im Brustkorb).
Verschlechterung: Durchatmen. Liegen auf der schmerzhaften Seite. Berührung. Wetterwechsel. Kälte.
Besserung: Wandern.
Miasma: Malaria.

Ranunculus sceleratus — Gifthahnenfuß — ran-s.

Ordnung: Ranunculales (Hahnenfußartige). Familie: Ranunculaceae (Hahnenfußgewächse).
Körperlich: Nagender/bohrender Schmerz (abends und vor Mitternacht). Ohnmacht durch Magenschmerz. Aussetzender Atem. Empfindliche, schmerzhafte Brust. Plötzlich brennender/splitterartiger Schmerz, wie durch Nadeln. *(Vermeulen).*
Miasma: Malaria.

Staphisagria — *(Delphinium staphisagria)* Rittersporn — staph.

Ordnung: Ranunculales (Hahnenfußartige). Familie: Ranunculaceae (Hahnenfußgewächse).
Verletztes Ehrgefühl. Verachtung. Demütigung. Hilflose Entrüstung (nach innen). Depression. Stiller Kummer und Enttäuschung. Unterdrückung. Müssen Ärger unterdrücken, dürfen ihn nicht zeigen (ist unter ihrer Würde). Empörung über moralisches Fehlverhalten anderer (bei eigener Ritterlichkeit).
Empfindlichkeit gegenüber Grobheit. Weinen, wenn sie angesprochen werden (können dann die Gefühle nicht mehr verbergen). Sprachlosigkeit bei Auseinandersetzungen. Zorn gegenüber sich selbst, sich selbst bestrafen, Autoaggression. Schuldgefühl.
Zittern bei Gemütsbewegungen.

Beschwerden infolge von: Demütigung. Vergewaltigung.
Körperlich: Magenschmerzen. Herzklopfen. Harnverhaltung nach Verletzungsschock/Operation. Feigwarzen, gelb-grüner Ausfluss.
Schmerz: Stechend. Dornartig. Scharf. Gestichelt und geschnitten.[50]
Miasma: Krebs.

Vergleiche:
Violales *(Veilchengewächse):* Fleißig. Klarheit im Denken. Heiterkeit. Möchten entfliehen. Reserviert. Suchen Ruhe und Meditation. Abneigung gegen die Arbeit.
Cucurbitaceae *(Kürbisgewächse):* Investieren viel (Kraft/Arbeit/Geld), um darin Sicherheit vor Mangel zu finden. Aus Angst, zu klein zu sein oder Mangel zu erleiden.

Rosaceae *Rosengewächse*

Ordnung: Rosales (Rosenartige). Inhaltsstoffe: Gerbstoffe (bakterizid, fungizid, schmerzstillend, wirken gegen Durchfall; Triterpene (wirken antibiotisch).[24]
Liebesbeziehungen. Herzensangelegenheiten. Suche nach Liebe und Beziehung.
Sehnsucht nach Heimat. Heimweh, fühlen sich fremd.[50] Kontakt zur Gemeinschaft und Kommunikation. Mitgefühl und Verantwortlichkeit.
Idealisierte Liebe. Geben alles dafür, sehen Ungleichgewicht nicht. Geben sich selbst weg, verschenken ihr Herz. Fühlen sich leer, der Dorn bleibt im Herzen.
Beschwerden infolge von: Unglückliche Liebe. Gebrochenes Herz.
Körperlich: **Unerfüllter Kinderwunsch.** Süchte. Essstörungen. Unzufriedenheit. Sexuelle Probleme. Weinen beim Sex. Vaginitis. Lungen. Kurzatmigkeit (wie Ersticken). Herz-Kreislauf-Beschwerden. Gefäße. Neurologische Beschwerden. Juckreiz am ganzen Körper. Allergie, Heuschnupfen. Müdigkeit begleitet andere Symptome. Knochenschmerz. Große Gelenke mit Anspannung.[50Kaiser]
Schmerzen: **Stechend.**
Empfindungen: Plötzlicher Druck. Herausschießend. Zusammendrückend. Kneifend.
Verlangen: Bewegen. Reisen.
Abneigung/Verlangen: Erdbeeren oder Früchte von Rosengewächsen. Äpfel. Brombeer. Aprikose etc.
Besserung: Frischluft.
Verschlechterung: Koitus. Menses.

Crataegus oxyacantha — Weißdorn — crat.

Ordnung: Rosales (Rosenartige). Familie: Rosaceae (Rosengewächse)
Bemühen bis zur geistigen und körperlichen Erschöpfung.
Fühlen sich unbeachtet oder übergangen. Empörung.
Körperlich: Herzbeschwerden. Unregelmäßigkeit. Bluthochdruck. Schwäche. Herzbeschwerden nach Rheuma.
Verschlechterung: Warmes Zimmer.
Besserung: Frischluft. Ruhe.
Miasma: Syphilis.

Laurocerasus officinalis — Kirschlorbeer[14] — laur.

Lorbeerkirsche (Prunus laurocerasus). *Ordnung: Rosales (Rosenartige). Familie: Rosaceae (Rosengewächse).*
Das gezähmte Wilde. Die Bedrohung nicht wahrnehmen.
Miasma: Lepra.

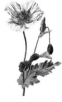

malus-d. Rosaceae Pflanzen

Malus domestica   Apfelbaum   malus-d.

Ordnung: Rosales (Rosenartige). Familie: Rosaceae (Rosengewächse)

Ihr sehnlichster Wunsch ist es, geliebt zu werden und zu lieben.
Güte und Großzügigkeit. Sorgen mit viel Phantasie dafür, dass ihr Leben nie langweilig ist. Heimweh. Sehnsucht nach Vollkommenheit. Verbindung von Paradies und Erkenntnis.

Körperlich: Schwere Augen. Schleier sehen. Müdigkeit. Stechende Schmerzen der großen Gelenke.

Rosa canina   Hundsrose/Heckenrose   ros-ca.

Ordnung: Rosales (Rosenartige). Familie: Rosaceae (Rosengewächse)

Stolz und Streben nach Höherem. **Bedürfnis nach Liebe und Anerkennung.** „Muss mich anpassen." Unterordnung. **Gefühl von Minderwertigkeit, sich hässlich fühlen.** Fürchten Nadeln. Versagensängste.

Träume: Schlangen. Schnee. Schweben in der Luft.[2]
Körperlich: Kieferverspannung. Ekzeme. Allergie gegen Hundehaar.
Schmerz: Stechend.
Abneigung: Marmelade.[2]
Vergleiche: Lac caninum, Pulsatilla.

Rosa damascena   Damaszenerrose   ros-d.

Ordnung: Rosales (Rosenartige). Familie: Rosaceae (Rosengewächse)

Eine königliche Erscheinung. Lieben das Besondere. Königinnen und Prinzessinnen. Wollen **etwas Besonderes sein.** Mittelpunkt. **Würdigung der Weiblichkeit.** Alte Grenzverletzungen. Erschöpfung. Alles, was ihnen Freude bereiten könnte, tut weh (Nat-m.). Fürchten Nadeln.

Körperlich: Allergie. Asthma. Blasenentzündungen nach Sex. Nur Arbeit geht.[50]
Außerdem:
Gattung „Prunus": Amygdala amara; Amygdala persica; Prunus cerasifera.

(Nach Rosemarie Kaiser aus Homoeopathia Viva Nr. 18 und Jan Scholten)

Pflanzen	Rubiaceae

Vergleiche:

Nuphar luteum   *Gelbe Teichrose*   nuph.

Ordnung: Nymphaeales (Seerosenartige). Familie: Nymphaeaceae (Seerosengewächse).

AußenseiterIn. Reize und Fremdes meiden. Ziehen die Gesellschaft von Tieren der von Menschen vor.

Körperlich: Nervöse Schwäche und ausgeprägte Symptome im sexuellen Bereich. Durchfall. Sexuelle Schwäche.

Vergleiche auch:
Silicium-Serie: Liebe; Beziehung und Familie. *Idealisierte Liebe:*

Rosaceae *(Rosengewächse)*: Suche nach Vollkommenheit in der Liebe.

Tilia *(Linde)*: Die vollkommene (aber nicht gelebte) Liebe. Verzicht.

Staphisagria *(Rittersporn)*: Die schüchterne Minneliebe der „edlen Ritter".

Caprifoliaceae *(Geißblattgewächse)*: Liebe und Leidenschaft führen zu gesellschaftlichem Konflikt.

Scrophulariaceae *(Braunwurzgewächse, auch Lamiales)*: Sind viel mit Liebesangelegenheiten beschäftigt, aber versuchen keine Bindung zu brauchen.

Oleaceae *(Ölbaumgewächse)*: Liebe im Konflikt mit Verantwortung zur Familie.

Sulphur-Verbindungen: Liebe. Schönheit. Einzigartigkeit.

Phosphor-Verbindungen: Die immer wieder neue(gierige) Liebe.

Salze: Unglückliche Lieben. „Werde ich geliebt oder nicht?"

Fluor: Betonung auf Sex. Müssen sich von der Liebe nehmen, was sie kriegen können.

✿ Rubiaceae *Rötegewächse/Kaffeegewächse*

Ordnung: Gentianales (Enzianartige). Sie produzieren Alkaloide (Koffein, Chinin, Yohimbin, Emetin) mit tonisierender Wirkung und Glykoside. Inhaltsstoffe: Cumarin (hemmend, hypnotisch; verursacht Kopfschmerzen); Koffein (belebend, erfrischend; leichtes Antidepressivum).[24]

Immer wieder Pläne schmieden. Ideenreichtum und Gedankenzudrang führen zu nervlicher Überreizung. Empfindlichkeit wegen Kleinigkeiten. *Überstimulation,* die verschlimmernd wirkt. Viele Wünsche/Einfälle. Hunger als Stimulans. Erst starke Aufregung, daraufhin Erschöpfung. Müdigkeit. Konzentrationsstörungen.

Körperlich: Schlaflosigkeit mit **Einfällen**. Ermüdung und Erschöpfung. Magen-, Leber- und Darmleiden. Gesteigerte Darmperistaltik. Krämpfe. Weibliche Geschlechtsorgane. Dysmenorrhö. Atemwegserkrankungen. Rheuma. Hauterkrankungen.
Besserung: Ruhe, Schlaf.
Verschlimmerung: **Freude**. Tabak, Alkohol, Sex und andere Stimuli.
Verlangen: Stimulanzien. Starke Aufregung. Alkohol. Sex. Kaffee. (Daraufhin Ermüdung, Stumpfsinnigkeit, Schwinden der Gedanken. Schlaf und Ausruhen bringen Besserung.)

(Nach Jan Scholten und Rajan Sankaran)

China officinalis (Cinchona) — *Chinarindenbaum* — chin.

Ordnung: Gentianales (Enzianartige). Familie: Rubiaceae (Rötegewächse).
Überstimulation. Pläneschmieden. Frustration. Bedürfnisbefriedigung.

Beschwerden infolge von: Überstimulierung. Viele Wünsche haben. Theoretisieren. Pläne schmieden. Lesen. Schreiben. Schlaflosigkeit aufgrund vieler Einfälle. Gier nach Aktivität. Erschöpfung. Stumpfsinn (Schlaf bringt Besserung).
Miasma: Malaria.

Chininum sulphuricum — *Chininsulfat* — chin-s.

Sulfatsalz des Alkaloids Chinin.

Fühlen sich ohne Rückhalt aus der Familie. Gehindert statt angenommen. Ungewolltes Kind der Familie. Erregen sich vergeblich gegen das familiäre Schicksal. Sehnsucht nach tiefer Liebe und Einheit. Entmutigung. EigenbrödlerIn. Willensstärke; Ideenreich abends. „Fühlen sich wegen ihrer Suche nach Stimuli verfolgt."[4P]

Angst: Zukunft. Überempfindlich.
Miasma: Malaria.

Coffea cruda — *Ungeröstete Bohnenfrüchte der Kaffeepflanze* — coff.

Ordnung: Gentianales (Enzianartige). Familie: Rubiaceae (Rötegewächse).
Glauben sich nur dann akzeptiert, wenn sie sich überfordern. Lassen sich ausbeuten (auch demütigen). Überempfindlichkeit. Konfliktscheu. Anspannung. Erregung. Vertragen keine emotionale Berührung. Schlaflosigkeit mit Gedankenkreisen. Liebeskummer. Pläneschmieden. Träumen vom Paradies.[2] Übererregung. Störung des natürlichen Rhythmus. Muss schnell viele Ideen hervorbringen.

Körperlich: Extreme Empfindlichkeit gegenüber Schmerz und Geräuschen. Schreckhaftigkeit. Ruhelosigkeit. Schlaflosigkeit. Erschöpfung. Apoplex. Gehör. Schmerz. *(J. Becker)*
Miasma: Syphilis.

| Pflanzen | Rubiaceae | ip. |

| **Coffea tosta** | *Geröstete und gemahlene Kaffeebohnen* | coff-t. |

Ordnung: Gentianales (Enzianartige). Familie: Rubiaceae (Rötegewächse).
„Ängstliche Fürsorge gegenüber der Umgebung". Nehmen sich keinen eigenen Raum. Erhöhte Wahrnehmung.

Beschwerden infolge von: Streit. Trennung. Schock in der Familie. Freudige Erregung.
Körperlich: Mehr neurologische Symptome als Coffea cruda. Ungeschickte Bewegungen. Unsicherer Gang. Zittern der Hände. Kopfschmerzen. Zahnschmerzen. Trigeminusneuralgie. Ohnmacht. Asthma. Hypertonie. Krämpfe. Durchfall mit Krämpfen. Völlegefühl. Wehenschmerz.
Abneigung: Essen.
Besserung: Gesellschaft.
Verschlechterung: Fasten.[44]

| **Coffeinum** | *Koffein* | coffin. |

Alkaloid der Kaffeebohne (in Kaffee, Tee, Cola, Mate, Guaraná und in geringen Mengen in Kakao). Gehört zu den psychoaktiven Drogen (anregend).[14]
„Plötzliche, intensive Stimulierung."[4P]
Miasma: Akut.

| **Galium aparine** | *Klettenlabkraut* | gali. |

Ordnung: Gentianales (Enzianartige). Familie: Rubiaceae (Rötegewächse).[14]
Optimismus trotz großer Schwäche. Versuchen, viele Ideen unter Kontrolle zu behalten.
Körperlich: Krebs.
Miasma: Krebs.

| **Ipecacuanha** | *Brechwurzel* | ip. |

Ordnung: Gentianales (Enzianartige). Familie: Rubiaceae (Rötegewächse).
„Verlangen nach schneller Stimulierung."[4P] **Voller Wünsche nach verschiedensten Dingen.** Ungeduld. Betriebsamkeit. Reizbarkeit. Launenhaft. Widersprüchliche Wünsche.

Beschwerden infolge von: **Unterdrückter Zorn bei „unverdaulichen" Lebensumständen.**
Körperlich: Erbrechen. Abscheu/Ekel. Übelkeit und Blutungsneigung. Abort. **Atemwege.** Keuchhusten. Asthma. Migräne. Gebärmutterblutungen. Ohnmacht. Stimmverlust nach Schlaganfall.
Verschlechterung: Warm-feuchtes Wetter.
Miasma: Typhus.

Yohimbinum — Liebesbaum (Krokodilbaum) — yohim.

„Vermeiden Stimulierung. Fühlen sich stimuliert, müssen es aber verbergen, verstecken."[4P]

Miasma: Sykose.

Sowie:
Rubia tinctorum *(Färberkrapp)*, Asperula odorata/Galium odoratum *(Waldmeister)*. Cephalanthus occidentalis *(Knopfbusch)*, Mitchella repens *(Rebhuhnbeere)*.

Vergleiche:
Gentianales *(Enzianartige)*: Coffea tosta *(geröstete Kaffeebohne)*. <s. a. Strychnosgewächse>
Gramineae *(Gräser)*: Überaktivität. Überempfindlichkeit.
Loganiaceae *(Brechnussgewächse/Strychnos-Verwandte)*: Möchten gefasst und ruhig erscheinen. Außer sich sein. Fassung verlieren. Erregbarkeit.
Lamiales *(Lippenblütlerartige)*: Mit Freunden im Gespräch Spaß haben. Fleiß und Bewegung. Fürchten unangenehme Überraschungen. Zittern und Schweiß.

❀ Rutaceae *Rautengewächse*

Ordnung: Sapindales (Seifenbaumartige).
Artenreiche Pflanzenfamilie innerhalb der Ordnung der Sapindales (Seifenbaumartige). Alle Zitrusfrüchte gehören dazu.[14]

Sie lieben es, hart zu arbeiten und immer beschäftigt zu sein.
Beständig und hart arbeiten, um ein hohes Ziel zu erreichen. Erfolgreich bis kurz vor Erreichen des Zieles. Überanstrengung und tiefe Erschöpfung.

(Nach Jan Scholten)

Krankheit hindert am Erreichen des ursprünglich gesetzten Zieles.

(Nach Massimo Mangialavori)

Ermüdungsgefühl. Wie zerschlagen.
Besserung: Mäßige Bewegung.

(Nach Rajan Sankaran)

Citrus vulgaris — Bittere Orange — cit-v.

Ordnung: Sapindales (Seifenbaumartige). Familie: Rutaceae (Rautengewächse).

Extremer „Workaholic" (mit Freude und Zufriedenheit, wenn es dauernd etwas zu tun gibt).

Ruta graveolens — *Weinraute* — ruta

Ordnung: Sapindales (Seifenbaumartige). Familie: Rutaceae (Rautengewächse).

Sich in einer unangenehmen Situation aufreiben. Kontrolle ist besser als Vertrauen. Langsam im Denken und Begreifen. Neigung zu Widerspruch. Streiten. Verdrießlich und weinerlich. Misstrauen.
Beschwerden infolge von: Unfall. Abkühlung. Medikamentenabusus. Operation.
Furcht: Tod (besonders im Fieber).
Täuschung: Jemand sei hinter ihm.
Körperlich: Rigidität. **Überanstrengung.** Steifheit. Kopfschmerz (als ob ein Nagel in den Kopf getrieben würde). Augenüberanstrengung. Rheuma. Rückenschmerz. Knochenschmerzen. Verletzung. Verrenkung. Verstauchung und Frakturen. Tendinitis. Ganglion. Karpaltunnelsyndrom. Lahmheit. Kniesehnen wie verkürzt.
Verschlechterung: Überanstrengung. Heben. Verletzung.
Besserung: Liegen. Wärme. Reiben und Bewegung.

Außerdem:
Angustura vera, Citricum acidum, Citrus limonum, Jaborandi, Ptelea trifoliata.

❀ Solanaceae *Nachtschattengewächse*

Ordnung: Solanales (Nachtschattenartige). Inhaltsstoffe: Alkaloide (Muskel erschlaffend, Sekretion fördernd, lähmend, narkotisch, mindern Herzfrequenz).[24]
Mutig angesichts von Gefahr. Plötzlichkeit. Lebensgefahr.
Was sie brauchten, bekamen sie nur unter gefährlichen Bedingungen.
Licht und dunkle Schattenseiten müssen unter Kontrolle gehalten werden.
Grenze zwischen den Welten. Angstattacken.

Empfindung: Explosiv. Zerreißen. Pulsieren. Krampfartig. Zusammenschnüren. Gewaltsam. Schießen. Verfolgt. Dunkelheit. **Mord** und Terror verfolgen sie. Schlag. Erschrecken. Aufschrecken wie in Panik. Rasche Wut. Bis hin zu Betäubung, Trägheit und Ohnmacht (nicht mehr zu ertragen).
Beschwerden infolge von: Schreckerlebnisse und Horror.[2]
Ängste: Faszination von Angstthemen wie Teufel, **Hexen**, Geister. Tiere (besonders Hunde)[2]. Alleinsein. Schreien. Schwarz. Tod. Alles erscheint plötzlich, heftig und gewaltsam (mit **Schrecken**).
Träume: Gewalt. Krieg. Tiere. Verstorbene.
Körperlich: Kopfschmerz. Psychische Störungen. Blutandrang. Beißen. Schlagen. Gestikulieren. Krämpfe. Kampf und Fluchtsituation.
Unverträglichkeit: Sonne (Vampire). Photophobie.
Verlangen: Sauer.

(Nach Rajan Sankaran und Massimo Mangialavori)

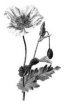

Atropinum — Alkaloid aus der Tollkirsche — atro.

Verlangen zu entfliehen. Am Ersticken durch Gewalt. (Drehen sich weg, wenn sie angesprochen werden.) Schock. Ohnmacht. Plötzliche Angst vor dem Tod. Als hätten sie ein großes Verbrechen begangen.
Miasma: Tuberkulose.

Belladonna — Tollkirsche — bell.

Ordnung: Solanales (Nachtschattenartige). Familie: Solanaceae (Nachtschattengewächse).
„Plötzliche, heftige, ausbrechende Wut, Terror und Explosion."[4P] **Aufmerksamkeit und Darstellung. Lieber tot, als keine Reaktion hervorrufen.**

Beschwerden infolge von: Extreme Bedrohung.
Täuschung: Als wenn der Tod nahe ist.
Träume: Todesgefahr.
Körperlich: Fieber mit Apathie. Fieber mit heißem Kopf und kalten Extremitäten.
Miasma: Akut.

Capsicum — Cayennepfeffer — caps.

Ordnung: Solanales (Nachtschattenartige). Familie: Solanaceae (Nachtschattengewächse).
Feststecken in einer Situation, in der sie Angriffen ausgeliefert sind.
Heimweh mit Fernweh. An Vergangenem hängen. **Verlangen nach Veränderung und gleichzeitig Furcht davor.** Heimatlosigkeit. **Auf Zugehörigkeit angewiesen.** Aufgeschlossenheit. Reizbarkeit. Launenhaft. Ungehorsam. Leicht beleidigt.

Ängste: Kritisiert zu werden.
Miasma: Malaria.

Fabiana imbricata — Fabianakraut — fab.

Ordnung: Solanales (Nachtschattenartige). Familie: Solanaceae (Nachtschattengewächse).
Vermeidung von Gewalt und Wut.

Körperlich: Subakute Gonorrhö.
Miasma: Sykose.

| Pflanzen | Solanaceae | lycpr. |

Hyoscyamus — Bilsenkraut — hyos.

Ordnung: Solanales (Nachtschattenartige). Familie: Solanaceae (Nachtschattengewächse).
Plötzliche, intensive Bedrohung von Wut und Gewalttätigkeit (mit dem Wunsch, eine sichere Position zu erreichen). Ihrer Erfahrung nach ist das Zuhause unberechenbar. **Verletztes „Schamgefühl".** Verlassenheit. Frühe **Sexualisierung.** Wie Dreck behandelt worden zu sein, beschmutzt. Eifersucht.
Miasma: Typhus.

Mandragora — Alraune — mand.

Ordnung: Solanales (Nachtschattenartige). Familie: Solanaceae (Nachtschattengewächse).
„Angewidert von Gewalt und Wut."[4P]
„Stürzen aus höchster Erwartung in die tiefste Enttäuschung" (Geburtstrauma). Vertrauens- und Werteverlust (dadurch Erstarrung und Destruktivität). Fluchen. Selbstzerstörung. Verlassenheitsgefühl. Menschenscheu. Gefühllosigkeit. **Müssen sich verstecken.**
Träume: Unfälle. Anschuldigungen. Flugzeugabsturz. Verfolgung. Flucht. Löwen. Schlangen. Vulkan. Geschlagene Frauen. Grausamkeit. Deformierung. Verstümmelung.
Empfindung: In die Falle gegangen.
Miasma: Lepra.

Solanum dulcamara — Bittersüßer Nachtschatten — dulc.

Ordnung: Solanales (Nachtschattenartige). Familie: Solanaceae (Nachtschattengewächse).
Im eigenen Territorium in Sicherheit, draußen unterlegen. Übernehmen die Führungsposition zu Hause, sind außerhalb verunsichert. Wut und Gewaltsituation. Wollen bewundert werden. Verkrampfung.

Beschwerden infolge von: Unstimmigkeit in der Familie. Unterdrückung. Dominierung. Durchnässung. Unterdrückte Hautausschläge.
Ängste: Um die Familie.
Miasma: Ringworm.

Solanum lycopersicum — Tomate — lycpr.

Ordnung: Solanales (Nachtschattenartige). Familie: Solanaceae (Nachtschattengewächse).
Können sich mit dem vergeblichen Bemühen nicht abfinden (wer wirft mit Tomaten?). Fühlen sich durch Nähe bedrängt oder eingeengt.

Täuschung: Sei eine hochgestellte Persönlichkeit. Lehnen es ab, sich nach äußeren Bedingungen zu richten, wenn sie gegen die eigenen Prinzipien/ Würde verstoßen.

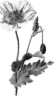

Solanum mammosum — Zitzen-Nachtschatten — sol-m.

Ordnung: Solanales (Nachtschattenartige). Familie: Solanaceae (Nachtschattengewächse).
Milch- und Mutterbezug. Extremes Brustthema. Heftigkeit. Schnelligkeit. Bedürftigkeit. Lebhaftigkeit. Rasche Aufnahmefähigkeit. Charme. Lachen. Wunsch nach Gesellschaft. Fröhlichkeit. Aufschrecken und Schreien. Widersprüchlichkeit. Sensitivität. Todesängste.
Träume: Tod (mit heftigem Weinen). Kleine Teufel (mit Liebesbissen). Wilde Spiele. Viel Show.
Erscheinung: Dunkle Augen.
Verlangen: Wasser und Schwimmen.
Vergleiche: Belladonna.[7] *(Gertraude Kittler)*

Solanum nigrum — *Schwarzer Nachtschatten* — sol-n.

Ordnung: Solanales (Nachtschattenartige). Familie: Solanaceae (Nachtschattengewächse).
Brechen die Verbindung ab, aus Angst, den Ansprüchen nicht zu genügen. Fürchten, sich auf ungewisse Bedingungen einzulassen. Reden in fremder Sprache.
Träume: Fallen aus der Höhe. Schlangen.
Körperlich: Hitze und Kälte. Krämpfe. Angina. Scharlach. Multiple Sklerose. Epilepsie. Hirnhautentzündung.
Verschlimmerung: Essen.
Besserung: Kälte.
Abneigung: Tabakgeruch.
Verlangen: Durstig.
Vergleiche: Belladonna (ähnliche Wirkung).

Solanum tuberosum — *Kartoffel* — sol-t.

Ordnung: Solanales (Nachtschattenartige). Familie: Solanaceae (Nachtschattengewächse).
Halten an Althergebrachtem fest. Müssen eigene Bedürfnisse unterdrücken, da sie unter schwierigen Bedingungen ausharren müssen. Ruhelosigkeit.
Beschwerden infolge von: Kummer. Traurigkeit. Ruhelosigkeit im Bett.
Körperlich: Durchfall. Tumoren im Bauch. Krämpfe der Muskeln und Sehnen. Ohnmacht. Sonnenallergie.

Solanum tuberosum aegrotans — *Kranke Kartoffelfäule* — sol-t-ae.

Ordnung: Solanales (Nachtschattenartige). Familie: Solanaceae (Nachtschattengewächse).
Ideenfülle. Fliehen in die Zukunft und fürchten sie. Vergangenheit und Reisen. Rasch gestörte Aufmerksamkeit.[22] Verwirrung. Reizbarkeit. Langeweile. Traurigkeit.
Ängste: Zukunft. Beim Erwachen.
Täuschung: Sieht Diebe.

Träume: Zum Fürchten.
Körperlich: Frösteln wechselt mit brennender Hitze. Herzklopfen. Aufstoßen. Verdauungsprobleme. Obstipation. **Analprolaps.** Gelenkschmerzen. Gelenkschwellung. Ischias. Verrenkungsgefühl im Hüftgelenk.
Verlangen: Alkohol, Stimulanzien, Orangen.
Verschlechterung: Alkohol (Geruch).
Erscheinung: Gesichtsröte.
Vergleiche: Alumina, Bryonia, Graphites, Plumbum metallicum.

Stramonium — *Stechapfel* — stram.

Ordnung: Solanales (Nachtschattenartige). *Familie:* Solanaceae (Nachtschattengewächse).
Plötzliche Wut und Gewalttätigkeit. Verwirrung. Nächtliche **Schrecken. Dunkelheit. Terror.** Gewalttätigkeit. Zerstörungslust. Heftigkeit (wie ein Vulkan).
Körperlich: Gehirn: Halluzinationen/fixe Ideen.
Miasma: Akut.

Tabacum — *Tabak* — tab.

Ordnung: Solanales (Nachtschattenartige). *Familie:* Solanaceae (Nachtschattengewächse).
Müssen **Kontrolle bewahren in Situationen von Gewalt.**
Ein unbedeutendes Wort verursacht Ausbruch von Leidenschaft. Äußerlich gefasst, nehmen das, was sie nicht ändern können, scheinbar gelassen hin. **Innerlich fassungslos.**
Miasma: Krebs.

Sowie:
Franciscea uniflora — *Brunfelsia* — franc.
Zerstörung durch Gewalt.
Körperlich: Entzündung der Gelenke. Arthritis.
Miasma: Syphilis.

Vergleiche:
Agaricus *(Fliegenpilz):* Andere Dimensionen. S. a. Cactaceae *(Kakteen);*
Papaveraceae *(Mohngewächse):* Möchten gelassen sein, auch in Situationen voller Schmerz/Gewalt. *Empfindung:* Schock. Intensiver Schmerz. Bestrafung. Folter. Betäubung.
Arachnida *(Spinnen):* Abgetrennt. Kontrolle. „Gute Mutter/böse Mutter".
Serpentes *(Schlangen):* Zwiespalt. Macht/Machtlosigkeit. Konkurrenz.
Medorrhinum *(Tripper-Nosode):* Intensität statt Intimität. Sensibilität und Extreme.
Fungi *(Pilze):* **Drogen.**

✽ Theaceae *Teestrauchgewächse*

Ordnung: Ericales (Heidekrautartige).
Schock. Verletzungen, besonders der Nerven.
Empfindung: Durchstechen. Zertrümmert.

Hypericum	*Johanniskraut*	hyper.

Ordnung: Malpighiales (Malpighienartige). Familie: Hypericacea (Johanniskrautgewächse / Hartheugewächse).
Niemand ist da, wenn Hilfe gebraucht wird. Verlassenheit.
Beschwerden infolge von: **Erschütterung. Verletzung.** Gehirnerschütterung. *Körperlich:* Lumbalpunktion. Nervenverletzungen und -schmerz. Licht. Dunkelheit in der Seele. Nahtod-Erlebnisse. Verletzlichkeit. Auf der Hut sein. Kämpferisch. Plötzliches Gefühl von Bedrohung („rettungslos verloren").
Körperlich: Dammschnitt. Nervenverletzungen. Stichwunde. Tetanusprophylaxe. Verletzung der Handflächen und Fußsohlen. Amputationsschmerz. Nagelverletzung. Depression.
Vergleiche: Calcium sulphuricum, Chocolate, Stramonium.

Thea chinensis	*Teestrauch*	thea

Ordnung: Ericales (Heidekrautartige). Familie: Theaceae (Teestrauchgewächse)
Ausdehnung. Erlebnishunger. **Empfindlichkeit auf Einschränkung. „Lieber tot als nicht lebendig". Lebensfreude mit Angst etwas zu versäumen.** Alles durchdringen. Den Grenzen des Verstehbaren und Erlebbaren auf der Spur. Grenzüberschreitung. Leichtigkeit. (Selbst)Vertrauen. Ekstase. Sprühen wie Funken. Geistreich. Empfindlichkeit und Empfindungslosigkeit.
Außerdem von R. Sankaran zugeordnet:

✽ Violaceae *Veilchengewächse*

Ordnung: Malpighiales (Malpighienartige).
Möchte Klarheit im Denken. Heiterkeit. Fleiß. Reserviertheit. Suchen Ruhe und Meditation. Gleichgültig gegenüber Freunden. Konzentrationsstörungen. Möchten entfliehen. Abneigung gegen die Arbeit.

(Nach Rajan Sankaran)

| Pflanzen | Violaceae | viol-t. |

Quälender Verdruss. Gefühl von Störung. Kummer. Abneigung gegen Störung. Gereiztheit. Wut. Rastlosigkeit. Vermeiden Menschen.

(Nach Jan Scholten)

Viola odorata — *Märzveilchen* — viol-o.

Familie: Violaceae (Veilchengewächse). Ordnung: Malpighiales (Malpighienartige).

Empfindungen müssen intellektuell kontrolliert werden. Niedergeschlagenheit. Erschöpfung und Nervosität. Spannung. Weinen scheinbar ohne Grund.

Körperlich: Kopfschmerz (besonders der Stirn, mit Stirnrunzeln). Ohrenschmerzen und Neuralgie. Gerstenkörner. Dyspnoe. Atemnot in der Schwangerschaft. Krampfhusten. Auftreibung. Rheuma. Krebs. Würmer.
Empfindung: Brennen (an kleinen Stellen).
Abneigung: Musik.
Verschlechterung: Bewölktes Wetter. Pubertät. Unterdrückte Absonderungen.
Miasma: Krebs.

Viola tricolor — *Feld-Stiefmütterchen* — viol-t.

Familie: Violaceae (Veilchengewächse). Ordnung: Malpighiales (Malpighienartige).
Wehrlos dem Leben ausgesetzt sein. Zurückweisung löst Hass aus.

Beschwerden infolge von: Verlassenheit. Missachtung. Überforderung. Unterdrückter Milchschorf. Angst. Lebhafte Träume.

Körperlich: Atemnot. **Ekzem.** Gesichtsausschläge. Bettnässen. Urin riecht wie Katzenharn. Flatulenz. Gicht. Rheuma. Syphilis. Vaginismus.
Besserung: Frische Luft bessert Kopfschmerzen (trotz Frösteln).

Vergleiche:

Passiflora incarnata *(Ordnung: Malpighiales/Malpighienartige; Familie: Passiflorae/ Passionsblumengewächse).*
Cistus canadensis *(Ordnung: Cistus/Zistrosen; Familie: Cistaceae/Zistrosengewächse)*
Cucurbitaceae *(Kürbisgewächse)*: Als Sicherheit vor Mangel Kraft/Arbeit/Geld investieren.
Brassicaceae/Cruciferae *(Kreuzblütler)*: Wenig Freude, viel Pflichterfüllung/ Arbeit.

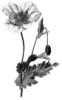

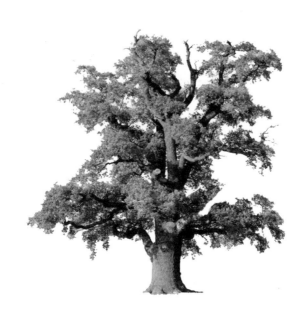

Kapitel 4.2

Bäume

Bäume schaffen sich ihr eigenes Klima. Trostspender. Ruhe. Stille. Musik im Rauschen. Individualität. Wachstum. Wuchs. Habitus. Größe. Verbindung zwischen Himmel und Erde.

Auslösende Faktoren bei Menschen, die eine Baumarznei benötigen, sind seelische oder emotionale Verletzungen. Das Thema ist **zu Ganzheit, Seele finden.**
Pflanzlich: **Wachstum und Anpassung. Sensibilität.** „Was fehlt mir an diesem Ort, um zu überleben?" Müssen sich anpassen/kompensieren. Zwangsverhalten. Fixe Ideen. Rituelles Verhalten. Schuldgefühl. Reue. Selbstvorwürfe. Gefühl der Auslieferung. Verschiedene Möglichkeiten der Adaption.
Wasser und Feuer sind wichtige Baumthemen.
Empfindung: Abbrechen. Zerbrechen. Viel geht in die Krone, weniger in die Wurzeln.
Empfindlich für Musik und Kunst (Ästhetik von Kunst und Musik finden sich oft bei Bäumen). Stimmungsschwankungen. Kontaktschwierigkeiten.
Redewendungen: „Ich bin geknickt."; „Das hat mich beschnitten."; „Ich bin davon berührt."

Wenn im Repertorium **Thuja** oder **Lycopodium** erscheinen, können häufig auch andere Baumarzneien angezeigt sein.
Auch gibt es eine große Nähe zwischen den *Vogelarzneien* und *Bäumen*, z. B. Tilia *(Linde)* und Columba palumbus *(Taube)* u. a.
Vögel suchen die Freiheit, Bäume die Beständigkeit.

Lycopodium clavatum	*Keulenbärlapp*	lyc.

Müssen Kompetenz beweisen, um Anerkennung zu finden. Anpassung an die herrschende Meinung. Nehmen Zuflucht in „großen Reden". Kritisieren, um sich überlegen zu fühlen. Ehrgeiz. Machtliebe. Nostalgisch. Weinen, wenn ihm/ihr gedankt wird.

Ängste: Neue Bekannte. Pflicht zu vernachlässigen. Minderwertig zu sein oder darin erkannt zu werden. Bewertung durch andere. Seelenheil.
Täuschung: Alles vergeht.
Polarität: Selbstüberhebung und Minderwertigkeitsgefühle. Selbstbewusstsein und innere Distanz. Unberührbarkeit durch Intellekt/Leistungsdenken.

Baumfamilien
<u>Art</u> z. B. Quercus robur = Stieleiche
  <u>Gattungen</u> (sind zu Familien zusammengefasst) z. B. Quercus = Eiche
    <u>Familien</u> (sind zusammengefasst) z. B. Faga<u>ceae</u> = Buchengewächse
Beispiel für alle Familienbezeichnungen
Umbelliferae (Apiaceae) = Doldenblütler

Mehrere Familien in einer Ordnung zusammengefasst
z. B. Faga<u>les</u> = Buchen-<u>artige</u>
  Überordnung = Hamamelidane
Unterklasse = Hamamelidae
Klasse = Dicotyledone = Zweikeimblättrige
  Abteilung: Samenpflanzen

Coniferales/Pinales *Nadelhölzer*

Nacktsamer, deren Samenanlagen nicht durch Fruchtblätter geschützt sind.[14]
Die Nadeln geben keinen guten Humus, ersticken alles unter sich, deshalb gibt es wenig Wuchs darunter. Nur männliche und weibliche Blüten sind meist auf einer Pflanze (einhäusig). Zumeist Windbestäuber, z.B. **Pinus sylvestris** (Kiefer), **Picea abies** (Fichte), **Cedrus** (Zeder), **Abies alba** (Weißtanne), **Larix decidua** (Lärche).

Alle Nadelhölzer haben gemeinsame Themen von:
Zwangskultivierung. Spaltung, Trennung (Kopf und Boden). Schwere. Tiefe. Übergänge. Strenge Konzentration. Familie. Nach innen gerichtet sein.
Empfindung: **Zerbrechlichkeit.** Spröde. Abgeschnitten. In Stücke aufgeteilt. Verbunden/unverbunden. Leere/Fülle.
Erscheinung: Rigide. Hart. Möchten Stärke zeigen. Werden stark und zum/zur Beschützerln derer, die spröde und zerbrechlich sind.
Stecken voller Ängste, fühlen sich zu schwach, ihren Eigensinn zu kultivieren.

(Nach Rajan Sankaran)

Abies canadensis — Kanadische Fichte/Schierlingstanne — abies-c.

Ordnung: Coniferales (Nadelhölzer). Familie: Pinaceae (Kieferngewächse).
Sich in der Familie bedroht fühlen (schützen sich durch Unsichtbar machen).
Im Leben viel Härte erlebt. Sexualtabu von Schuld und Reue.
Ängste: Entblößen. Sich zeigen. Fürchten Fremde. Geisteskrankheiten.
Empfindungen: Starr. Hölzern. Getrennt. Zerbrochen. Gespalten. Reizbar.
Körperlich: Leergefühl im Magen. Auftreibungen und Völle gleichzeitig. Schleimhäute. Magen. Verdauungsstörungen. **Gebärmutterverlagerung.** Impfthematik.
Verlangen: Liegen.
Vergleiche: Abies nigra, Sabina, Thuja.[15]

Abies nigra/Picea nigra   *Schwarzfichte*   abies-n.

Ordnung: Coniferales (Nadelhölzer). Familie: Pinaceae (Kieferngewächse).
Glauben, ihre Ansprüche nicht äußern zu dürfen (werden sonst von der Sippe ausgeschlossen).[1] Innere Rebellion.
Körperlich: Steingefühl im Magen. Atemnot. Bulimie. Chronischer Schüttelfrost.
Miasma: Malaria.

Agathis australis   *Kaurifichte*   agath-a.

Ordnung: Coniferales (Nadelhölzer). Familie: Araucariaceae (Araukariengewächse).
„Plötzlich in Stücke zerbrochen."[4P]
Miasma: Akut.

Juniperus communis   *Wacholder*   juni-c.

Ordnung: Coniferales (Nadelhölzer). Familie: Cupressaceae (Zypressengewächse).
Dürfen Unmut und Ansprüche nicht ohne Gefahr (Verlust sozialer Bindung) **äußern.** Freundlich. Zwiespalt zwischen inneren Wünschen und Zurückhaltung. Einssein und geteilt sein.[40]
Körperlich: Herpes. Rheuma. Gicht. Schmerzzustände. Asthma. Zahnschmerzen.

Larix decidua   *Lärche*   lar-d.

Ordnung: Coniferales (Nadelhölzer). Familie: Pinaceae (Kieferngewächse).
Jugendlicher Idealismus.[40] **Möchten sich selbst genug sein.** Stolz. In der Suche nach Harmonie kompromisslos.[13] Brauchen Platz für sich selbst, sonst Erleiden von Irritationen im Selbstvertrauen. Gefühl von Schwere. Benommenheit.[12] Störungen im Zeitempfinden.
Körperlich: Schwindel. Können nicht klar denken. Zerstreut, wie benommen. Hüftschmerz. Warzen. Bronchitis. Lungenentzündung. Nervosität.
Vergleiche: Boletus laricis *(Lärchenschwamm).*[19]

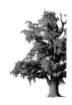

sabin.	Coniferales/Pinales	Bäume

Sabina juniperus — Stinkwacholder/Sadebaum — sabin.

Ordnung: Coniferales (Koniferen).[14] *Familie: Cupressaceae (Zypressengewächse).*
Bei Überforderung und Überverantwortlichkeit (vor allem für die Familie) die eigenen Bedürfnisse übergehen. Verdrießlichkeit. Gleichgültigkeit. Sehr ärgerlich. Ängstlichkeit.
Körperlich: Blutungen seit der Geburt. Weibliche Genitalien. Beschwerden bei der Menstruation.

Taxus baccata — Eibe — tax.

Ordnung: Coniferales (Nadelhölzer). Familie: Taxaceae (Eibengewächse).
Im Streben nach Anerkennung ganz auf sich allein gestellt. Schwanken zwischen Überaktivität und Resignation. Ehrgeizige Ziele. Möchte sich nicht den Bedingungen fügen. Will alles sofort. Fürchtet Hilflosigkeit und Abhängigkeit, Zukunft, Krebs.[1] Extrem verschlossen. Im Schatten = der Tod ist anwesend.
Das Tor zum Leben und zum Sterben. Sehnsucht nach dem Ewigen.
Wo anfangs ein phantasievoller Geist war, kommt ein Zustand tiefer Betäubung und Hilflosigkeit. Gedächtnisschwäche. Gelassenheit. Zynismus und Makaberes. Fluchen. Schwermut. Abneigung gegen geistige Arbeit.

Ängste: Gesundheit. Krebs. Zukunft. Geld. Gewissensangst.
Täuschung: Multiple Persönlichkeit zu sein.
Körperlich: Verdunkelung des Sehens.
Verlangen: Gesellschaft. Tanzen. Getragen werden.
Abneigung: Geistige Arbeit. Familienmitglieder.
Vergleiche: Sambucus/Holunder (Sterbeprozess und Übergänge. Beide Bäume helfen, das Verhältnis zum Sterbeprozess zu verbessern).

Thuja occidentalis — Lebensbaum — thuj.

Ordnung: Coniferales (Koniferen).[14] *Familie: Cupressaceae (Zypressengewächse).*
Anpassungsgabe. Sich bedeckt halten (aus Unsicherheit über den eigenen Wert). Überhöhtes Autoritätsbestreben. Lassen keine Nähe zu, zeigen sich nicht. Zebrechlichkeit. Wasserthemen. Träume von Wasser. Weinen bei Musik.

Beschwerden infolge von: Beschnitten und geimpft worden. Warzen. Öliger Schweiß. Viele Wahnideen bezüglich der eigenen Identität.[11]
Miasma: Sykose.

Bäume	Fagales	pin-s.

Pinus sylvestris *Gemeine Kiefer* pin-s.

Ordnung: Coniferales (Nadelhölzer). Familie: Pinaceae (Kieferngewächse).
Suche nach Geborgenheit und Wärme. Gefühl, am falschen Platz zu sein.
Anpassung an die gegebenen Verhältnisse. Anspruchslos (dürfen Individualität nicht leben). **Eile, Hast. Geben allzu schnell auf.** „Brennen in der Liebe heller Flamme, doch verglüht die Leidenschaft schnell."[13] Entfremdung der eigenen Gefühle. Bedürfnis nach Nähe, aber Nähe ist unerträglich. Viele Enttäuschungen. Weinen bei Musik. Mitgefühl. Überblick. Klarheit.
Körperlich: Schwindel. Fallneigung. Störungen im Denken (durch Anstrengung). Atemwege. Niere. Harnwege. Bettnässen.[12] Leichtes Umknicken. Frieren.
Verlangen: Tief durchatmen. Atemwege.[17]

Außerdem:
Pseudotsuga communis *(Douglasie)*: Müssen treu und brav zusammenstehen. Nach außen abschließen.[40] Sehnsucht nach Intimität. Verunsicherung.
Pseudotsuga menziesii *(Douglastanne):* „Versuch, sich zu verbinden."[4P]
Miasma: Ringworm.
Terebinthina colophonium *(aus Kiefernöl):* „Verlangen nach sofortiger Verbindung."[4P] Weinen bei Musik. Mitgefühl. Bettnässen. Typhus. Lähmungen.
Miasma: Typhus.
Pix liquida *(Teer aus Koniferen/Nadelholzteer):* „Unterdrückt wegen Sprödigkeit."[4P]
Miasma: Tuberkulose.
Cupressus australis *(Australische Zypresse).*
Sequoia sempervirens *(Immergrüne Sequoie),*
Sequoia gigantea *(Riesenmammutbaum).*
Vergleiche: Leguminosen, Scrophulariaceae, Malvales.

❀ Fagales *Buchenartige*

Familien: Betulaceae (Birkengewächse); Casuarinaceae (Kasuarinengewächse); Fagaceae (Buchengewächse); Juglandaceae (Walnussgewächse, inklusive Rhoiptelea); Myricaceae (Gagelstrauchgewächse); Nothofagaceae (Scheinbuchengewächse); Ticodendraceae.

Harte Arbeiter. Selbstständig. Hohe Ziele. Starkes Verantwortungsgefühl. Scheinen keine Probleme zu haben. Verschlossen und unabhängig. Manchmal starr/unbeweglich (auch hart). Lassen sich von den Gefühlen nicht gern überwältigen.
Familienthemen spielen eine bedeutende Rolle.
Liebe zu Holz, Bäumen und Wald.

Körperlich: Pollenallergie.
Vergleiche: Kalium-Verbindungen.

(Nach Jan Scholten)

| betu. | Fagales | Bäume |

Betula alba — Birke — betu.

Ordnung: Fagales (Buchenartige). Familie: Betulaceae (Birkengewächse).[14]
Kraft des Neubeginns. Wenn altes System marode geworden ist. Angst vor und gleichzeitig Sehnsucht nach Erneuerung. Unterdrückung der Individualität. Opfern sich oder schaffen Neues.[23]

Castanea vesca — Edelkastanie — castn-v.

Ordnung: Fagales (Buchenartige). Familie: Fagaceae (Buchengewächse).[14]
„Verlassen, aufgegeben, mit Verachtung behandelt und somit eingesperrt."[4P] Scheu vor dem Leben.
Träume: Exkremente. Ekelhafte.
Miasma: Lepra.

Corylus avellana — Haselnuss — coryl-a.

Ordnung: Fagales (Buchenartige). Familie: Betulaceae (Birkengewächse).[14]
Inneres oder abgekapseltes Potential. **Verborgene Talente** (goldener Kern). Die auf der Suche sind nach ihrem inneren Potential. Wissen nicht, was das Eigene ist. Menschen mit besonderen Begabungen. Gibt Fähigkeit, dazu zu stehen.

Körperlich: Abgekapseltes. Tumoren, Zysten, Zahnabszess. Thymusdrüse. Lungengewebe. Atemwege.[12]

Fagus sylvatica — Rotbuche — fagu.

Ordnung: Fagales (Buchenartige). Familie: Fagaceae (Buchengewächse).[14]
Ordnung suchen. Dominierung/Unterordnung. Die Gruppe als Schutzschild und Sicherheit. Eigene Größe finden/leben. Themen mit Blut: rot werden, Blut schießt in den Kopf, Nasenbluten, Blutdruckprobleme. Muskelverspannung.[22]
Miasma: Ringworm. „Versuch, aus der Begrenzung herauszukommen."[4P]

Juglans regia — Walnuss — jug-r.

Ordnung: Fagales (Buchenartige). Familie: Juglandaceae (Walnussgewächse).[14]
Ehrgeiz. Ein bisschen unflexibel. Ungern Kompromisse eingehen. StrategIn von vielseitiger **Intelligenz.** „Knacken gern schwierige Nüsse." Wortkarg. Gefühl zu schweben. Leichtigkeit.[24] „Eingeschlossensein ist bedrückend und erstickend, er muss da herauskommen."[4P]
Miasma: Tuberkulose.

| Bäume | Fagales | oliv-b. |

Myrica cerifera — *Wachsgagel* — myric.

Ordnung: Fagales (Buchenartige). Familie: Myricaceae (Gagelstrauchgewächse).[14]
„Hat nur begrenzten Raum und wird obendrein noch angegriffen."[4P]

Träume: Tiere (mit Schrecken).
Besserung: Frischluft. Bewegung. Empfindung: Betäubung.
Miasma: Malaria.

Quercus robur — *Stieleiche* — querc-r.

Ordnung: Fagales (Buchenartige). Familie: Fagaceae (Buchengewächse).[14]
Standhaftigkeit. **Standpunkt finden.** Unberührtheit. **Unbeugsamkeit.** Introversion. Unnachgiebigkeit. Starrsinn. Erstarrung. Einzelgängertyp. **Hohe Ideale und moralische Familientradition.** Treue. Verlässlichkeit. Gerechtigkeitssinn.

Allgemein: Leistungsmaschine. Inneres Leben ist spartanisch. Wollen stark bleiben. Leben in der Vergangenheit.

Beschwerden infolge von: Vertrauensbruch (besonders durch geliebte Menschen).
Empfindung: Zusammengedrückt.

❀ Oleaceae *Ölbaumgewächse*

Ordnung: Lamiales (Lippenblütlerartige).
Liebesbeziehungen dürfen nicht gelebt werden, um Familie nicht zu gefährden.
Möchten eine intakte Familie leben.
Konflikte mit Liebe und Verantwortung für Familienleben, Kinder, Familienvermögen.

Beschwerden infolge von: Wenn eine Beziehung nicht besonders liebvoll ist.

(Nach Jan Scholten)

Olea europaea — *Olivenbaum/Ölbaum* — oliv-b.

Ordnung: Lamiales (Lippenblütlerartige). Familie: Oleaceae (Ölbaumgewächse).[14]
Bis zuletzt für andere da. Vernünftig und ausgleichend. Gehen Gewalt aus dem Weg. Gerechtigkeitssinn und Einfühlsamkeit in der Familie. Härte nach außen. Stärke. Ehrgeiz.

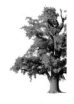

| frax. | Fagales | Bäume |

Fraxinus americana   Esche   frax.

Ordnung: Lamiales (Grippenblütterartige). Familie: Oleaceae (Ölbaumgewächse). Gattung: Fraxinus (Eschen).[14]

Probleme mit Verantwortung gegenüber der Familie. Vermögen für die Familie. Ehrgeiz. Lebhaftigkeit. Impulsivität. Fordernd sich einsetzen. Machen, was sie für richtig halten. **Dabei über der Masse stehen mit hochgesteckten Zielen.** Krönung. Liebe darf nicht gelebt werden, um die Familie nicht zu bedrohen (z. B. Homosexualität, Verhältnisse).[24]

Körperlich: Abwärtsdrängen im Uterus (bei Tumoren). Uterusbeschwerden. Prolaps und Tumoren.
Miasma: Krebs.
Vergleiche: Gold-Serie
Stadium 12.

Außerdem:

Chionanthus virginicus   Schneeflockenstrauch   chion.

Ordnung: Lamiales (Lippenblütlerartige). Familie: Oleaceae (Ölbaumgewächse).

Müssen hart arbeiten, um der Familie ein besseres Leben zu ermöglichen.

Körperlich: Leberbeschwerden. Appetitverlust. Übelkeit. Erbrechen. Verstopfung. Bauchschmerzen. Gallenkoliken/Gallensteine. Arthritis. Malaria. Lebererkrankungen.

Stadium 5.

Syringa vulgaris   Flieder   syr.

Ordnung: Lamiales (Lippenblütlerartige). Familie: Oleaceae (Ölbaumgewächse).

Von der ersten Liebe getrennt (hängen noch daran, obwohl eine andere Beziehung eingegangen wurde). Oder bei erster Liebe emotional noch sehr an Familie gebunden sein (erste Liebe aus Verantwortungsgründen aufgeben).

Ligustrum vulgare   Liguster   lig-v.

Ordnung: Lamiales (Lippenblütlerartige). Familie: Oleaceae (Ölbaumgewächse).

Schutz nach außen. **Abgeschottet gegenüber Fremdem.**

🌺 Laubbäume:

Aesculus hippocastanum   *Rosskastanie*   aesc.

Ordnung: (Sankaran: Hippocastanaceae (Rosskastaniengewächse)) Sapindales (Seifenbaumgewächse). Familie: Sapindaceae (Seifenbaumgewächse).[14]
Wollen beeindrucken, sich voll einsetzen. Geben sich überlegen. *Nicht kleckern, sondern klotzen.* Für die Familie alles tun.[29]

Ginkgo biloba   *Ginkgobaum*   gink-b.

Ordnung: Ginkgoales (Ginkgoartige). Familie: Ginkgoaceae (Ginkgogewächse).
Alter. Unbesiegbarkeit. *Eigensinn.* Die Zeit läuft ihnen weg. **Können den Leistungsanforderungen nicht mehr genügen.** Ärgerlich auf sich selbst. Nach außen Stärke demonstrieren.[27] Sich zu alt, grau, fleckig fühlen. Fühlen sich verlassen (Tilia), ungeliebt und isoliert.

Träume: Friedhöfe. Leichen. Explosionen.
Ängste: Furcht vor Gewitter und Höhe.
Körperlich: „Bröckelnde Fassade" (Herpes, empfindliche Zahnwurzeln, Leistenhernie). Kleinkindkoliken. Milcherbrechen der Kleinkinder. Mandelentzündung. Splitternde Nägel. Eiskalte Hände. Gedächtnisschwäche. Kindliches Verhalten.
Abneigung: Milch.
Verlangen: Schokolade
Verschlechterung: Warme Räume.
Vergleiche: Uran-Serie (Weisheit des Geistes in einem sich auflösenden Körper).

Hippophae rhamnoides   *Sanddorn*   hippop-r.

Ordnung: Rosales (Rosenartige). Familie: Elaeagnaceae (Ölweidengewächse).[14]

Trotz widriger Umstände fruchtbar sein zu müssen. Konzentration unter schwierigen Bedingungen. Glauben, von allem unberührt bleiben zu müssen. Unerreichbarkeit. KatastrophenhelferInnen, die sich nicht mitreißen lassen dürfen. Koma.

Hura brasiliensis   *Sandbüchsenbaum*   hura

Ordnung: Malpighiales (Malpighienartige). Familie: Euphorbiaceae (Wolfsmilchgewächse).[14]

Ausgeschlossen aus der Gesellschaft oder Familie. Einsamkeit, alle Freunde verloren haben.

Wahnidee: Alle lachen über sie. Verloren zu sein. Allein auf der Welt. Verlangen, Dinge zu zerbrechen. Beißen sich selbst.[9] Zwischen Gräbern zu wandern.

| salx-b. | Laubbäume | Bäume |

Salix babylonica — Weide — salx-b.

Ordnung: Malpighiales (Malpighienartige). Familie: Salicaceae (Weidengewächse).[14]
Melancholie. Es zieht sie hinaus in die Welt und doch hängen sie an Haus und Familie. Verträumt und gefühlvoll, aber auch voller Unruhe. In der Liebe leiden sie, fühlen sich unverstanden und gering geschätzt. „Was ich erleide, ist der Zahn der Zeit." **Vergangenheit. Trennung.** Abschied. Gleichzeitig sterben und wachsen. Kummer. Wehleidigkeit. Verbitterung. Erinnerungen.

Vergleiche: Chloratum-Verbindungen.

Ulmus campestris — Feldulme — ulm-c.

Ordnung: Rosales (Rosenartige). Familie: Ulmaceae (Ulmengewächse).[14]
Haben viel Verantwortung übernommen und wollen den Anforderungen standhalten, sind jedoch plötzlich überfordert. Führen und gehorchen ungern. Nur dem Schein nach widerstandsfähig, eher von zarter Gesundheit.

Körperlich: Verstopfung. Chronisches Schniefen. Herpes. Hämorrhoiden. Chronische Krankheit. Krebs. Haut rissig.[25]
Vergleiche: Rotulma campestris, Rosales.

Bedenke auch:

Kreosotum — Buchenholzkohlenteer — kreos.

Beschwerden infolge von: Abkühlung. Chronische Bleivergiftung. Reizung. Schmutz.
Körperliche Symptome: Pulsieren durch den ganzen Körper. Blutwallung. Reichliches Bluten kleiner Wunden. Entzündung. Jucken. Verhärtung.
Vergleiche: Hyoscyamus, Pulsatilla, Tuberculinum. Carbo vegetabilis.

Terebinthinae oleum — Terpentilöl — Ter.

Als **Terpentin** *(Balsamöl, Kiefernöl)* frischer Harzausfluss verschiedener Koniferen, insbesondere Kiefern *(Pinus)*.[14]

Symptome: Weinen bei Musik. Mitgefühl. Bettnässen.

Bäume	Laubbäume

Siehe auch:

Camphora *Ordnung: Laurales (Lorbeerartige). Familie: Lauraceae (Lorbeergewächse).*[14]
China (Cinchona) *Ordnung: Gentianales (Enzianartige). Familie: Rubiaceae (Rötegewächse).*
Coca (Erythroxylum coca) *Ordnung: Malpighiales. Familie der Erythoxylaceae (Rotholzgewächse/Kokastrauchgewächse).*
Coffea cruda *Ordnung: Gentianales (Einzigartige). Familie: Rubiaceae (Rötegewächse).*[14]
Crataegus oxyacantha *Ordnung: Rosales (Rosenartige). Familie: Rosaceae (Rosengewächse).*
Gelsemium *Ordnung: Gentianales (Enzianartige). Familie: Gelsemiaceae.*[14] *(Nach Sankaran Loganiaceae zugeordnet. S. d.)*
Ignatia amara *Ordnung: Gentianales (Enzianartige). Familie: Loganiaceae (Brechnussgewächse).*[14]
Cola nitida *Ordnung: Malvales (Malvenartige). Familie: Malvaceae (Malvengewächse).*
Malus domestica *Ordnung: Rosales (Rosenartige). Familie: Rosaceae (Rosengewächse).*[14]
Mancinella hippomane *Ordnung: Malpighiales (Malpighienartige). Familie: Euphorbiaceae (Wolfsmilchgewächse).*[14]
Nux vomica *Ordnung: Gentianales (Enzianartige). Familie: Loganiaceae (Brechnussgewächse).*[14]
Nux moschata *Ordnung: Magnoliales (Magnolienartige). Familie: Myristicaceae (Muskatnussgewächse).*[14]
Sambucus nigra *Ordnung: Dipsacales (Kardenartige). Familie: Adoxaceae (Moschuskrautgewächse)*[14] *(früher Caprifoliaceae)*

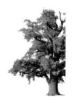

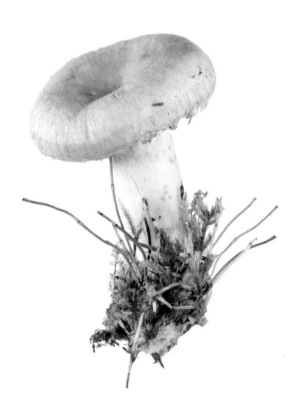

Kapitel 5

Fungi/Pilze

Eigenes Naturreich, weder Tierreich noch Pflanzenreich zugehörig.
„Der Organismus erlaubt den Pilzen, mit dem Prozess des Recycelns zu beginnen." [50.1]
Nur geschwächte Organismen werden dies tun.
Pilze werden auch in der Nahrungsmittelherstellung verwendet (Bier, Brot, Käse).
Es gibt eine Beziehung zwischen Pilzen und Alkohol: Einige Arten rufen Zustände der Trunkenheit hervor. Manche Vergiftungen treten erst nach dem Genuss von Alkohol in Erscheinung.
Pilze neigen zu fehlendem Selbstwert mit geringen sozialen Kompetenzen.
Sie haben Schwierigkeiten, sich im dreidimensionalen Raum zurechtzufinden und neigen zu Wirklichkeitsferne.

Symbiotische Beziehungen.[2]
Enge zwischen Eltern und Kindern, gegenseitige Abhängigkeit, Missbrauch. Zäher Überlebenswille. Hyperaktive Kinder, Clown, schwarzes Schaf der Familie. ***Fehlendes Verständnis für die richtige Dimension***, verzerrte Wahrnehmung. Morbides – Friedhöfe – Zerfall – Leichen.

Ausbreitung, Aktivismus, Grenzüberschreitung, Unsichtbarkeit, Immunsystem. Anpassungsfähigkeit, Einfallsreichtum, Neugier, Mangel an Urteilsvermögen.[50.1]

Körperliche Symptome: Allergische und entzündliche Erscheinungen der Hautschichten. Infektionen, besonders immungeschwächter Menschen. Starke Blutungen. Fehlgeburten. Flatulenz. Muskuläre Spastik. Zuckungen. Sensibilitätsstörungen. Nesselsucht.
Verlangen: Pilze, Zucker.
Abneigung: Süß.[2]
Vergleiche: Oft in Verbindung oder Ähnlichkeiten mit Tuberkulose (Fieber, Frost, Nachtschweiße, Gewichtsverlust).[50.1]

(Nach Frans Vermeulen aus „Homoeopathia viva", 2/08)

Fleischige Großpilze:

Grenzüberschreitung, Verlust der Kontrolle. Flexibilität. Schnelligkeit. Aktivitätsdrang. Symbiose. Auflösung. Lichtscheu. Feuchtigkeit.[50.1] *Affinität zum zentralen Nervensystem. Psyche. Gastrointestinaltrakt, Leber, Nierenbezug.*

Agaricus muscarius — *Fliegenpilz* — agar.

Ordnung: Agaricales (Blätterpilze). Familie: Amanitaceae (Knollenblätterpilzartige).
Ohne Verbindung und sozialen Rückhalt. Finden keine passende Einstellung zu realen Dimensionen und suchen Halt in der Welt der Vorstellung.

Beschwerden infolge von: Außerkörperliche Erfahrungen. Horrortrip. Kritik. Gestörte Wahrnehmung, besonders für Dimensionen, Größe und angemessenes Maß. Aberglaube. Möchten andere Dimensionen erreichen. Neugier. *Ängste:* Gesundheit. Krebs. AIDS.
Körperlich: Epilepsie. Spasmen. **Gestörte Motorik mit ungewöhnlicher körperlicher Kraft (im Wahn/Delirium).**

Agaricus campestris — *Champignon* — agar-cps.

Ordnung: Agaricales (Blätterpilze). Familie: Agaricaceae (Champignonartige).
Mangel an Verhältnismäßigkeit. Zappelphilipp; Unruhe, Singen.[2]

Träume: Riesen, Hexen.
Körperlich: Bettnässen.
Abneigung: Pilze.

Agaricus pantherinus — *Pantherpilz* — agar-pa.

Ordnung: Agaricales (Blätterpilze). Familie: Amanitaceae (Knollenblätterpilzartige).
Beeinträchtigung des Urteilsvermögens. Rauschartige Zustände. Machen immer wieder die gleichen Fehler.

Wahnidee: Unter übermenschlicher Kontrolle zu sein. Gedächtnisverlust.
Körperlich: Zittern. Zucken. Erschöpfung. Atemaussetzer.[50.1]

Agaricus phalloides — *Grüner Knollenblätterpilz* — agar-ph.

Ordnung: Agaricales (Blätterpilze). Familie: Amanitaceae (Knollenblätterpilzartige).
Fühlen sich **willkürlichen Bedingungen ausgeliefert, ausgestoßen** (ohne sich fügen oder entziehen zu können). Sprachverlust, Stottern, sonderbare Gesten. Krämpfe. Magen. Erbrechen. Durchfall. Kollaps.

Bovista Lycoperdon — Staubschwamm — bov.

Ordnung: Agaricales (Blätterpilze). Familie: Lycoperdaceae (Stäublingsartige).

Ausstoß und Entleerung.[50.1]
Wissen nicht, wann es angemessen ist, etwas zu sagen oder zu schweigen.[50.1] Wollen die Wahrheit erzählen, machen sich offen, verraten Geheimnisse, danach halten sie alles zurück. **Überforderung, einer Sache nicht gewachsen sein, mit Überspielen der Überforderung aus Wunsch zu imponieren.** Hellsichtigkeit. Vermeiden Nähe, um nicht hinterfragt zu werden. Verletzlichkeit. Angreifbarkeit. Emotionalität/Sensibilität. Reizbarkeit. Unbeholfenheit im Handeln und Sprechen.[15]
Angst: Schlangen. Ansteckende Krankheiten.

Gyromitra esculenta — Giftlorchel — gyr-e.

Ordnung: Pezizales. Familie: Helvelaceae (Lorchelartige).
Müssen für den eigenen Raum kämpfen. Verlangen kompromisslose Antworten.

Träume: Unfälle. Menschen verwandeln sich in Eulen. Haus voll ungebetener Gäste. Vampire. Flug zu den Sternen.
Körperlich: Trockenheit der Augen, Nase (im Wechsel mit wässrigen Absonderungen). Gefühl von Schwellung.[50.1]

Phallus impudicus — Stinkmorchel — phal.

Ordnung: Phallales (Rautenpilze). Familie: Phallaceae (Rautenpilzartige).
Beschwerden infolge von: Grenzenlose Ausschweifung. **Scham und Schamlosigkeit.**
Körperlich: Unerträgliche Schmerzen der Gelenke.[50.1]

Psilocybe caerulescens — Mexikanische Psilocybe-Art — psil.

Ordnung: Agaricales (Blätterpilze). Familie: Strophariaceae (Träuschlingsartige).
„Möchten sich aus der sozialen Realität lösen, jedoch nicht sozial abgesondert sein."[1] Geistesabwesend, fühlen sich unbegreiflichen Einflüssen ausgesetzt.

Täuschung: Unter übermenschlichem Einfluss zu stehen. Doppelt zu sein. Abheben.
Körperlich: Multiple Sklerose, Morbus, Parkinson, Dupuytren-Kontraktur.
Verschlechterung: Ruhe.

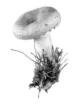

✽ Schimmelpilze:

Isolation. Ausdehnung. Eindringen. Überempfindlichkeit.
Körperlich: Atemorgane. Allergie: Staub, Katzen, Hunde, Vögel.
Empfindlich: Gegen Austrocknung. Antibiotika.
Miasma: Psora.[50.1]

Aspergillus — Gießkannenschimmel — asperg.

Ordnung: Eurotiales. Familie: Trichocomaceae.
Produziert Aflatoxine, die Leberkarzinom auslösen können.
Als Asthma oder Lungen-TB diagnostiziert.[50.1]

Penicillium glaucum — Edelschimmel bei Käse — penic-e.

Ordnung: Eurotiales. Familie: Trichocomaceae.
Körperlich: Kopfschmerzen und Gelenkschmerzen.
Verschlechterung: Nachts. Feuchtigkeit und Sturm.

Penicillium Roquefortii — Blauschimmelkäse — penic-r.

Ordnung: Eurotiales. Familie: Trichocomaceae.

Körperlich: Eisige Kälte. Hitzewallungen. Schweiß. Nervosität (mit Zittern). Fruchtbarkeitsstörungen. Allergie, Urtikaria.
Besserung: Wärme.

Penicillinum — Benzylpenicillinum – Kalium — penic.

Häufiger Kontakt fördert die Sensibilisierung, was Empfindlichkeiten wie Heuschnupfen hervorrufen kann.
Resignation nach Bemühungen um Wertschätzung. Müssen hinnehmen, was nicht zu akzeptieren ist. Bemüht sich um äußerliche Gelassenheit, die Wut über das Gefühl der Benachteiligung muss unterdrückt werden.
Durchgefallen.
Beschwerden infolge von: Fehlende Wertschätzung.
Körperlich: Diarrhö. Herzerkrankungen. Schilddrüsenfunktionsstörungen. Nebenhöhlenentzündung. Mandelentzündung. Allergie gegen Antibiotika. Furunkel. Angina pectoris. Emphysem. Silikose.

❀ Parasiten:
Abhängigkeit. Durchhaltevermögen. Fortpflanzung. Blutungen.
Körperlich: ZNS. Endokrinopathien. Hyperplasie. Zittern.
Verschlechterung: Hitze.
Besserung: Kühle.
Miasma: Sykose.[50.1]
(P. Zippermayr weist darauf hin, dass Parasiten die Lücken des sozialen Systems für sich zu nutzen wissen, ohne Gegenleistungen erbringen zu müssen. Auf die Fürsorge anderer angewiesen sein.)

Cyclosporinum (Cordyceps subsessilis)   cyclosp.

Ordnung: Hypocreales. Familie: Clavicipitaceae.

Zur Immunsuppression bei **Organtransplantationen** eingesetzt.
Träume: Verschwörung.

Körperlich: Schmerz brennend. *Verschlechterung:* Nachts. Bewegung.
Abneigung: Süß.
Verlangen: Salz, Geräuchertes.
Ängste: Panische Angst im Dunkeln.

Secale cornutum (Claviceps purpurea)   *Mutterkorn*   sec.

Ordnung: Hypocreales. Familie: Clavicipitaceae.
Lehnen Nähe und soziale Normen ab.

Destruktives Verhalten in der Familie. Abneigung gegen Kinder. Gleichgültigkeit gegenüber allem. Abneigung zu antworten. Sprachlosigkeit. Verwirrung und Gedächtnisverlust. Sarkasmus.

Beschwerden infolge von: Abgelehnt/ungewollt sein. Künstliche Befruchtung. Schock. Die Welt erscheint unsicher. Feindseligkeit, Panikstörungen.

Täuschung: Sei in Schande. Doppelt zu sein.
Körperlich: Fortpflanzungsorgane, Gebärmutter. Abort. Gangrän. Wochenbettpsychose. Selbstmord im Zorn.
Empfindung: Zusammenziehen und Brennen (trotz kalter Haut).

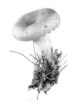

Ustilago maydis — Maisbeulenbrand — ust.

Ordnung: Ustilaginales. Familie: Ustilaginaceae.

Glauben, keinen Anspruch auf die Erfüllung ihrer Wünsche zu haben. Äußern keinen Widerspruch und kein Begehren. Erotische Phantasien.
Beschwerden infolge von: Sexualisierte Gewalt. Erlittene Geringschätzung.
Empfinden, als ob der obere Teil des Kopfes hochgehoben würde oder die Gedärme zusammengeknotet wären. Feststecken zwischen harten Orten.[50.1]
Körperlich: Schmerz brennend. Menstruationsbeschwerden mit reichlichen Blutungen. Gebärmutterfibrom. Myom mit Blutungen, Fruchtbarkeitsstörungen.
Abneigung: Wärme (Ohnmachtsneigung).
Verlangen: Herzhafte Speisen.[50.1]

Hefepilze:

Ausstoßen. Ausdehnen. Eindringen.
Wildheit oder Zähmung. Soziale Entfremdung.
Körperlich: Stoffwechsel. Schleimhaut, Haut.
Miasma: Sykose.[50.1]

Candida albicans (Monilia albicans) — Candida-Pilz — cand-a.

Ordnung: Saccharomycetales. Familie: Incertae sedis. Infektiöser Candida-Pilz.

Lassen sich wegen mangelndem Selbstwert auf nichts ein. Unterdrückte Wut. Können sich nicht aus Abhängigkeit lösen. **Ordnungszwang. Ruhelosigkeit. Chaos.** Desorganisiertheit. Stimmungswechsel. Empfindlichkeit auf Kritik. Fürchten Armut.
Träume: Schutzlosigkeit. Machtlosigkeit. Verlassenheit (allein in der Welt). Von Feinden umgeben. Explosionen. Blut. Gewalt.
Täuschung: Die Zeit vergeht zu schnell. Etwas falsch gemacht zu haben.[60] Verachtet zu sein.
Körperlich: Nägelbeißen. Hautjucken. Haarausfall. Durchfall. Blasenentzündung. Verdauungsprobleme (durch Zucker).
Verlangen: Zucker.
Anmerkung: Auch als Monilia albicans bezeichnet (kommt nur bei Pflanzen vor).[50.1]

Candida parapsilosis — (infektiöser Candida-Pilz) — cand-p.

Ordnung: Saccharomycetales. Familie: Incertae sedis.

Angst, sich einzulassen (aus Furcht, Fehler zu machen oder kritisiert zu werden). Überforderung. Burn-out. Abneigung gegenüber Unvertrautem, Reisen, Höhe. *Körperlich:* Durchfall. Darmverschluss.

Fungi	Lungenflechten	stict.

Saccharomyces cerevisiae (Torula cerevisiae)	*Hefe*	tor.

Ordnung: Saccharomycetales. Familie: Saccharamycetaceae.

Ein „Workaholic" unter den Pilzen, arbeitet sich zu Tode, da er ab dem Alkoholgehalt von 13 % stirbt.[50.1]

Nervosität. Erschöpfung. Sorgenvoll.

Körperlich: Schlaflosigkeit (mit Unruhe der Beine). Kopfschmerz. Niesen und asthmatische Atmung. Flatulenz. Schlechte Verdauung. Glieder schwer und kalt. Ekzeme und Geschwüre (besonders an Fußgelenken). Spärliche Menstruation. Nach Gonorrhö. Absonderungen sauer, muffig.[50.1]

Lungenflechten:

*Leichtigkeit. Langsamkeit. **Aktivität und Inaktivität. Partnerschaft.***
„Besiedelung" (symbiotische Lebensgemeinschaften). Vorstoß und Rückzug. Bewahrung. Empfindlichkeit gegenüber Luftverschmutzung.

Verlangen: Licht.
Miasma: Sykose.[50.1]

Sticta pulmonaria	*Lungenflechte/Lungenmoos*	stict.

Ordnung: Peltigerales. Familie: Lobariaceae.

Müssen nachgeben, da sie sich nicht durchsetzen können. Können sich mit den Zumutungen nicht abfinden, sind zum Stillhalten verurteilt.

Beschwerden infolge von: Verletzungen. Operation. ***Hausmädchenknie.***

Körperlich: Atemorgane. Gelenke. Husten nachts (muss aufsitzen). Husten nach Masern und Influenza. Keuchhusten. Schmerzhafte Trockenheit der Schleimhäute. Heuschnupfen. Schleimbeutelentzündung der Knie (durch kniende Arbeit).

Besserung: Absonderungen. Stärkere Blutungen (Menstruationsschmerz!).

Empfindung: Abheben und Schweben.[50.1]

Sowie:
Solanum tuberosum aegrotans (Kartoffelfäule),
Leccinum versipelle (Birkenrotkappe),
Tuber melanosporum (Sommertrüffel).

Vergleiche auch
Alcoholus und Ignis alcoholis,
Bacillinum (Tuberkelbazillen, Eiter mit Erreger).
DD: Tuberculinum (aus Eiter der Tuberkulose).

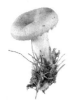

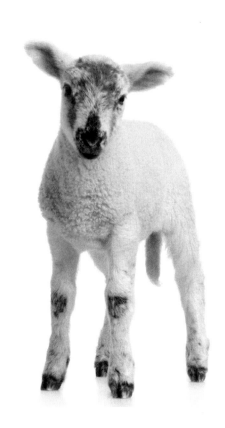

Kapitel 6
Arzneimittel aus dem Tierreich

Themen: **Wettbewerb.** Aufmerksamkeit. **Wettbewerb**/Konkurrenz. Lebendigkeit. Augenkontakt.
Beschwerden infolge von: Zurückweisung/Vernachlässigung. Angriff. Scheitern der Abwehr.
Wettbewerb. Liebe.
Ausdruck: Lebendig, aufgeregt. Aufmerksamkeit erregend.
Redewendungen: „… springen mich an." „Ich werde sie schlagen!" „Ich fühle mich gespalten." „Menschen sind grausam."
Veranlagung: Lebhaft; ausdrucksstark; mitteilsam; liebevoll sorgend; spielerisch und amourös.
Träume und Interessen: Tiere. Fliegen. Amouröses. Verfolgung.
Furcht: Feuer.[4]

(Nach Rajan Sankaran)

Die meisten hier aufgeführten Beschreibungen aus dem Tierreich stammen von Philipp Zippermayr[1], *Karl-Josef Müller*[2] *und Massimo Mangialavori*[6,6.2,6.3].
Viele Informationen im Kapitel „Schmetterlinge" sind von Particia Le Roux[38].
Im Kapitel „Milchmittel" sind zusätzlich viele Informationen aus „Homöopathie Zeitschrift", 1976 „Milchmittel" sowie „Milchmittel der Materia Medica" (Herausgeber: Corrie Hiwat, Verlag, Homeolinks Publishers, 2002)

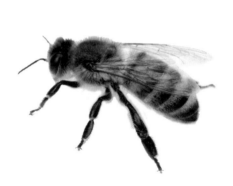

Kapitel 6.1

Insecta/Insekten

In der Natur existieren über eine Million Arten mit nur wenig gemeinsamen Grundzügen. Insekten pflegen meist keine „Liebesbeziehungen".
Typisch sind Einschnitte in/zwischen Kopf, Rumpf und Unterleib.
Neigung zu **Hektik und Geschäftigkeit.** Bei **Spinnen** viel **Unruhe der Extremitäten.**
Sie suchen immer nach Tätigkeiten, um die Hände zu beschäftigen.
Ängste: **Geschlossene Räume** führen zu klaustrophobischer Erstickungsangst. Vögel. Spinnen. Insekten. Wasser. Feuer.
Körperlich: Einschnürungsgefühle und Krämpfe, besonders am Hals, in den Hohlorganen und Sphinkteren sowie Harnleitern. Vaginalkrämpfe.
Verlangen: Stricken und „die Fäden in den Händen halten".
Träume: Fliegen (vgl. Vögel).
Schmerz: Brennende Schmerzen der Schleimhäute.
Verschlimmerung/Abneigung: Trinken.

(Nach Massimo Mangialavori und K.-J. Müller)[2]

Apis mellifica — *Honigbiene* — apis

Ordnung: Hymenoptera (Hautflügler). Familie: Apidae.
Im Stich gelassen sein. Ausgestochen zu werden. Mangel an Schutz. Im Stich gelassen zu werden. Starke Familienbindung. Besorgt um andere, langes Kümmern. Viel Arbeit. Geschäftigkeit. Neugierde.

Ängste: Durch eigene Aggression die Geborgenheit (Existenz) und Zugehörigkeit zu verlieren. Sterben, vergiftet zu werden. Alleinsein. Etwas nicht verdient haben.
Körperlich: Brennende, stechende Schmerzen, heftig und feurig, wie der Stich einer Biene. Rötung und Ödeme. Ovarialtumore.
Empfindlichkeit: Berührung.
Verschlimmerung: Hitze.

Cantharis vesicatoria — *Spanische Fliege* — canth.

Ordnung: Coleoptera (Käfer). Familie: Meloidae (Ölkäfer)
Durch sittliche Strenge wird das Verlangen als sündig empfunden. Müssen die Begierden zurückhalten (oder möchten sie exzessiv leben). Erzwungene Zurück-

haltung. Starke Energie/Ausstrahlung. Verbrennen. **Geschäftigkeit.** Verächtlichkeit. **Erotische** Phantasien.
Beschwerden infolge von: „Verbrennung". Frühe Sexualisierung.
Körperlich: **Lähmende Schwäche** nach großer Aktivität. Auszehrung. Taubheit. Entzündungen der Harnorgane.
Schmerz: Brennend.
Verlangen: Durst.
Besserung: Kalte Umschläge und Kälte.

Coccinella septempunctata   Marienkäfer/Siebenpunktkäfer   cocc-s.

Ordnung: Coleoptera (Käfer). Familie: Coccinellidae (Marienkäfer).
(Sankaran: Halbkugelige, flugfähige Käfer).
Die Welt scheint **voller Gefahren. Fühlen sich nicht genügend geschützt** (besonders von der Familie). Wollen andere davor schützen.
Furcht: Wasser.
Verschlechterung: Freudvolle Dinge. Alles Lustvolle (Sex, Essen) ist gefährlich.

Coccus cacti   Rote Schildlaus (Cochinelle)   coc-c.

Ordnung: Hemiptera (Schanbelkerfe). Familie: Dactylopiidae.
Alles soll so bleiben, wie es ist. Versuchen, sich auf nur eine Sache zu konzentrieren. Verlust- und Existenzangst. Angst vor Selbstständigkeit, machen Kompromisse. Als würde ihnen die eigene Energie fehlen. Übernehmen sich in der Arbeit (Workaholic) und nehmen sonst alles in Kauf. Unterdrückter Zorn.

Körperlich: Atmungsorgane, Asthma, Emphysem. Würgereiz. Steinleiden. Alkoholismus. Probleme beim Abstillen.

Doryphora decemlineata   Kartoffelkäfer   dor.

Ordnung: Coleoptera (Käfer). Familie: Chrysomelidae (Blattkäfer).
Leptinotarsa decemlineata (gelb-schwarz); Schädling der Kartoffel.
Regressives und dominantes Verhalten. Eifersucht. Horrorartige Ängste.

Körperlich: Blasensymptome (Cantharis). Reichlich Durst.
Träume: Flucht und Fallen.
Schmerz: Brennend. Wiederkehrend.
Vergleiche: Belladonna, Solanum tuberosum, Nachtschattengewächse (Steht zwischen Insekten und Nachtschattengewächsen).

| Insekten | Parasiten | cimx. |

Formica rufa — *Rote Waldameise* — form.

Ordnung: Hymenoptera (Hautflügler). Familie: Formicidae (Ameisen).

Starker Familienbezug. Fleißig. Das Leben ist **Arbeit und Kooperation.** Brauchen gemeinschaftliche Bezüge, um ihr Ziel zu erreichen. Hellsichtigkeit.

Körperlich: Rheuma (besonders der kleinen Gelenke). Haarausfall. Gicht.
Schmerz: Brennend.
Verlangen: Stimulanzien.

Formica nigra/Lasius niger — *Schwarze Wegameise* — form-n.

Ordnung: Hymenoptera. Familie: Formicidae (Ameisen). Kleiner als Formica rufa.

Furchtloser Kampf gegen Autoritäten.

Körperlich: Hautausschläge.

Vespa crabro — *Hornisse* — vesp.

Ordnung: Hymenoptera (Hautflügler). Familie: Vespidae (Faltenwespen).

Wahrhaftigkeit und verletzte Weiblichkeit. **Müssen sich mit sexueller Nötigung und negativen Lebensumständen abfinden**, um nicht die Zugehörigkeit zu verlieren. Wut und Traurigkeit. Versuchen, in eigenen vier Wänden Schutz zu finden. Aggression gegen Autoritäten. Panikstörungen.

Beschwerden infolge von: Sexualisierte Gewalt. Verlust. Unterdrückte Aggression.

Parasiten:

Parasiten ernähren sich von anderen Lebewesen. Sie sind häufig sehr spezialisiert, abhängig vom Wirt und ausgestattet mit hoher **Anpassungsfähigkeit.**
Ehrgeiz. Position und Geld sind wichtig. **Gier.** Müssen schnell wachsen.
Leiden unter wechselnden Zuständen. Ekel. Photophobie. Hunger. Kälte (Verlangen nach oder Bedrohung durch).

Cimex lectularius — *Bettwanze* — cimx.

Ordnung: Hemiptera (Schnabelkerfe). Familie: Cimicidae (Plattwanzen).

Ausgestoßen; keinen sicheren Ort haben. Müssen unabhängig sein. Um den Platz kämpfen. Aggression. Gewalt. Konkurrenzthemen. Gefühl, „als ob die Sehnen zu kurz wären/als ob die Beine nicht ausgestreckt werden können" (es besteht manchmal wirkliche Kontraktion).[4]

Furcht: Wasser. Kälte. Glauben sich von Feinden umzingelt.
Körperlich: Juckreiz. Hautentzündungen. Strikturen. Krämpfe.
Empfindung: Wie verbrannt, wund, stechend. Verlangen, sich zu strecken.
Vergleiche:
u. a.: Blatta orientalis *(Küchenschabe);* Ixodes ricinus *(Holzbock);* Lamprohiza splendidula *(Glühwürmchen);* Lepisma saccarina *(Silberfischchen);* Melolontha melolontha *(Maikäfer);* Panorpa communis *(Skorpionsfliege);* Musca domestica *(Stubenfliege);* Culex musca *(Stechmücke).*

Pediculus (humanus) capitis   *Kopflaus*   ped.

Ordnung: Phthiraptera (Tierläuse). Familie: Pediculidae (Menschenläuse).
Erwartungshaltung mit Neigung, sich zu beschweren. **Können nicht ertragen, was es zu überwinden gilt.** Misstrauisch, fordernd, überaktiv. Fleiß. Eile. Lebhafte Gesten. Nervosität. Ekel.

Furcht: Wasser.
Träume: Verfolgt zu werden. Wasser.
Empfindlichkeit: Photophobie.
Körperlich: Haut und Haare. Ekzeme mit Juckreiz. Wiederkehrende Zystitis. Zyklischer Verlauf. Schmerzüberempfindlichkeit. Brennen.
Unverträglichkeit: Obst. Gemüse. Zucker.

Pulex irritans   *Menschenfloh*   pulx.

Ordnung: Siphonaptera (Flöhe). Familie: Pulicidae.
Möchten alles ausschöpfen, was das Leben zu bieten hat. Überheblichkeit. Unzufriedenheit. Sprunghaftigkeit. Ehrgeiz. Distanziertheit.

Furcht: Wasser.
Körperlich: Wiederkehrende Symptome. Leukorrhö.
Viele Informationen fand ich bei:
6.2   Mangialavori, Massimo: „Insekten und Parasiten in der Homöopathie", Narayana Verlag (2009)

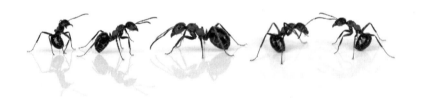

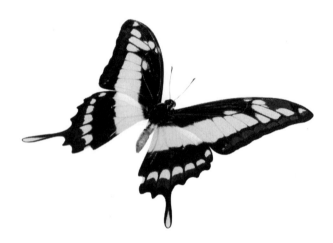

Kapitel 6.2

Lepidoptera/Schmetterlinge

Eigene Gruppe von Insekten. Patricia Le Roux schreibt über die magischen Wesen in ihrem Buch „Schmetterlinge in der Homöopathie".
Lepidos = Schuppe, pteryx = Flügel. Die Flügel sind mit feinen Schuppen bedeckt. Da sie empfindsam reagieren, sind sie Anzeiger für ein gutes/gestörtes Ökosystem.
Metamorphose und Transformation (Schmetterlinge wollen wirklich geheilt werden). Symbol der Seele. **Spiritualität.** Leichtigkeit. Unbeständigkeit. Ruhelosigkeit. „LeichtSinn(l)ich". Sinn für Ätherisches. „Feminines und Transsexuelles". **Freiheit und Familie. Schutzthemen.** Beißen und stechen nicht. Werden wegen ihrer Schönheit bedroht (Empfinden von Stechen). Kokon. Verschluss. Sich verstecken. Respekt. **Verlassenheit.** Führung. Konzentrationsschwäche. Mit der Aufmerksamkeit überall. **Beziehungen und Gemeinschaften** haben wichtige Bedeutung. Freunde, Familie, gemeinsame Ausflüge. Lieben das kindliche Spiel und die Vergnügungen.

Verlangen: Abwechslung und Zuwendung. (Langeweile deprimiert.)
Träume: Männer: Eine Frau zu sein, zu gebären. **Fliegen** mit Leichtigkeit. Schmetterlinge.
Furcht: Spitze Gegenstände.
Körperlich: **Nervosität.** Zucken der Augen oder im Gesicht. Neuralgien. Kribbeln. Ungeschicklichkeit der Hände oder Füße. Schilddrüsenerkrankung. Hormonelle Schwankungen. Schwellung der Brüste oder des Bauches vor der Menstruation. **Allergische Reaktionen auf Insektenstiche.** Starker Geruchsinn.
(Patricia Le Roux ergänzt): Bauchschmerzen aus Angst. Kopfschmerzen durch Lärm und Licht. Brennen in der Blase. Sinusitis. Schmerzen und Kälte der Extremitäten. Rückenschmerz. Ekzeme. Urtikaria. Menstruationsstörungen.
Verlangen: **Schöne Dinge. Glitzer.** Sonnige Plätze. Blumen. Süßigkeiten. Wein.
Besserung: Ablenkung.
Verschlechterung: Denken an die Beschwerden, Kaffee.[27]

Acherontia atropos	*Totenkopfschwärmer*	acher.

Ordnung: Lepidoptera (Schmetterlinge). Familie: Sphingidae (Schwärmer).
Verlassenheit. **Piraten.** Entführung. **Bienen.** Probleme mit fehlenden Strukturen und Grenzen. Aufmerksamkeitsstörungen.
Körperlich: Allergische Hauterkrankungen. Ekzem. Ödem. Erstickungsgefühl.
Verlangen: Honig.

Apeira syringaria   *Fliederspanner*   apei-s.

Ordnung: Lepidoptera (Schmetterlinge). Familie: Geometridae (Spanner).
Sinnlichkeit. **Ästhetik**. Künstlerische Veranlagung. Verantwortungsgefühl. Sorge um die Familie. **Verausgaben sich durch Familienprobleme**. Mögen Tiere.
Träume: Wut auf sich selbst wegen Fehlschlägen.[3]

Bombyx chrysorrhoea   *Goldafter*   bomb-chr.

Ordnung: Lepidoptera (Schmetterlinge). Familie: Lymantriidae (Trägerspinner).
Verlassenheit.
Verlangen: Reisen und Freiheit. **Frieden. Sich zu verstecken.**
Träume: Reisen. Orientierung zu verlieren.
Körperlich: Konjunktivitis. Augenschmerz mit **Brennen** der Haut. Röte. Ekzem. Urtikaria.
Hautprobleme (besonders Nacken und seitlicher Hals).

Bombyx processionea   *Prozessionsspinner*   bomb-pr.

Ordnung: Lepidoptera (Schmetterlinge). Familie: Notodontidae (Zahnspinner).
Können sich selbst nicht gut versorgen (auch finanziell). Bleiben in abhängigen Verhältnissen, wünschen sich aber Unabhängigkeit. Dadurch fühlen sie sich nie unbeschwert. **Fühlen sich angegriffen.**
Beschwerden infolge von: Eingesperrt sein. Abhängige Mutter/gewalttätiger Vater. **Vom Vater/Autoritätsperson verlassen**. Verlassenheitsgefühl.
Träume: Eingesperrt. Gefesselt. Schaufelt sich ein Grab. Halb tot sein, wie lebendig begraben. Ersticken, enthauptet oder von Pfeilen durchbohrt werden.
Körperlich: Hautausschläge. **Chronische Urtikaria.** Empfinden, als ob ein Fremdkörper/Sand unter der Haut sei. Heuschnupfen. **Hodentorsion,** Nekrose des Hodens.
Verlangen: Kampf und Angriffspiele.
Besserung: Singen.
Vergleiche: Apis, Astacus fluviatilis, Rhus toxicodendron.

Gonepteryx rhamni   *Zitronenfalter*   gonep-r.

Ordnung: Lepidoptera (Schmetterlinge). Familie: Pieridae (Weißlinge).
Verlassenheit. Fehlende Begleitung und Struktur. Orientierung verlieren. Ruhelos und überaktiv. Zappelphilipp.

Verlangen: Ruhe und Frieden. **Schönheit und alles gut zu machen.**
Körperlich: Hautausschläge.

Schmetterlinge   lim-b-c.

Graphium agamemnon   Geschweifter Eichelhäher   graph-a.

Ordnung: Lepidoptera (Schmetterlinge). Familie: Papilionidae (Ritterfalter).

Werden in der Nacht von Licht angezogen. Die Raupen verströmen einen unangenehmen Geruch, um Angreifer abzuwehren. Tragen Stachel zur Abwehr.

Buntes Geschöpf, das ruhelos auf der Suche nach der **eigenen (sexuellen) Identität und Vergnügungen ist.** Gefühl von Verlassenheit, nicht geliebt zu werden. Konzentrationsstörungen. Aggressive Kinder.
Verlangen: Geschwindigkeit. Geld. Leichtigkeit und Freiheit.
Körperlich: Hautprobleme. Furunkel.
Vergleiche: Fluoricum.

Inachis io   *Tagpfauenauge*   inach.

Ordnung: Lepidoptera (Schmetterlinge). Familie: Nymphalidae (Edelfalter).
Allgemein: Durch Orientierungsverlust entsteht Gefühl von Verlassenheit. Kein sexuelles Interesse mehr (früher offen und unbeschwert, sprunghaft und vergnügt).
Beschwerden infolge von: **Kontrolliert werden. Haben die Leichtigkeit verloren.**
Träume: Erotisch.
Verlangen: Verkleiden. Lebhafte Farben. Mögen **zweigesichtige Masken.**
Körperlich: Anschwellen von Brust/Bauch vor Menstruation. Kreisrunde Hautausschläge an den Händen. Leberflecke. Gesichtsneuralgie.
Besserung: Ablenkung.
Vergleiche: Chromium acidum, Bombyx, Sepia. Eisvogel.

Limenitis bredowii californica   *Kalifornischer Eisvogel*   lim-b-c.

Ordnung: Lepidoptera (Schmetterlinge). Familie: Nymphalidae (Edelfalter).
Verlassenheit. **Enge Bindung an die Familie/Heim,** was keine Sicherheit gibt. Gefühl wie ein Kind/ausgeliefert, ohne Schutz/Führung zu sein. Ziehen sich in Depression zurück. **Das Liebesleben der Schmetterlinge ist tiefgründig und facettenreich.**
Verlangen: Freiheit. Körperliche Anstrengung. Schinken.
Vergleiche: Calcium phosphoricum.

Morpho peleides (Himmelsfalter)   *Blauer Morphofalter*   morpho-p.

Ordnung: Lepidoptera (Schmetterlinge). Familie: Nymphalidae (Edelfalter).

Verlassenheit. **Furcht vor drohender Gefahr**. Wohlgefühl bei ästhetischer Schönheit und Harmonie. Aufblitzen und Verschwinden. Wesen mit zwei Gesichtern.
Körperlich: Hautausschläge.

Nymphalis urticae   *Kleiner Fuchs*   nymph-u.

Ordnung: Lepidoptera (Schmetterlinge). Familie: Nymphalidae (Edelfalter).

Verlassenheit. **Tod/Abwesenheit des Vaters**. Verlangen nach Veränderung. **Verwirrung über die eigene sexuelle Identität**. Konzentrationsstörungen. Ruhelosigkeit.

Körperlich: Hautausschläge.
Verschlechterung: **Brennnessel. Winter.**

Pieris brassicae   *Kohlweißling*   pier-b.

Ordnung: Lepidoptera (Schmetterlinge). Familie: Pieridae (Weißlinge).
Die Außenseiten der Flügel sind weiß. Die Raupen sind dicht und kurz behaart.
Verlassenheit.

Verlangen: **Kohl. Farbe Weiß.**
Vergleiche: Lanthanide, Phosphor-Verbindungen.

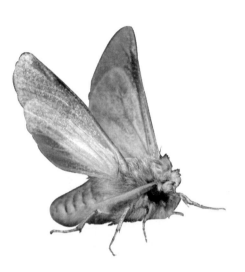

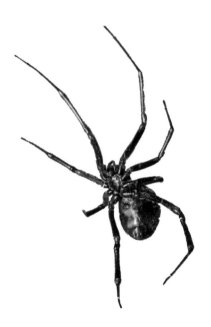

Kapitel 6.3

Mygale/Arachniden/Spinnen

Araneae: große Spinnenarten wie Tarantula, Mygale.
Theridiidae: kleine Kugelspinnen wie Loxosceles reclusa (Braune Einsiedlerspinne) und Theridion.
Theridiiae mit stärkerem Gift können Nekrose oder Wundbrand herbeiführen.
Netzbildende Spinnen: Aranea, Latrodectus, Theridion.

„Böse bzw. gute Mutter" Liebe und Hassbeziehung.
Abweisung und Angst. Stachel. Gift. Ganz zurückgezogen.
Muss leben, was die Mutter (Vater) von ihr will.
Vernetzung. Heimliche Schläue und unheimliche Gewalt.[7]

Gefühle von abgetrennt, Trennung, Verlust.[33]
Aggression. Neigungen, sich selbst oder die Familie zu verletzen.
Selbstzerstörung. **Alle Dinge an langen Fäden unter Kontrolle halten.**
Tun manchmal das Gegenteil von dem, was von ihnen erwartet wird. Klagen.
Viel Aktivität. Musik. Periodizität.

Empfindlichkeit: **Einengung/Kontrolle von außen. Spinnen nutzen Angst als Vorwand für Aggression.**
Täuschung: Verfolgt zu werden. Alles geht schneller. Zeit vergeht schneller.
Schmerzen: **Stechend.** Allgemein frostig.
Körperlich: Bewegungseinschränkung. **Lähmung** (andere müssen für sie sorgen). Spinnengift greift oft Herz oder Lunge an. Besondere Nahrungsgewohnheiten. Durst.

Aranea diademata (A. diadematus) — *Gartenkreuzspinne* — aran.

Ordnung: Araneae (Webspinnen). Familie: Araneidae (Echte Radnetzspinnen).

Trotz Bemühen nicht geachtet, sondern nur bevormundet werden. Fühlt sich überfallen und in die Enge getrieben. Bleibt angespannt und abwehrbereit. Kontrollbedürfnis. **Muss die Zügel in den Händen halten.** Eigene Aggression verbergen. Überaktivität. Eigenwilligkeit.

Ängste: Bewegungslosigkeit. Flugangst.

Täuschung: Verfolgt zu sein. Empfindlich gegen Berührung. Leben ist Bedrohung.
Beschwerden infolge von: Von der lieblosen Herkunftsfamilie abgeschnitten sein.

aran-ix. **Spinnen**

Aranea ixobola — Brückenkreuzspinne — aran-ix.

Ordnung: Araneae (Webspinnen). Familie: Araneidae (Echte Radnetzspinnen).
Mit bösen Späßen gegen die Norm. Witzig, schnippisch.
Die Nerven stehen unter Strom. Angst: Stromstöße.
Täuschung: Alles erscheint unwirklich. *Träume:* Das Haus steht in Flammen.
Körperlich: Morbus. Parkinson. Morbus. Basedow. Epilepsie. *Verlangen:* Brot.
Vergleiche: Aranea diadema.

Latrodectus mactans — Schwarze Witwe — lat-m.

Ordnung: Araneae (Webspinnen). Familie: Theridiidae (Haubennetzspinnen).
Fühlen sich missachtet statt anerkannt. Empfinden sich als Opfer ihrer Umgebung und reagieren aggressiv oder mit List darauf. **Kämpfen gegen ihre eigene Familie. Zwingen die Familie zur Sorge.** Drohen mit Selbstmord. Panikattacken. Plötzliche Lähmung. Starr vor Entsetzen. Viele **Ängste**, als würde der Tod unmittelbar bevorstehen. **Zeitempfinden beschleunigt.** Unsicher. Abweisend gegenüber denjenigen, deren Hilfe sie brauchen.
Ängste: Verfolgungsängste. Fürchten sich vor Nähe.
Beschwerden infolge von: Schock. Unfälle. Dominierung (besonders durch die Mutter).
Körperlich: Periodizität. Ruhelosigkeit. Herzschmerzen. Brust. Bauchkrämpfe. Migräne. Angina pectoris. Herzinfarkt. Lähmungen. Krämpfe.
Verschlechterung: Kälte.
Verlangen: Musik, Tanz.

Mygale lasiodora — Vogelspinne — mygal.

Ordnung: Araneae (Webspinnen). Familie: Theraphosidae (Vogelspinnen).
Älteste und größte Art unter den Spinnen. Leben am Erdboden. Können selbst Vögel fangen.
Geltungsbedürftige AußenseiterIn. Nur scheinbar kontaktfreudig. Möchten die vorgegebenen Grenzen überschreiten. Tun auch mal das Gegenteil von dem, was von ihnen erwartet wird. **Rebellion.** Übertreibung. Exzesse. Rache. Versuchen, sich zurückzuhalten, bis Extreme durchbrechen. Leben Aggressionen in Impulsen aus. „Heftige" Naturen. Extremer Selbstbehauptungsdruck.

Furcht: Tod. Kontrollverlust.
Körperlich: Überempfindliche Sinne und Reizbarkeit. Plötzlich und heftig. Mit starkem Bewegungsdrang. Ruhelos. Stolpern. Magersucht und Bulimie. Urogenitalerkrankungen. Tics. Neurologische Erkrankungen.

Spinnen ther.

Verschlechterung: Wetterveränderung.
Verlangen: Sinnliche Genüsse. Exotische Nahrung. Durst.

Tarentula cubensis   *Kubanische Tarantel*   tarent-c.

Ordnung: Araneae (Webspinnen). Familie: Araneidae (Radnetzspinnen). Haarige Spinne.
Aggression und Autoaggression wechseln sich ab. Fühlen sich Einschränkungen hilflos ausgeliefert. Fruchtlose Aktivität.

Täuschung: Verfolgt zu werden. Schlagen sich selbst. Musik ist ein Thema.
Körperlich: Furunkel. Abszesse. Nagelgeschwüre oder Anschwellungen, bei denen das Gewebe eine bläuliche Farbe annimmt, begleitet von heftigen, brennenden Schmerzen. Todeskampf. Diphtherie. Septische Zustände. **Bösartige Eiterungen** und Verfärbungen. Bindehautentzündungen. Lähmungen. **Unstillbarer Bewegungsdrang.**

Tarentula hispanica (Lycosa tarentula)   *Spanische Tarantel*   tarent.

Ordnung: Araneae (Webspinnen). Familie: Lycosidae (Wolfspinnen).
Überempfindlichkeit. Überkreativität. Überschießende Energie.

Beschwerden infolge von: Bestrafung. Enttäuschte Liebe. Abkühlung. Schreck. Sepsis. Erregung. Ungeduld. Wutausbruch.
Körperlich: Zuckungen. Überschießende Energie. Taubheit und Überempfindlichkeit. Kälte. Ruhelosigkeit. Schwindel. Furunkel. Abszesse. Wenn Gewebe eine bläuliche Farbe annehmen und heftige, brennende Schmerzen bestehen.

Theridion curassavicum   *Orangenspinne*   ther.

Ordnung: Araneae (Webspinnen). Familie: Theridiidae (Haubennetzspinnen).
Fühlt **sich von allem angegriffen. Anspannung.** Reaktionsbereitschaft. Keine Sicherheit. Ehrgeiz. Zeigen sich unabhängiger, als sie wirklich sind. Rebellieren gegen ihr soziales Netz, verlassen es aber nicht. Bleiben länger in unfruchtbarer Beziehung, als es ihnen gut tut.

Körperlich: Fruchtlose Überaktivität und Unruhe. Schnelligkeit. (Verändertes Zeitgefühl.)

buth-a.   **Spinnen**

Vergleiche auch:

Buthus australis   *Kleiner Skorpion*   buth-a.

Ordnung: Scorpionides (Skorpione). Familie: Buthidae.

Ehrgeiz. Konkurrenz. Kritisch, distanziert.

Beschwerden infolge von: Gewalt. Drogen.
Körperlich: Empfindlich gegen Berührung/Kitzeln. Lichtscheu. Kopfschmerz. Augenentzündungen. Bulimie. Abneigung gegen Trinken. Kälteempfindlich. Lebererkrankung.
Vergleiche:
Androctonus amurreuxi hebraeus *(Skorpion)* Schatten. Entsetzen. Vertrauen niemandem. Zerstörung. Tiefe Verborgenheit. Tetanus.
Schlangen. Nachtschatten.

Limulus cyclops   *Königskrabbe (Atlantischer Schwertschwanz)*   lim.

Ordnung: Xiphosura (Schwertschwänze). Familie: Limulidae (Pfeilschwanzkrebse).

Zählt bei einigen Autoren zu den Spinnentieren.
Ziellose Aktivität. Es geht darum, sich ein sicheres Umfeld zu schaffen.
Kräfte überstrapazieren und dann übermäßig viel Ruhe brauchen. Fühlen sich innerlich schwach, müssen aber der Welt zeigen, dass sie selbstständig sind (die Herkunftsfamilie hinter sich lassen).

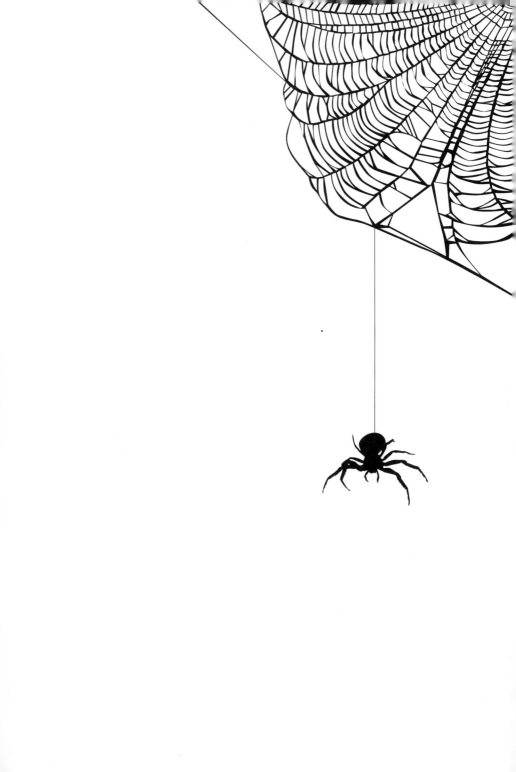

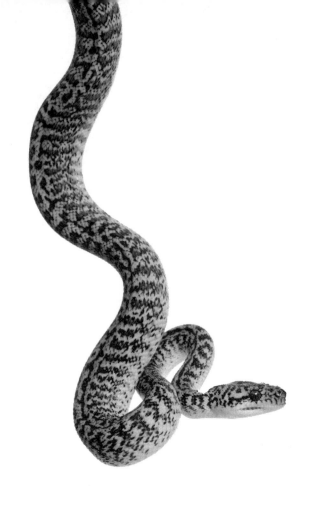

Kapitel 6.4

Serpentes/Schlangen

Ordnung: Squamata (Schuppenkriechtiere). (Viele Arzneien nach Massimo Mangialavori)
Sprache. Konkurrenzkampf. Mutter-Tochter-Beziehung.
Verrat durch die weibliche Familienlinie/Mutter. Eifersucht. Intrigen.
Bedroht und verfolgt. Körperliche Gewalt.
Körperlich: Blau rötliche Verfärbung. Blut. Herz.
Verschlechterung: Regnerisches Wetter.

Bothrops lanceolatus — Gelbe Lanzenotter — both-l.

Ordnung: Squamata (Schuppenkriechtiere). Familie: Viperidae (Vipern).
Dominanz. **Kontrolle über Territorium.** Konkurrenz („Super-Lachesis"). Spaltung in eine gesunde, eine kranke Seite. Licht und Dunkel. Verschließen ihre Sinne. Sprachthemen. Können nicht mehr sehen, sprechen. Ringen nach Worten.
Körperlich: Borderline-Störung. Einseitige Symptome. Beklemmung. Hämorrhagien. Lähmung. Photophobie.

Cenchris contortrix — Mokassinschlange (Kupferkopf) — cench.

Ordnung: Squamata (Schuppenkriechtiere). Familie: Viperidae (Vipern).
Müssen die Besten sein. **Wollen Geltung und Respekt erwerben, damit sie nicht angegriffen werden.** Geltungssucht. Wechsel der Stimmungslagen (Crot-h.). Verträumte Zerstreutheit. Orientierungssinn verloren. Möchten in den Wald. Ohnmacht.
Ängste: Ausgeliefert zu sein. Fühlen sich vergiftet. Drohender Tod. Nach dem Niederlegen zu ersticken.
Träume: Vergewaltigung. Von einer Schlange gebissen zu werden. Lebhaft und schrecklich. Tote. Von wilden Tieren verfolgt. Zähne, die gezogen werden.
Vergleiche: Lachesis, Clotho *(Bitis arietans, Puffotter)*, Helleborus, Mercurius, Nux moschata, Skorpion, Opium, Stramonium.[61]

Crotalus cascavella   Waldklapperschlange, brasil.   crot-c.

Ordnung: Squamata (Schuppenkriechtiere). Familie: Viperidae (Vipern).
Kämpfen aus Selbstschutz. Angriff ist die beste Verteidigung. Gefühl, sich eines unerlaubten Begehrens schuldig gemacht/die Moral oder Pflicht verletzt zu haben, bestraft werden zu können.

Ängste: Bestrafung. Tod. Öffentliche Plätze. Verteidigen sich lebhaft gegen eingebildete Beschuldigung. Ausweglosigkeit. Ohnmacht durch Hunger.

Crotalus horridus   Klapperschlange, (Wald-)   crot-h.

Ordnung: Squamata (Schuppenkriechtiere). Familie: Viperidae (Vipern).
Leben in Isolation. Aus allem draußen, hat den extremsten Rückzug.
Kein natürliches Lebensrecht haben.

Ängste: Sich das Ihre zu nehmen oder hervorzutreten, weil sie sich sonst angreifbar machen.

Dendroaspis polylepsis   Schwarze Mamba   dendro-p.

Ordnung: Squamata (Schuppenkriechtiere). Familie: Elapidae (Giftnattern).
Zustand der vollkommenen Sinnlosigkeit: „Alles oder Nichts". Setzen sich für andere ein. Depression. Fühlen sich verlassen, einsam, **von niemandem verstanden.** Abgeschnitten. Reizbarkeit. Impulsivität. Hast.

Träume: Verfolgt zu werden. Hohe Plätze. Tanzen.[33]

Elaps corallinus   Korallennatter   elaps

Ordnung: Squamata (Schuppenkriechtiere). Familie: Elapidae (Giftnattern).
Verstecken sich, um nicht in Versuchung zu kommen.
Scheinen kindlich geblieben, naives Verkriechen. Je größer die Verlockung, umso größer die Strafe. Fliehen vor sich selbst. Verstecken im Wald bessert.

Lachesis muta   Buschmeister   lach.

Ordnung: Squamata (Schuppenkriechtiere). Familie: Viperidae (Vipern).
Sehen sich als Opfer von Intrigen. Glauben, ihr Gegenschlag sei berechtigt.
Verschlingerin oder Verschlungener. Treten in **Konkurrenz. Eifersucht.** Fürchten sich, in einer „ohnmächtigen" Lage zu sein. Befreiung durch Reden.

Schlangen   bufo

Naja tripudians   *Kobra*   naja

Ordnung: Squamata (Schuppenkriechtiere). Familie: Elapidae (Giftnattern).
Schwanken zwischen Lust und Pflicht. Sie leiden unter den Extremen zwischen Anpassung und Rebellion. Opfer der Schlechtigkeit anderer, glauben sich daher zu Verteidigung und Aggression berechtigt. Misstrauen und Eifersucht basieren auf dem Gefühl, Unrecht „schlucken" zu müssen.

Vipera berus   *Deutsche Kreuzotter*   vip.

Ordnung: Squamata (Schuppenkriechtiere). Familie: Viperidae (Vipern).
Familiengeheimnisse. Überwachung. Hass. Missbrauch. Sexualisierte Gewalt. Rückzug (mögen keinen Einblick in ihr persönliches Leben geben).[5] Fehlende Existenzberechtigung. Sie leiden unter Schuldgefühlen und Gewissensbissen. Geben anderen die Schuld. Totstellreflex: Schweigen, Starrheit.

Träume: Lebendig begraben zu werden.
Täuschung: Verfolgt zu werden.
Körperlich: Ödeme der Beine. Kongestion. Herz. Brustthemen. Varizen.

Vergleiche: Amphibien

Bufo rana   *Erdkröte*   bufo

Ordnung: Anura (Froschlurche). Familie: Bufonidae (Kröten).

Geistige **Retardierung ins Instinkthafte**. Sexualität ist vordergründig. Traurigkeit. Ruhelosigkeit. Ängstlich, besonders bezüglich der Gesundheit. Reizbar, langsam, schlicht. Stumpfsinniger Ausdruck. Einseitige Begabung (geistige Störungen von Kindern überbegabter Eltern). Entwicklungsverzögerung. Sexuelle Tics. Spielen mit der eigenen Zunge. Sprache undeutlich. Nägelkauen.

Beschwerden infolge von: Bestrafung für sexuelle Gefühle oder frühe Sexualisierung. Sexueller Missbrauch.
Körperlich: Frostigkeit. Zahnfleischprobleme. Sabbern. Lecken der Lippen. Neigung, sich selbst zu beißen. Nägelkauen. Stottern. Seestörungen. Krämpfe, dabei Zungenbiss. Epilepsie während Koitus. Ekzem. Lymphangitis.
Verlangen: Einsamkeit (spielt mit den Genitalien). Gier nach Essen.
Abneigung: Gesellschaft.
Verschlechterung: Erwachen. Warmes Zimmer. Sonne. Musik ist unerträglich. Jedes Geräusch ist unangenehm. Anblick **glänzender Gegenstände** ist unerträglich.
Besserung: Baden. Kalte Luft. Feuchtigkeit. Bier.
Vergleiche: Barium (nicht so sexualisiert).

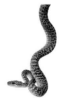

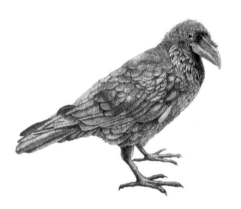

Kapitel 6.5

Aves/Vögel

Fliegen und Fliehen. ***Freiheit und Gefängnis***. Gefühl der Leichtigkeit und Bewegung in der Luft. Eingeschlossen fühlen. In der Falle. Wind. Flucht. Schweben. Licht. Begeisterung über oder Ekel vor Vögeln. ***Hackordnung***. Konkurrenz. Eifersucht. Nervosität und Ruhelosigkeit. Reisen. Navigation. Brauchen Bewegungs-, ***Ausdrucks- und Berührungsfreiheit***. Tanzen. Ausdehnung. ***Gefühl von Angriff***.[4] Verfolgung. Kraft. Plötzlichkeit/Unerwartetes. Gewalt: Opfer oder Täter.

Verlangen: Hochgelegene Orte. Horizont.[4] Singen. Zu großer Höhe aufsteigen. Ausbrechen. Freikämpfen.
Empfindungen: Durchstechend. Schneidend. Reißend.

(Nach Jonathan Shore)

Falconiformes *Greifvögel/Raubvögel*

EinzelgängerIn. Außergewöhnliche Eigenschaften. Scharfsichtigkeit. Geschwindigkeit.

Buteo jamaicensis   *Bussard*   bute-j.

Ordnung: Falconiformes (Greifvögel). Familie: Accipitridae (Habichtartige).
Pflicht und Verantwortung für die Familie. Sorgen. Unterstützen. Pragmatismus.
Beschwerden infolge von: Erregung. Entkräftung.
Furcht: Dunkelheit. Ersticken.

Abneigung: Alleinsein.

Verlangen: Beschäftigung.
Empfindlichkeit: Geräusche.[17]

Falco peregrinus disciplinatus   *Wanderfalke*   falco-p.

Ordnung: Falconiformes (Greifvögel). Familie: Falconidae (Falkenartige).
Die eigene individuelle Kraft in der Welt ausdrücken.[17] Fühlen sich bevormundet und im Ausdruck behindert. Hohe Geschwindigkeit im Innern sucht einen Ausdruck

im Außen. **Kraftvolle Umsetzung der eigenen Vision.** Überforderung. Beißen um sich, wenn sie sich entfremdet fühlen. Starker Wille. Ehrgeiz. Probleme, den eigenen Willen zu leben. Müssen sich anderen beugen. Freiheitsdrang und aggressive Impulse. Unfallneigung. Probleme mit Wahrnehmung und Koordination.

Verlangen: Geschwindigkeit wie Motorradfahren, Fliegen.
Täuschung: Sei **eine Königin.** Vergrößerungsgefühl. Gefangen. Verstoßen. Vergiftet worden.[17]
Vergleiche: Falco cherrug *(Würgfalke),* Falco tinnunculus *(Turmfalke).*

| Haliaeetus leucocephalus | Weißkopfseeadler | haliae-lc. |

Ordnung: Falconiformes (Greifvögel). Familie: Accipitridae (Habichtartige).
„Getrennt von dieser Welt". In Traumwelt gefangen.[17]
EinzelgängerIn. Distanziertheit. Möchten aus gegebenen Bedingungen und der Familie ausbrechen und mit dem ganzen Universum eins sein. Wollen mehr Selbstbewusstsein, ihren Horizont erweitern. Durchblick. Überblick.

Täuschung: In der Falle zu sitzen. Schizophrenie, als ob in zwei Richtungen gezogen. Phantasievorstellungen.
Vergleiche: Aquila chrysaetos *(Steinadler; Englisch Eagel´s blood, Adlerblut);* Pandion haliaetus *(Englisch Osprey, Fischadler);* Aquila heliaca *(Kaiseradler).*

Vultures/Corvidae *Geier- und Rabenvögel*

| Corvus corax principalis | Kolkrabe | corv-c. |

Ordnung: Passeriformes (Sperlingsvögel). Familie: Corvidae (Rabenvögel).
Schutz der eigenen Individualität. **Schutz und Gewalt.** Überleben. Entkommen. Chaos. Einfall. Störung der Perfektion.[17] Handwerkliches Geschick. Die Wahrheit sagen. Einsamkeit. Verlassenheit. **Ausgestoßen und missbraucht.** Mitgefühl. Mystik. Spiritualität. Weisheit (Abraxas). Naturverbundenheit. Flatterhaftigkeit in Beziehungen.[7] Schwarz/Weiß. Hell/Dunkel. Faszination für Schwarz. Tod.

Angst: Autofahren.

Träume: Überfahren zu werden. Zerstückelte Leichen. Sex.
Verlangen: Gesellschaft. Hähnchen. Eier. Apfelsinen.[18]
Körperlich: Haarausfall.

Vergleiche:
Pelmyotis *(Fledermaus/Mausohr) (Säugetier, weder Vogel noch Maus)*

Verlangen nach Freiheit und Unabhängigkeit. Finden des eigenen Platzes. Als Kind dominiert (besonders durch den Vater). Unterordnung, trotz Rebellion im Innern. Zwischen den Welten. Widerspenstigkeit. Eigenwilligkeit. Haben „was Heftiges" (Messer im Rücken). Lieben den Wald.
Körperlich: BWS. ZNS. Empfindungslosigkeit.
Ängste: Geschlossene Räume. Bindung („Nie wieder heiraten!").
Vergleiche: Nachtschattengewächse, Pica pica *(Elster).*

Pica pica — *Elster* — pica.

Ordnung: Passeriformes (Sperlingsvögel). Familie: Corvidae (Rabenvögel).

Selbstüberschätzung. Halten sich für „ÜberfliegerInnen". Abschweifen. **Intellektualisierung.** Tatendrang wechselt mit Müdigkeit. Launenhaftigkeit. Von glänzenden Gegenständen magisch angezogen. Lieben Musik.

Träume: Fliegen.
Körperlich: Schweiß bei geringster Anstrengung.

Galliformes *Hühnervögel*

Anas indica — *Indische (Lauf-) Ente* — anas-i.

Ordnung: Anseriformes (Gänsevögel). Familie: Anatidae (Entenvögel).

Von der Familie im Stich gelassen. **Fühlen sich ungeliebt wegen mangelnder familiärer Nestwärme. Außenseiterposition. Fühlen sich hässlich.**[7] Scham über das eigene Aussehen. Rückzug. Liebeskummer. **Familienthemen (sich und die Sippe verteidigen).** Brauchen Anerkennung. Schwierige, streitlustige Kinder mit Gefühl von Unterlegenheit. Singen und Tanzen.

Ängste: Verlust von Zuhause oder Angehörigen. Treue.
Träume: Verfolgt zu werden. Ihr Kind verhungern zu lassen. Seen, Gewässer, Überschwemmung.
Körperlich: Chronische Neurodermitis. Ohrgeräusche.
Erscheinung: Watschelgang. „Fettnäpfchen". Plump.
Vergleiche: Anas europaea *(Anas plathyrhynchos, Stockente)*, Calcium sulphuricum, Cygnus olor, (Höckerschwan), Calcarea ovi testae.(Eierschale)[2]

Anser anser *Wildgans* anser

Ordnung: Anseriformes (Gänsevögel). Familie: Anatidae (Entenvögel).

Fühlt sich um eigenen Freiraum beraubt, eingeengt. Begrenzen sich (sperren sich ein) in Ansprüchen und Ängsten. Mögen Hühner und die Natur. Themen um Position in einer Gruppe.

Furcht: Enge Räume. Flugangst. Die Kinder könnten ertrinken.
Körperlich: Brustkorb scheint zu eng. Atmung behindert. Herzflattern. Empfindlicher Magen. Verstopfungsneigung.
Abneigung: Eier.
Verlangen: Baden und Schwimmen.
Vergleiche: Calcera ovi anseri *(Eierschale)*.[2]

Ara macao *Papagei, Ara (Hellroter)* ara-m.

Ordnung: Psittaciformes (Papageien). Familie: Psittacidae (Eigentliche Papageien).

„Exotisch". Bunter Vogel. Individualität. Sich in Gesellschaft ausdrücken. Aufgewachsen in einer Welt, in die sie nicht hingehörten. Hochintelligent. Leben sehr lange. Weisheit.[17]

Calcera ovi testae *Hühnereierschale* calc-o-t.

Matheschwäche. Empfindung von einem Berg hoher Anforderungen. Sind dem „Hickhack" nicht gewachsen. Angst beim Anblick von Blut.

Körperlich: Warzen an den Händen. *Verlangen/Abneigung:* Eier.
Vergleiche: Calcium. *(Nach K.-J. Müller, Wissmut)*

Träume: zu versagen.

Columba palumbus *Taube/Ringeltaube* colum-p.

Ordnung: Columbiformes (Taubenvögel). Familie: Columbidae (Tauben).

Friedenstaube. Suchen **Frieden und Harmonie.** Leiden an der Härte der Welt. **Schuld und Scham.** Gewalt. Missbrauch. Tabuisierung von Beschmutzung. „Der letzte Dreck" sein. Verletzung. Dem sanften Täubchen bleibt nur der Rückzug.[18] *Vergleiche:* Columba livia forma domestica *(Stadttaube).(G.Kittler)*

| Vögel | Galliformes | pele-on. |

Cuculus canorus — *Kuckuck* — cucu-c.

Ordnung: Cuculiformes (Kuckucksvögel). Familie: Kuckucke (Culidae).
Fühlt sich als **AußenseiterIn, nicht zur Familie** gehörend. Fühlen sich zurückgesetzt und benachteiligt.

Cygnus cygnus — *Singschwan* — cygn-c.

Ordnung: Anseriformes (Gänsevögel). Familie: Anatidae (Entenvögel).
Leistungsorientierung. Selbstbestimmung. Strukturiertheit. Selbstüberforderung. Aristokratisch. Sprachfähigkeit. **Selbstüberforderung und Erschöpfung.** Nicht dazugehören. Überlegenheit. Diktiert. Zügel in den Händen (Pferdethemen).
Ängste: Mit Starrheit kaschiert. Dinge nicht gut genug zu machen.
Träume: Arme ausbreiten. In die Luft erheben. Wasser. Fast ertrinken. Müssen den Kopf über Wasser halten. Wasserthemen.
Körperlich: Hals-Nacken-Bereich. Kann Kopf kaum tragen. Verrenkung. Versteifung mit ausstrahlen in die Schulter. Migräne. Seekrankheit. Empfindlich gegen Kälte. [7,18]
Vergleiche: Silber-Serie. Cygnus olor (*Höckerschwan*, Themen von Gut/Böse).

Larus argentatus — *Silbermöwe* — larus-a.

Ordnung: Charadriiformes (Regenpfeiferartige). Familie: Laridae (Möwen).
Auf der Flucht vor der Familie. Verantwortung lastet zu schwer. Die **Dinge aus einer anderen Perspektive sehen. Künstlerischer Ehrgeiz.** Hochgesteckte Ziele. Überlebenskampf und Freude. Sehnsucht nach Freiheit, Fliegen und Seelenruhe. Erhöhte geistige Kraft und Klarheit. Ruhelosigkeit. Ausgelassenheit. Redebedürfnis. Entwicklung von Freude und Lebensmut. Erschöpfung vom Überlebenskampf. Heimweh, wenn sie allein sind. Stimmungsschwankungen. Nah am Wasser gebaut. Niedergeschlagenheit, fühlen sich verlassen.
Vergleiche: Vögel, Meeresmittel und Argentum-Verbindungen.
Miasma: Tuberkulose.[17]

Pelicanus onocrotalus — *Pelikan* — pele-on.

Ordnung: Pelecaniformes (Ruderfüßer). Familie: Pelecanidae (Pelikane).
Einfach nur „sein". Stille, ruhige Vögel, die in Gruppen leben. Die Freiheit zu „sein"! Frei von Beurteilung. Gerechtigkeit. Verlangen, die Dinge richtig zu tun. Wollen dazugehören (sonst Angst vor Einsamkeit). [17]

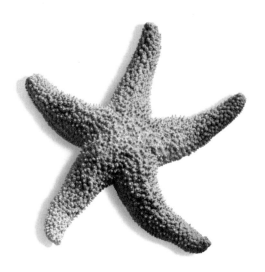

Kapitel 6.6

Meeresmittel

Das Meer ist ein Symbol der tiefen Verbundenheit mit der großen Urmutter (mit allem, was ist). Sinnbild für Geborgenheit. Gemeinsam sind den Meeresmitteln die inneren Empfindungen von **Verlassenheit,** Mangel an Schutz sowie **emotionaler Minderversorgung.** Auch finden sich **Unsicherheit und Abhängigkeit.** Angst vor neuen Dingen. *Verlangen* nach oder *Abneigung* von Salz oder Meeresfrüchten können ein Hinweis auf ein Arzneimittel aus dem Meer sein.

Aqua marina — *Meerwasser aus dem Ärmelkanal* — aq-mar.

Schämt sich für eigene Bedürfnisse. Fürchten, sich *durch das eigene Bedürfnis eine Blöße zu geben.* Suche nach Ersatzbefriedigung. Verletztes Schamgefühl. Verstecken sich, fühlen sich beobachtet. *Isolation.* Verschlossenheit. Reserviertheit. Künstlerische Veranlagung. Heimweh und Regression.

Täuschung: Beschattet zu werden.

Träume: Ratten, Mäuse.
Körperlich: Bulimie, Essstörungen. Asthma. Zystitis.
Verlangen: Aufenthalt im Wind. Pizza, Salziges, Fisch.

Ambra grisea — *Ambragries, Walfischdreck* — ambr.

Peinlich, dass man sich schämen musste. Schamhafte Zurückhaltung. Erlittene Peinlichkeit, die in der Familie überdeckt worden ist. Schüchtern. Schweigsamkeit. Wollen nicht angesehen werden. Mangel an Selbstvertrauen. Schwierig, sich auf Neues einzulassen. Klammern sich an eine stärkere Person. Große Empfindlichkeit, Musik ist eine Art Schutzhülle.

Ängste: Telefonieren (zu schüchtern).
Vergleiche: Aqua marina, Barium, Calcium, Thuja.

aster.   Meeresmittel

Asterias rubens   *Seestern*   aster.

Ordnung: Forcipulata (Zangensterne). Familie: Asteriidae.
Fürchten, höheren Mächten ausgeliefert zu sein.
Unter fremder Kontrolle. Willkür der Justiz.
Ängste: Plötzliche Krankheit. "Apparatemedizin" ausgeliefert zu sein. Schicksalsschläge und Naturkatastrophen. Enge, überfüllte Räume.
Körperlich: Ängstliche Herzarrhythmien. Bösartige Tumoren in Brust, Ovarien, Nebennieren. Morbus Cushing (prämenstruelle Ödeme, maskuline Behaarung). Hyperpigmentierung (Sep., Mytil.). Akne. Stammfettsucht.
Verlangen: Stimulanzien, scharfe Gewürze.
Verschlechterung: Heiße Sonne.
Vergleiche: Carbo animalis, Conium. Andere Meeresmittel.

Corallium rubrum   *Rote Koralle*   cor-r.

Ordnung: Alcyonacea (Weichkorallen). Familie: Coralliidae.
Fühlen sich betrogen. Ihre Wehrlosigkeit **wird ausgenützt, was sie reizbar macht.** Schimpfen bis zur völligen Verausgabung.[5]

Cypraea eglantina   *Kaurischnecke*   cypra-e.

Ordnung: Gastropoda (Schnecken). Familie: Cypraeidae (Kaurischnecken).
Angst und **Schutzlosigkeit.** Brauchen Geldpolster für **die Sicherheit.** Überempfindlich gegenüber anderen Menschen und Eindrücken. Hellsichtigkeit.

Gadus morrhua   *Kabeljau*   gad.

Ordnung: Gadiformes (Dorschartige). Familie: Gadidae (Dorsche).
Wollen ungestört an ihrem sicheren Ort bleiben. Stumpfsinn. Integrieren sich schwer in die Gesellschaft. Rückzug bis zum Autismus.

Homarus gammarus   *Hummer*   hom.

Ordnung: Decapoda (Zehnfußkrebse). Familie: Nephropidae (Hummerartige).
Die Suche nach Schutz. Suchen BeschützerIn oder Gegenstand, dem sie die nötige Stärke zuschreiben. **Abergläubische Idealisierung.** Empfindlich auf Beengung, enge Kleidung wird nicht vertragen ("als könne man sich nicht bewegen").

Meeresmittel   medus.

Lac delphinum   *Delphinmilch*   lac-del.

Ordnung: Cetacea (Wale).
Sucht **Gemeinschaft und Lebensfreude**. Heiterkeit und Ausgelassenheit. Kommunikation. Angst, verantwortlich für das Leiden anderer zu sein. Fürchten, von der Welt getrennt/alleine zu sein.
<Siehe unter Milchmittel>

Lac phoca vitulina   *Seehund (-smilch)*   lac-ph.

Ordnung: Carnivora (Raubtiere). Familie: Phocidae (Hundsrobben).
Getrenntheitsgefühle, abgetrennt von Nahestehenden („Heuler"). Können die Trennung nicht überwinden. Zerschlagenheitsgefühle. <Siehe unter Milchmittel>

Limulus cyclops   *Königskrabbe*   lim.

Ordnung: Xiphosura (Schwertschwänze). Familie: Limulidae (Pfeilschwanzkrebse).
Ziellos aktiv, ein sicheres Umfeld zu schaffen. Wollen sich von der Familie entfernen, um zu zeigen, dass sie selbstständig sind. Nach allzu viel Aktivität können sie sich überhaupt nicht mehr bewegen.

Mater perlarum (Conchiolinum)   *Perle der Auster*   conch.

Ordnung: Ostreoida.
Familie: Ostreidae (Austern).
Fühlen sich missachtet und bekommen nicht genug. **Suchen nach Beachtung und Anerkennung.** Beschwerden nach Demütigung.

Medusa (Aurelia aurita)   *Ohrenqualle*   medus.

Ordnung: Semaeostomeae (Fahnenquallen). Familie: Ulmaridae.
Verlangen nach Harmonie und Ästhetik. Durchs Leben tanzen (schweben).
Ästhetisch zart. Wahrung der **Unabhängigkeit, um dem eigenen Fluss zu folgen.**
Misstrauen gegenüber Verantwortlichkeit und allem, was Mühsal bereitet.

Körperlich: Gelenkbeschwerden. Genitalerkrankungen. Drüsen. Hauterkrankungen, Urtikaria und Bläschen. Brennen. Jucken. Ekzem am Ohr.
Abneigung: Veränderung. Geschlechterrollen. Sex. Schwangerschaft.
Besserung: Bewegung. Tanzen und Musik. Schlaf.

(*nach Homoeopathia Viva, Schweser, Mangliavori)[6]

murx.   **Meeresmittel**

Murex purpurea   *Purpurschnecke*   murx.

Ordnung: Sorbeoconcha.
Familie: Muricidae.
Gefühl, dass alles, was sie tun, so gut wie nichts bringt. Das Leben ist eine Last. Angst vor Kontrollverlust. Möchten Unabhängigkeit, brauchen aber Unterstützung.
Vergleiche: Sepia.

Mytilus edulis   *Miesmuschel*   myt-e.

Ordnung: Mytiloida. Familie: Mytilidae.
Sicherheit in Beziehungen. **Abhängigkeit/Unabhängigkeit.** Ertragen keine Disharmonie. Verlustängste.

Mytili margerita   *Miesmuschel-Perle*   myt-m.

Ordnung: Mytiloida. Familie: Mytilidae.
Ehrgeizige Führungsperson. Auf sich allein gestellt. Sicherheit in Beziehungen. Abhängigkeit/Unabhängigkeit. Erträgt keine Disharmonie. Verlustängste.
Körperlich: Nieren- und Gallensteine. Mamma-Ca.
Vergleiche: Calcium, Sepia und Murex.

Oleum jecoris aselli   *Dorschlebertran*   ol-j.

Ordnung: Gadiformes (Dorschartige). Familie: Gadidae (Dorsche).
Auszehrung und Abmagerung, Schmerzen brennend. Großer Bezug zum Verdauungssystem.

Pecten jacobaeus   *Jakobsmuschel*   pect.

Ordnung: Pectinoida. Familie: Pectinidae (Kammermuscheln).
Herausforderungen meistern wollen, um zu beweisen, dass sie damit fertigwerden. Dadurch Gewinn an Selbstvertrauen. Spiritualität.
Vergleiche: Calcium carbonicum.

Sepia (Sepiida)   *Tintenfisch*   sep.

Entwürdigung (besonders der Geschlechtsidentität). Reizbarkeit. Nach Traumatisierung zunächst Aktivismus, dann Gleichgültigkeit. Ausgelaugt.
Hüllen sich in **dunkle Wolke** ein.

Meeresmittel astac.

Spongia tosta — Gerösteter Meeresschwamm — spong.

Ordnung: Dictyoceratida (Hornschwämme). Familie: Spongiidae.

Alles muss sicher, stabil und überschaubar sein. Große Abhängigkeit. Nachgiebigkeit aus einem Gefühl von Wehrlosigkeit. Ängstlich.
Suchen Unterstützung in der Beziehung.[4]

Venus mercenaria — Venusmuschel — ven-m.

Ordnung: Veneroida.
Familie: Veneridae (Venusmuscheln).

Brauchen Sicherheit. Distanz. **Das Festhalten an altem Groll dient als Vorwand, den Rest der Welt fernzuhalten.** Kümmern sich um Menschen, die daran leiden, wovor sie sich fürchten.

Abneigung: Körperlichkeit. Negative Einstellung gegenüber dem Leben. Regressive Verhaltensweisen (Erwachsene lutschen am Daumen).
Ängste: Tod. Ansteckung. Krebs (Eltern an Krebs gestorben).
Andere Arzneimittel, die mit dem Meer in Beziehung stehen können:

Andere Arzneimittel, die mit dem Meer in Beziehung stehen können:

Astacus fluviatilis — Flusskrebs — astac.

Ordnung: Decapoda (Zehnfußkrebse). Familie: Astacideae.

Misstrauische Angst. Gefühl der Wehrlosigkeit gegenüber dem Umfeld: gehen bei Annäherung in Verteidigungshaltung.
Fühlen sich wehrlos, suchen aber ebenso übermenschlichen Schutz, z. B. über Plüschtiere oder Symbolgegenstände. Hängen an den Dingen.

Träume: Ängstlich. Erotik.
Körperlich: Krampfneigung. Bewegungsapparat. Steifheit.
Empfindlichkeit: Luft.
Verschlimmerung: Kalte Luft. Abdecken.
Vergleiche: Andere Meerbezüge: Anas indica, Cygnus cygnus, Larus argentatus, Pelecanus onocrotalus, Squilla maritima.

Anas indica   Indische Ente

Ordnung: Anseriformes (Gänsevögel). Familie: Anatidae (Entenvögel).

Familienthemen („sich und die Sippe verteidigen"). Von der Familie im Stich gelassen. „Hässliches Entlein". Ungeliebt, mangelnde familiäre Nestwärme. Fühlen sich hässlich.[5] Außenseiterposition.

Calcium-Verbindungen

Schutzbedürftigkeit. Befürchten, was andere denken könnten.

Carassius auratus   Goldfisch   caras.

Ordnung: Cypriniformes (Karpfenartige). Familie: Cyprinidae (Karpfenfische).

Kontaktarmut, Schweigen (alle Fische). Verweilen bei Unangenehmem.
Körperlich: Schuppige Hautausschläge.
(Goldelement: Vaterverlust, Versagen, Hoffnungslosigkeit, Dunkelheit.)

Cygnus cygnus   Singschwan   cygn-c.

Ordnung: Anseriformes (Gänsevögel). Familie: Anatidae (Entenvögel).

Leistungsorientiertheit. Selbstbestimmung. Aristokratisch. Selbstüberforderung und Erschöpfung. Gefühl, nicht dazuzugehören. Kompensieren mit Überlegenheit („wollen die Zügel in den Händen behalten").[7]

Gadus morrhua   Kabeljau   gad.

Ordnung: Gadiformes (Dorschartige). Familie: Gadidae (Dorsche).

Wollen ungestört in ihrer sicheren Umwelt bleiben. Stumpfsinn. Integrieren sich schlecht in die Gesellschaft. Rückzug bis zum Autismus.

Iodum purum   Jod   iod.

Bemühen sich rastlos um Beachtung. Ruhelosigkeit. Eile. Nervosität. Vergesslichkeit. Impulsivität und Reizbarkeit. Angst, verurteilt zu werden, **flüchten zu müssen (in die Heimatlosigkeit), alles loslassen zu müssen.**

Kalium iodatum — *Kaliumjodid* — kali-i.

Halten trotz Missachtung an familiärer (sozialer) Gegenseitigkeit fest. **Unerträgliches wird aus Angst vor Isolation ertragen.**[3]

Kalium muriaticum — *Kaliumchlorid* — kali-m.

Wenn ich andere versorge, werde ich gut versorgt. Gönnt sich kein Vergnügen. Die **Pflicht, eine gute Mutter zu sein.** Depression, Ernst, festhalten.[3]

Lac simiae — *Meerkatzen-Milch (Affe)*

Ordnung: Primates (Primaten). Familie: Cercopithecidae (Meerkatzenverwandte).
Spaßig. Gesellig. Unkonzentriert. Gedankenlos. Finden nicht den richtigen Weg. Hängen sich an die Mutter. Verletzte Intimsphäre. Gekränktheit. Verlangen zu reisen. Verlorene Freiheit (versklavt). Arm und einsam.[7]

Larus argentatus — *Silbermöwe* — larus-a.

Ordnung: Charadriiformes (Regenpfeiferartige). Familie: Laridae (Möwen).
Auf der Flucht vor der Familie, Verantwortung lastet zu schwer.[7] Überlebenskampf und Freude. Die Dinge aus einer anderen Perspektive sehen. Künstlerischer Ehrgeiz. Hochgesteckte Ziele.
Körperlich: Unstillbarer Appetit. Adipositas.

Magnesium iodatum — *Magnesiumjodid* — mag-i.

Müssen um ihre **Existenz kämpfen, vor Gewalt flüchten.**[3] Pazifismus und Arbeit. Themen mit „Essen". Ruhelosigkeit.

Muriaticum/Chloratum-Verbindungen

Zuwendungsbedürfnis. Ablehnung was gebraucht wird. Suchen mütterliche Zuwendung und erwarten Versorgung. Gefühl, vernachlässigt worden zu sein.[3]
<Siehe unter Chloratum-Verbindungen>

Natrium muriaticum   *Natriumchlorid, Kochsalz*   nat-m.

Trost für die Untröstlichen. Kummer. Vernachlässigung. Verschlossenheit. Mutterlosigkeit/Vaterlosigkeit. Verweilen bei Vergangenem. Traurigkeit. Bitternis. Trost im Alleinsein. Kultiviert, isoliert.

Pelecanus onocrotalus   *Pelikan*   pele-on.

Ordnung: Pelecaniformes (Ruderfüßer). Familie: Pelecanidae (Pelikane).
Einfach „sein". Die Freiheit zu „sein"! Frei von Beurteilung. Gerechtigkeit. Verlangen, die Dinge richtig zu tun, wollen dazugehören, mit Angst vor Einsamkeit.

Pisces (Fische)   *Salzwasserfische*

Rückzug bei Konflikten. Verschließen sich. Fühlen sich beobachtet.
Träumen, unter Wasser atmen zu können. Lieben Delphine und fürchten Haie.
Allergie gegen Meeresfrüchte. *(Müller)*

Träume: Wasser, Überschwemmung. **Unter Wasser atmen zu können.**
Körperlich: Wassereinlagerungen in Unterschenkeln und um die Augen. Trockene, schuppige Hautausschläge. Mangel an Lebenswärme, Nachtschweiß. Bettnässen. Allergie gegen Meeresfrüchte.
Verschlechterung/Besserung: Meer. Chlorwasser. Durchnässung.
Redewendungen: „Wellenlänge ... "; „ ... den Bach runter"; „ ... das Wasser reichen können."
Vergleiche: Cerium (Gefühl wie unter Glasglocke). Meeresarzneien.

Squilla maritima   *Meerzwiebel*   squil.

Ordnung: Asparagales (Spargelartige). Familie: Aparagaceae (Spargelgewächse).
Verlangen nach Nähe, die dann abgelehnt wird, weil sie sich überfordert fühlen. Unwillkürlich weinen. Stiller Kummer, den Schmerz nicht fühlen können / dürfen.

Vergleiche:
Cyprinus carpio *(Karpfen)*; Oncorhynchus tshawytscha *(Lachs)*; Galeocerdo cuvier *(Tigerhai)*; Oleum jecoris aselli *(Dorschlebertran)*; Serum aguillae *(Aal)*.

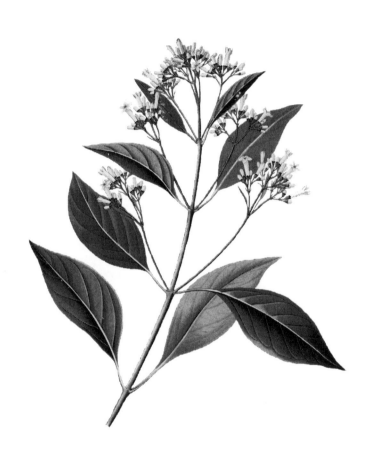

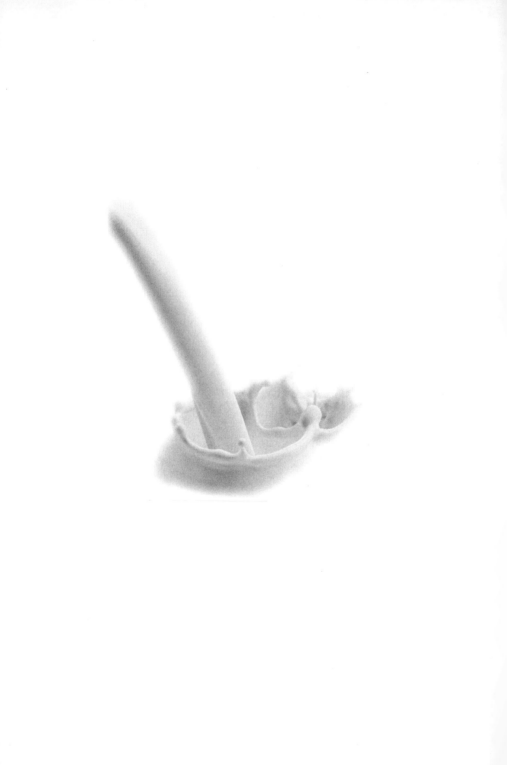

Kapitel 6.7

Milchmittel

Kontakt und Einheit. Unentschlossenheit. Familie.
Gestörte **Beziehung zwischen Mutter und Kindern.** Fehlende Wärme. Wollen unabhängig erscheinen. Versuchen, der Familie zu entkommen (werden aber nicht wirklich frei davon). **Loslösung und Abhängigkeit.** Bedürfnis nach Wärme und Liebe (dürfen es aber nicht zeigen).
Beschwerden infolge von: Suche nach Schutz, aber Kälte erfahren. **Ungestillt sein.** Tod einen Haustieres.
Körperlich: Frost. Kopfschmerzen. Schwindel. Erbrechen. Schwangerschaftserbrechen. Essstörungen. Hormonstörungen, Zyklusstörungen. Zysten der Ovarien. **Symptome der weiblichen Brust,** Spannungen, Knoten, Schwellung, Mastitis. Prämenstruelles Sybdom, Menses und sexuelle Probleme. Milcheiweißallergie. Weiße Beläge. Eitrige Tonsillitis. Hautausschläge, Neurodermitis. Warzen an den Händen.
Täuschung: „Mutterseelenallein". **Vernachlässigung.**
Verlangen/Abneigung: **Milch.**
Verlangen: Salz, **Schokolade.**
Vergleiche: Muriaticum-Verbindungen, Meeresmittel, Säuren.

(Nach K.-J. Müller, Wissmut)

Lacticum acidum   *Milchsäure ($C_3H_6O_3$)*   lac-ac.

Angst, erwachsen zu werden und Verantwortung übernehmen zu müssen. Sich über den „Ernst des Lebens" hinwegschwindeln. Geschäftliche Schwierigkeiten. Trägheit. Abneigung gegen Arbeit.

Körperlich: Geruchsempfindlichkeit. Kindliche Stimme. Stimmverlust.

Lac asinum   *Eselsmilch*   lac-as.

Von allen als „gutmütiger Esel" (Trottel) ausgenutzt werden. Demütigungen. Beschämung. Mitgefühl mit allen Ausgestoßenen. Liebe zu Pferden. Lassen sich ausnutzen. Arbeiten schwer und werden dennoch beschimpft. Lastenträger. Prügelknabe.
Ängste: In engen Fahrzeugen.
Abneigung: Geistige Anstrengung. Langsamkeit.
Vergleiche: Barium, Onopordon *(Eselsdistel).*

lac-c. Milchmittel

Lac caninum — Rottweiler- Hundemilch — lac-c.

„Ich muss mich unterordnen oder mächtig sein, damit ich den Respekt nicht verliere." Angst vor Ausschluss vom Rudel. Hierarchie. Daseinsberechtigung. Verlassenheit. Selbstverachtung. Missbrauch. Frühe Verlassenheit/Isolation (als Kind im Krankenhaus). Ausgestoßen aus der Gruppe. Gefühl der Wertlosigkeit und Ekel vor sich selbst.

Lac caprinum — Ziegenmilch — lac-cp.

Anhand von Position und Durchsetzungskraft nach oben kommen. Ehrgeiz. „Man darf sich keine Blöße geben oder Anstoß erregen." Ertragen keine Beeinträchtigung oder Unterbrechung durch andere. Misstrauen. Konflikte. **Verlangen nach hoher gesellschaftlicher Position**, um Gefühle von Verletzbarkeit zu kompensieren.

Ängste: Was andere über sie sagen. Verlust der sicheren Position. Negative Überraschung ohne Möglichkeit zur Flucht. Äußerer Hals wird als verletzlich empfunden.
Vergleiche: Adamas, Gold-Serie.

Lac defloratum — Entrahmte Kuhmilch — lac-d.

Ängste: **Eingeschlossen oder ausgeschlossen zu sein.** Geschlossene Räume. Allein zu bleiben.

Träume: Verschleppt zu werden. Zugfahren. Entführung. *Vergleiche:* Carbo animalis, Fel tauri *(Ochsengalle)*, Lac delphinum (Gemeinschaft), Pulsatilla pratensis.

Auf der Suche nach verlässlicher Bindung und sicherem Platz. Brauchen Gemeinschaft und Familie. Nach Flucht und Vertreibung. Fühlen sich verlassen und **ausgeschlossen,** im Stich gelassen. Träge, mild, sanft. Fühlen sich ausgelacht. Mangelnde Sättigung. Heimweh. Winterdepression (Hypericum, Helianthus).

Lac delphinum — Delphinmilch — lac-del.

Die Gemeinschaft gibt Schutz und erfüllt mit Lebensfreude.
Lebensfreude. Heiterkeit. Ausgelassenheit. Kommunikation. Wollen Teil einer Gruppe werden. Zugehörigkeit gibt Sicherheit und Selbstvertrauen. HelferInnen.

Beschwerden infolge von: Von der Mutter benutzt werden. Zwischen zwei „Müttern" stehen.
Ängste: Von Familie oder **Gemeinschaft ausgeschlossen zu sein**. Haie.
Täuschung: Schuld. Verantwortlich für das Leiden anderer (der Mutter) zu sein. Von der Welt getrennt, alleine zu sein. Gefahr.
Vergleiche: Carcinosinum, Phosphorus.

Milchmittel   lac-f.

Lac elefantis asiatica   *Elefantenmilch (indischer Elefant)*   lac-el.

Wollen die eigene Größe verbergen. Hilfsbereit und nützlich sein. Nachtragend/vergessen nicht so schnell („Elefantengedächtnis"), nicht wirklich verzeihen können.

Lac equinum   *Pferdemilch*   lac-e.

Konflikt zwischen Pflichterfüllung/Verantwortung und Drang nach Freiheit und Selbstentfaltung. Loyalität. Disziplin. Ehrgeiz. Erfolgszwang.

Täuschung: In der Falle zu sitzen.
Körperlich: Durchfall. Blähungen. Koliken. Atemwegserkrankungen. Asthma. Bewegungsapparat. Knie. Achillessehne. Bewegungsdrang.
Vergleiche: Naja, Niccolum.

Vergleiche:

Castor equi (Daumennagelrest/)Warzenfortsatz am Pferdehuf
Schüchtern. Lachen über ernste Angelegenheiten. Verlangen, sich draußen zu bewegen. Geht gleich los. Schüchtern, schamhaft.
Körperlich: Eiskalte Zehen. Nagelbeschwerden. Trockene Risse der Haut und Brustwarzen. Warzen. Asthma durch Pferdehaarallergie. Knötchen in der Brust.

Hippomanes alantois Rotznosode vom Pferd
Bezug zu Pferden. Pubertierende Mädchen im Abnabelungsprozess. Wut.[7]

Lac felinum   *Katzenmilch*   lac-f.

Unabhängigkeit und Selbstbestimmung. Bindungsängste, aber auch Eifersucht. Wollen sich selbst befreien, indem sie gegen die Norm verstoßen. Verlangen nach Unabhängigkeit. Coole Erwachsene mit Babysprache.

Beschwerden infolge von: Vernachlässigung und Missbrauch.
Ängste: Enge. Erwartungen. Prüfung. Spitze Gegenstände. Entwürdigung.
Träume: Verfolgung von Hunden oder Ratten.
Abneigung: Jede Form von Enge. Milch.
Verlangen: Fisch, Milch.
Vergleiche: Mit Bezug zu Katzen: Antennaria dioica, Corylus avellana, Teucrium marum verum, Valeriana officinalis. Mit Bezug zu Unabhängigkeit: Lapis marmoreus, Medusa, Mytilus, Sepia.

lac-ja. **Milchmittel**

Lac glama *Lamamilch* lac-ja.

Trägt schwere Lasten, jedoch niemals einen Menschen. Stolz und Idealismus. Empfindlichkeit gegenüber Ungerechtigkeit. Lassen sich nur führen, wenn sie sich respektiert fühlen.

Lac humanum *Muttermilch/Frauenmilch* lac-h.

Verbindung zwischen Göttlichem und Menschlichem. **Großer Anspruch auf höhere Entwicklung.** Menschliche Instinkte sind nicht erwünscht. *„Ich muss so tun, als ob ich niemanden brauche."* Konflikt von Abhängigkeit und Unabhängigkeit. Versorgung ihrer Kinder. Gewissensbisse. Überbehütung. Verlassenheit. Unerfüllter Kinderwunsch. Autoaggressive Züge, verletzen sich selbst.
Verschlechterung: Wochenende.

Vergleiche: Aqua marina, Carcinosinum, Muriaticum, Natrium muriaticum, Pulsatilla, Sepia.

Lac leoninum *Löwenmilch* lac-leo.

Einzige Raubkatze, die in Gruppen lebt. Die Weibchen jagen (auch die Beute von anderen). Ein neuer männlicher Löwe frisst die Jungen der Vorgänger.
Wollen besondere Leistung erbringen. Verlangen, den Erwartungen der Familie gerecht zu werden. Machtkampf. Diktatorisch, selbstgerecht. Wollen Macht und Gefallen finden. Ehrgeiz. Entrüstung, wenn Leistung keinen Erfolg bringt oder nach falscher Beschuldigung. Konkurrenz gegen Cheﬁn. Fordern Respekt. Hoher Selbstanspruch. Aggressivität gegenüber hilflosen Personen.

Beschwerden infolge von: Autoritäre Erziehung/Bezugsperson. Überforderung.
Ängste: Versagen. Körperliche Leiden. Höhe. Insekten. Enge Räume (Beklemmung).
Täuschung: Betrug durch die beste Freundin.
Träume: Dirigieren. Töten. Fallen. Löwen.
Körperlich: Kopfschmerz mit Verwirrung. Fußsohlenschmerz, besser beim Gehen. Harte Nägel. Empfindung wie Schweben. Taube Extremitäten im Schlaf.
Vergleiche: Gold-Serie. Adamas, Luba leonis *(Mähne des Löwenmännchens)*, Lac caprinum.
Bezug zu Löwen: Lotus corniculatus, Physostigma venenosum.

Vergleiche:
„Panthera/Raubkatzen"
Geschmeidigkeit. Einziehbare Krallen. Große, spitze Zähne. **Bewegung.** Eleganz. Gutes Sehvermögen. Zupacken. Zerreißen. Krallen. Brauchen zum Überleben festgelegtes

Milchmittel   lac-phas-c.

Revier. Einzeln oder in Familien. Kommunikation: Brüllen, wenn andere zu nahe kommen. Extrem feines Gehör. Sensible Tasthaare. Können plötzlich und unerwartet in Erscheinung treten.

(Seminarschrift nach S. Lindemann)

Lac lupinum   *Wolfsmilch*   lac-lup.

Kontakt und Beliebtheit (den Platz in der Gruppe sichern). Fürchten Position als AußenseiterIn. Mangelnde Wärme und Unterstützung in der Familie. Müssen sich durchbeißen, um zu überleben. Isolationsgefühl. Verzweiflung. Verteidigt die Seinen bis zur bedingungslosen Aufopferung. Sucht Rückhalt in der Familie/Gruppe. Zäher Überlebenswille.

Vergleiche (Traum Wölfe): Aethusa, Cola, Hura brasiliensis, Lac ovinum, Leccinum versipelle, Lycopodium, Lycopus virginicus, Lyssinum, Secale cornutum.

Lac oryctolagi cuniculi   *Kaninchenmilch*   lac-or.

Schüchternheit. Ängstlichkeit. Suchen ihren geschützten Raum. Meiden alle Gefahren. Enge Mutterbeziehung. Anklammern. Suchen Zärtlichkeit. Reinlich, pingelig.

Vergleiche: Pili oryctolagi cuniculi *(Kaninchenhaar)*.

Lac ovinum   *Schafsmilch*   lac-o.

Dürfen aus dem familiär vorgegebenen Verhaltensmuster nicht ausbrechen. Fühlen sich allein, hilflos. Müssen sich ganz auf die Gruppe ausrichten, dürfen keine eigenen Entscheidungen treffen. Unterdrückte Individualität und Aggressivität. Suche nach Führung macht sie stark beeinflussbar. Mangel an Selbstvertrauen. Opfern sich der Familie. Können Disharmonie nicht ertragen. Mitgefühl.

Körperlich: Autoimmunerkrankungen. Rheuma. Verstopfung (besser durch Eier). Butter.
Verlangen nach oder Unverträglichkeit: Wolle.
Vergleiche: Alumina, Borum, Carcinosinum, Germanium.

Lac phascolarctos   *Koalabärenmilch*   lac-phas-c.

Antriebsarmut. Zutraulichkeit. Anklammern. Schweigsamkeit.

Körperlich: Abneigung gegen Trinken. Extrem dickes Fell (Hautausschlag). Essstörungen, Bulimie, Anorexie.[2]

lac-ph.   **Milchmittel**

Lac phoca vitulina   *Seehundmilch*   lac-ph.

Zerschlagenheits- und Getrenntheitsgefühle. Abgetrennt von Nahestehenden („Heuler"). Können Trennung nicht überwinden.

Lac simiae   *Meerkatzenmilch (Affe)*

Spaß. **Lustigkeit. Geselligkeit.** Mangel an Konzentration. Gedankenlosigkeit. Finden nicht den richtigen Weg. Hängen sich an die Mutter. Verletzte Intimsphäre. Gekränkt. Verlangen zu reisen (wurden geschmuggelt). Verlorene Freiheit (versklavt). Arm und einsam.

Körperlich: Kratzen sich am Kopf. Wundheit hinter den Ohren.
Vergleiche: Lac ceropeticus.

Lac suinum   *Milch vom Hausschwein*   lac-sui.

Eingesperrt sein. „*Ich fühle mich tief verachtet und missbraucht.*"
Völlig zu Unrecht eingesperrt. „Zur Sau gemacht." Verurteilt sein. Missbrauch. Ausgestoßen, sitzengelassen. Wut und Hass. Grausamkeit. Gewalttätigkeit und Brutalität. Zorn gegen sich selbst. Suizid nach Liebesenttäuschung/finanziellen Verlusten (Aur.).

Körperlich: Starker Hautbezug. Furunkel im Genitalbereich. Akne.
Vergleiche: Wildschweine greifen an, haben keine natürlichen Feinde, hinterlassen Verwüstung.

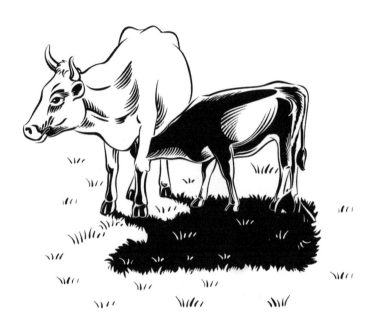

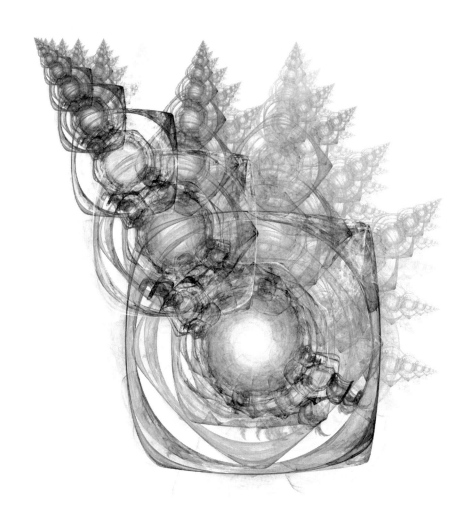

Kapitel 6.8

Nosoden

Carcinosinum	*Brustkrebs-Nosode*	carc.

Aus dem Krebsgewebe der weiblichen Brustdrüse.
Selbstaufgabe. *„Die Liebste von allen!" ICH darf nicht (egoistisch) sein.*
Unterdrückung von Lust und Frust. Wut wird nicht gefühlt. Kontrolle. Ausrichtung auf das, was verlangt wird. Keinen eigenen Standpunkt haben dürfen. Keine eigene Persönlichkeitsentwicklung / Egobildung. Gegen den eigenen Willen handeln. Hellsichtigkeit. **Schuldgefühle.** Empfindlich bei Tadel. Nehmen Schuld auf sich. „Lieber sterben als sich wehren!" Strafen sich selbst. Ernst. Empfindlichkeit. Gewissenhaftigkeit. Künstlerische Ader (Musik, Tanz, Literatur, *„Harmonie"*). Harmoniesucht. Guter Geschmack. Alles (ich) muss **perfekt** sein.
Beschwerden infolge von: **Unterdrückte Gefühle und Kreativität.** Impfbeschwerden. Mononukleose.
Ängste: Fehler zu machen. Examen. Versagen. Gesundheit. Krebs. Erwartung. Menschenmenge. Dunkelheit. Autofahren. **Kröten.**
Körperlich: Haut mit Café-au-lait-Flecken. Muttermale. Naevi. Warzen. Neurodermitis. Akne. Kinderkrankheiten bei Erwachsenen. Zystitis. Krebs in der Familiengeschichte. Nieren CA. Ovarialzysten. Tuberkulose. Asthma. Brustschwellung oder Druckgefühl. Kloß im Hals. Räuspern. Leise Stimme. Autoimmunkrankheiten. Diabetes. Mononukleose. Bulimie. Chronische Schlaflosigkeit. Tics. Zuckungen. Nägelbeißen. Bronchopneumonie der Säuglinge.
Verlangen und Abneigung: Salz, Fett, **Schokolade,** Fleisch (ethisch). Kalte Getränke.
Besserung: Bewegung. **Tanzen.** Gewitter.
Miasma: Krebs.
Vergleiche: Alumina, Bellis perennis, Thuja, Tilia.

Lyssinum/Hydrophobinum	*Tollwut-Nosode*	lyss.

Musste Misshandlung erdulden.
Beschwerden infolge von: Unterdrückte Sexualität. Kränkung. Tollwutimpfung. Erdulden von Qual und Misshandlung.
Körperlich: Tollwut. Bisswunde von Hunden und giftigen Tieren (zur Prophylaxe).

med. Nosoden

Medorrhinum — *Trippernosode* — med.

Tripper-Nosode (Gonorrhö).
Intensität statt Intimität. Sensibilität und Härte gleichzeitig. Extreme in sich vereint.
Von einem Extrem ins andere. Leidenschaftlich bis aggressiv. Erregung. Unruhe. Autoritätskonflikt, halten trotzig dagegen. Freiheitsliebend. Verstrickung durch Beziehung. Wollen ungebunden sein. Nachtmensch. Erwartungsspannung. Prüfungsangst. Unter Druck stehen. Empfindlich gegen Kritik. Gedächtnisschwäche und Hellsichtigkeit. Kontakt zu Tieren ist wichtig (Aeth., Caust., Merc.), aber auch Grausamkeit gegenüber Tieren.

Täuschung: **Jemand geht hinter ihnen.**
Beschwerden infolge von: **Verlassenheitsgefühl.** Missbrauch. Verbot von Gefühlsäußerungen. Unterdrückte Gonorrhö (Sykose). Alkohol in der Familie oder Schwangerschaft (Kind). Zu frühe Selbstständigkeit.
Angst: Krankheit. Phobien. Eile. Wenn Zeit festgesetzt ist; Zeit macht Angstgefühle. Vor Intimität. Dunkelheit. Tod. Geister. **Gespenster.** Spinnen. Gewitter. Alleinsein. Dass etwas aus der Ecke kommt.
Körperlich: Allergie. Asthma. Herzerkrankungen. Rheuma. Warzen (besonders im Gesicht). Destruktive Prozesse. Räusperzwang. **Fingernägelkauen.** Vernachlässigen sich selbst. Wippende Beine. **Unruhe.** Empfindliche Füße. Genusssucht. Sykose: Unterdrückte Gonorrhö. **Urogenitalsymptome.** Absonderungen. Eiterungsneigung. Verkümmertes Wachstum.
Verlangen: Unreife Früchte. **Orangen.** Alkohol. Tabak. Süßes/Salziges abwechselnd. Durst.
Abneigung: Schleimiges. Verantwortung.
Verschlechterung: Morgens. Schwimmen im **Meer.** Gewitter. Föhn. Sturm. Von Sonnenaufgang bis Sonnenuntergang.
Ergänzung: Cannabis indica, Natrium sulphuricum, Pulsatilla, Sulphur, Thuja.
Vergleiche: Nachtschatten, Spinnen, Anacardium, Cannabis indica, Causticum, Panther.

Psorinum — *Flüssigkeit des Krätzebläschens* — psor.

Existenzielle Angst/Unsicherheit. Nur das Überleben zählt. Mangel. Armut. Geiz. „Kalte Verzweifelung". Selbstaufgabe. Viele Beschwerden. Langer Leidensweg. Mangelnde Vitalität mit Fleiß und Wunsch nach Sicherheit. Pessimismus. Zweifel an der Genesung. Hoffnungslosigkeit. Große Opferbereitschaft. Ruhelosigkeit vor Sturm oder Gewitter. Fühlen sich wohl vor einer Krankheit. Leichte Gemütsbewegungen verursachen heftige Beschwerden.[35]

Beschwerden infolge von: **Emotionale Unterdrückung (über Generationen).**
Unterdrückte Hautausschläge. Überheben. Verletzungen. Nach Infektionskrankheiten.
Angst: **Armut.** Zukunft. Tod. Missgeschick. Gesundheit. Krebs.

Nosoden syph.

Träume: Räuber. Gefahr. Lebhaft. Halten nach dem Erwachen an.[35]
Körperlich: Kälteempfindlichkeit. Neigung zum Verheben. Schwäche nach akuter Krankheit. **Allergie.**
Hautausschläge **jucken**, kratzen, bis es blutet. Rissige Fingerspitzen. **Ekzeme.** Furunkel und Warzen. Juckender Anus. Ausscheidungen sind übel riechend. Fußschweiß. Krätze. Läuse.
Verlangen: Kohle. Fett. Alkohol (Alkoholprobleme). Bier. Süßes (Nachtesser). **Ständig Hunger.**
Verschlechterung: Winter. **Wolle.** Fasten. Sinneseindrücke. Licht. Lärm. Kälte. Frisches Obst.
Vergleiche: *Sulphur, Petroleum, Oxygenium.*

Syphilinum   *Nosode aus Syphilis*   syph.

Groll und Hass mit Zerstörungsneigung. Wutausbrüche. Misstrauen. Eile. Peinlich genau in Kleinigkeiten. Sarkasmus. Verschwendung. Neigung zu Selbstüberschätzung und Mangel an Selbstvertrauen. Verzweiflung. Provozieren. Gedächtnisschwäche. Einseitige Begabungen. Später Depression, Teilnahmslosigkeit. Aberglaube. Rituelle Zwänge.

Ängste: Um Gesundheit. Ansteckende Krankheiten. Geisteskrankheit. Ansteckung. Zwanghaftes Händewaschen. Prüfungsangst. Dunkelheit.
Täuschung: Angefeindet, gequält und behindert zu sein. Dreckig, gelähmt oder jemand anderes zu sein. Zwangsneurosen.
Körperlich: Langsame Entwicklung oder Frühreife. Missbildungen. Augensymptome. Kopfschmerz mit Reizbarkeit. Migräne. Schwindel. Gesichtsneuralgie. Nackendrüsen sind vergrößert. Deformierte Zähne. Mangelnder Bartwuchs. Nächtlicher Speichelfluss. Gaumenspalte. Gesichtsasymmetrie.
Psoriasis. Kupferfarbene Flecke, Pilze und Vitiligo. Hautgeschwüre. Kondylome, Zysten, Tumore. Knochenkaries. Wachstumsschmerz. Neuralgie. Tabes dorsales. Motorische Störungen. Multiple Sklerose. Morbus Hodgkin. Alkoholismus.
Abneigung: Schmutz. Gesellschaft. Trost.
Verlangen: Alkohol.
Verschlimmerung: Sonnenuntergang bis Sonnenaufgang. Bettwärme. Berührung. Meer. Gewitter. Vollmond. Trost.
Vergleiche: Aurum, Mercurius.

Tuberculinum bovinum — Nosode der Rindertuberkulose

„Sehnsuchtsvolle Sucht nach der Suche". Rebellion gegen Einschränkungen. Reize als Kompensation der Unzufriedenheit. Suche nach Veränderung. Unbeständige Schaffenslust und Verlangen nach neuen Reizen. Künstlerische Begabung.

*Beschwerden infolge von: **Entwurzelung.*** Verlassenheit. Schlechte Versorgung.
Fürchten: Hunde, Katzen, Löwen und Ungeheuer. Gewitter. Alleinsein.
Wahnidee: Nicht genügend Lebenszeit zu haben, früh zu sterben.
Träume: Alpträume. (Kopfrollen beim Einschlafen.)
Körperlich: Frostigkeit. Kopfschmerz wie ein Band um die Stirn. Schlagen den Kopf gegen die Wand. Haarausfall in Flecken. Sehstörungen. Augensymptome. Gehirnhautentzündung. Asymmetrische Lippen. Lymphknotenvergrößerung. Mandelentzündung. Knochenerkrankung. Rheuma und Husten im Wechsel. ***Allergie*** gegen Mich, Obst, Haare, Kuscheliges. ***Fieberanfälle periodisch wiederkehrend.*** Menses mit Fieber. Brustschmerz vor Menses. ***Nachtschweiß.*** Milchschorf.
*Verlangen: **Frischer Wind.***
Vergleiche: Bacillinum, Calcium phosphoricum, Gallicum acidum, Phosphor, Sulphur. Tuberculinum avis (Hühnertuberkulose): Am Widerstand aufreiben oder ausweichen. Tuberculinum Koch (Bakterienkultur vom Menschen): Rücksichtsloses Begehren.
Miasma: Tuberkulose.

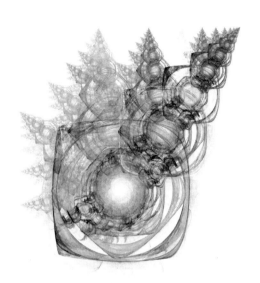

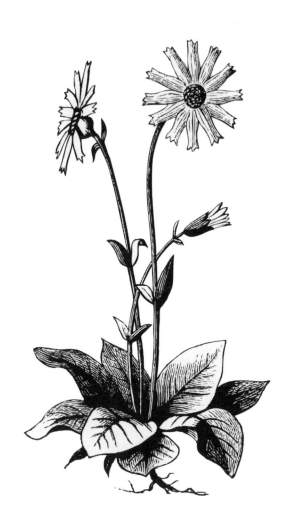

Kapitel 7

Einheimische Blüteninspirationen und Bach-Blüten

Zeichenerklärung: Hom. = als homöopathisches Arzneimittel bekannt (siehe dort);
BB = Bach-Blüten, C = Kalifornische Blüten.
Thematische Ähnlichkeiten bestehen mit verschiedenen homöopathischen Arzneimitteln.
Zuordnung nach Hackl, Monika[20]; Scheffler, Margarete[21]; Helm, Beate[22].

| **Ahorn, Feldahorn** | *Acer campestre* | Hom./BB/C 2 |

Kontaktblüte, für die, die sich abschirmen müssen. Innere Abgrenzung wird gestärkt.
DD: Phosphor-Verbindungen.

| **Arnika** | *Arnica montana* | Hom./C 2 |

Hilft bei Traumata – Wahrung des energetischen Gleichgewichtes.
DD: Korbblütler, Mohngewächse, Liliengewächse, Aconitum.

| **Augentrost** | *Euphrasia officinalis* | Hom. |

Bewusster Kontakt mit anderen Dimensionen. Wahrnehmung, Selbstbild, Klarsehen.
DD: Pilze, 16. Stadium, Camphora, Hydrogenium, Helium, Saphir.

| **Baldrian** | *Valeriana officinalis* | Hom. |

Lässt verdrängte Gefühle aussprechen, Bedürfnisse (besonders in der Partnerschaft).
DD: Magnesium phosphoricum, Natrium phosphoricum, Calcium muriaticum, Valerianicum, Liliengewächse.

| **Bärentraube** | Manzanita/Arctostaphylo viscida | C 35 |

Mögen den eigenen Körper nicht. Fehlen der Sinnlichkeit für materielle Werte. Liebe zur Körperlichkeit nähren.

DD: Lac caninum, Milchmittel, Thuja.

| **Bärlauch** | *Allium ursinum* | Hom. |

Kopflosigkeit, Chaos, totale Stressüberlastung. Bündelt Kräfte, hält sie zusammen.

DD: Nux vomica, China, Coffea, Rötegewächse.

| **Beifuß** | *Mungwort/Artemisia vulgaris* | Hom./C 40 |

„Bewusste" Wahrnehmung und Emotionalität, ohne sich in Gefühlen zu verlieren (alles scheint gegen sie gerichtet).

DD: Mercurius.
Viele Zuordnungen in diesem Kapitel sind nach Monika Hackl[20].

| **Beinwell** | *Symphytum officinalis* | Hom. |

Lässt zur Ruhe kommen. Entspannung. Unterstützt das Gedächtnis und regt den Verstand an. Bringt die Starren zur Bewegung.

DD: Zincum.

| **Berberitze** | *Oregon Grape/Berberis aquifolium* | Hom./C 43 |

„Es vermuten nur diejenigen den Feind hinter einem Busch, die schon selbst dort gesessen haben." Projektion der eigenen Schatten.

DD: Berbericeae *(Sauerdorngewächse)*, Stadium 12, Naja.

| **Bibernelle** | *Pimpinella saxifraga* | Hom. |

Trauma aus der Kindheit, löst alte Blockaden und ungeheilte Wunden.

DD: Liliengewächse.

Bilsenkraut   *Hyoscyamus*   Hom.

Fühlen sich gefangen. Nicht reden/bewegen dürfen. Stärkt die innere Unabhängigkeit; mit sich selbst eins sein. (Magen, Nerven, Verdauung, Urogenitalsystem.)

DD: Anacardiaceae, Solanaceae *(Nachtschatten).*

Birke   *Betula pendula*   Hom.

Verzweifelte Depression. Nachlässigkeit. Beziehungsprobleme. Hilft dabei, sich mit sorgsamer Achtsamkeit um sich selbst zu kümmern, statt zu verkümmern.

DD: Pulsatilla, Birke.

Borretsch   *Borago officinalis*   Hom./C 7

Der Stein, der vom Herzen fällt. Die Schwere geht. Niedergeschlagene mit gebrochenem Herzen. (Kreislaufstörungen, niedriger Blutdruck, Gelenksteifigkeit, Unterfunktion der Nebenniere, Schilddrüse).

DD: Cocculus, Natrium, Phosphoricum acidum.

Brennnessel   *Urtica dioica*   Hom. s. a. *Urtica*

Sehnsucht nach Aussöhnung. Bei alten Schmerzen, Verletzungen (besonders durch Menschen, die sehr geliebt worden sind). Häusliche Schwierigkeiten. Fördert gesundes Abgrenzungsvermögen. Gelassenheit.

DD: Drosera, Bellis perennis, Cina, Urtica urens.

Brombeere   *Blackberry/Rubus fructiosus*   C 44

„Träume wahr werden lassen, in die Tat umsetzen." Realitätsferne TräumerIn. Niedergeschlagenheit, Orientierungslosigkeit. Todesängste, um sich selbst und andere. (Leber, Nieren, rhythmische Prozesse, Fettsucht, Unfruchtbarkeit.)

DD: Colchicum, Opium.

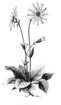

Buschwindröschen — Anemone nemorosa

MÜSSEN jegliche Situation beurteilen, können kaum wertschätzen, was ist.

DD: Anemone s. u. Ranunculaceae, Ammonium muriaticum, Lycopodium, Fraxinus, Lachesis.

Dill — Anethum graveolens — Hom./C 19

Hilft bei der Verarbeitung von Außenreizen. An- und Entspannen. Leiden bei geringstem Geräusch, Licht etc.

DD: Coffea, Kaffeeverwandte (Rubiaceae), China, Natrium carbonicum, Theridion, Spigelia.

Eberesche — Sorbusaucuparia

Schüchtern, sanft bescheiden. „Leidvolle Ängstliche".

DD: Ambra, Pulsatilla, Cocculus, Agaricus.

Efeu — Hedera helix

Verlieren den eigenen Faden (nicht bei sich sein). Wenig Zugang zu sich selbst haben, zu Kindheitserinnerungen und Eigenliebe.

DD: Musca, Causticum.

Eiche — Oak/Quercus robur — Hom./BB 22

Pflichttreue und Verantwortungsgefühl. Diejenigen, die tapfer weiterkämpfen, auch wenn sie schon lange nicht mehr können.

DD: Aurum, Nux vomica, Plumbum. Sowie Bambusa, Sepia.

Eisenhut, Sturmhut — Aconitum napellus — Hom.

Überdrehtheit. Überaktivität. Bringt Ruhe und Schlaf.

DD: Coffea, Arsenicum, Hyoscyamus, Rhus toxicodendron.

Eisenkraut — *Vervain*

DD: Arsenicum, Causticum, Lachesis, Natrium muriaticum, Robinia, Selenium, Sulphur, Thuja.

Enzian — *Gentian/Gentiana amarella* — Hom./BB 12

Pessimismus. Entmutigte und ZweiflerInnen. Diejenigen, die sich lieber nicht zu früh freuen. Gibt Zuversicht und Urvertrauen.

DD: Ambra, Chelidonium, Dulcamara, Natrium muriaticum, Psorinum, Thuja.

Erika — *Heather/Calluna vulgaris* — Hom./BB 14

Bedürftige Selbstbezogenheit. Brauchen ständig Aufmerksamkeit und Zuwendung. Erweitert den Horizont zum „DU".

DD: Lachesis, Mercurius, Palladium, Phosphorus, Sulphur, Pulsatilla.

Esche — *Fraxinus excelsior* — Hom.

Machtmissbrauch.

DD: Lycopodium, Uranium, Adamas, Succinum.

Ess-, Edelkastanie — *Sweet Chestnut/Castanea sativa* — BB 30

Der dunkelste Punkt der Nacht (kurz bevor der Tag erwacht). Krise, stille Not.

DD: Arsenicum, Aurum. Carbo animalis bzw. vegetabilis.

Fuchsie — *Fuchsia hybrida* — C 22

Fürchten sich vor Konfrontation der eigenen Gefühle. Verbindet Gefühle mit dem Bewusstsein und integriert sie.

DD: Opium, Kalium bichromicum, Sepia, Spongia.

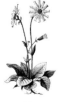

Gauklerblume — Bach-Blüten

Gauklerblume, gefleckte — *Mimulus/Mimulus guttatus* — BB 20

Konkrete greifbare Ängste (vor zu viel Licht/Lärm). Furcht vor der Rauheit des Lebens.

DD: Acidum hydrofluoricum, Acidum nitricum, Arsenicum, Calcium, Chamomilla, Phosphorus, Natrium muriaticum. Hydrogenium.

Gauklerblume II — *Sticky Monkeyflower/Mimulus aurantiacus*

Sex ist „angstbesetzt". Ekel vor eigenem Körper (und Körper von anderen). Hilft, sexuelle Bedürfnissen bewusst und ihnen gerecht zu werden. (Nach sexualisierter Gewalt, Menstruationsprobleme).

DD: Natrium muriaticum, Pulsatilla, Staphisagria, Thuja.

Ginster — *Gorse*

DD: Acidum nitricum, Aconitum, Agnus castus, Arsenicum, Calcium, Carbo vegetabilis.

Goldrute — *Goldenrod/Solidago* — Hom./C 25

Selbstdarstellung. Verlangen nach äußerer Anerkennung.

DD: Palladium, Belladonna, Argentum.

Hahnenfuß — *Buttercup/Ranunculus occidentalis* — C 8

Hohe Erwartungen und Ansprüche verhindern Selbstwert und Achtung. Erkennen die eigene Aufgabe und Begabung nicht.

DD: Carcinosinum.

Hainbuche — *Hornbeam/Carpinus betulus* — Hom./BB 17

Durch Kopflastigkeit werden kreative Energien unterbelebt. Ein unüberwindbarer Berg türmt sich auf. Erschöpfung.

DD: Acidum phosphoricum, Argentum nitricum, Silicea, Picricum acidum, Nux vomica, Coffea.

Hartriegel Dogwood/Cornus nuttalii C 20

Schlimme Erfahrungen verschließen das Herz. Kindheitstrauma. Emotionaler Schock. Misstrauen der Gefühle.

DD: Cicuta, Lachesis.

Heckenrose Wild Rose/Rosa canina BB 37/C 12

Sinngebung und Lebensfreude. Weckt die Lebensgeister, wenn jemandem alles gleichgültig und sinnlos erscheint.

DD: Acidum, Carbo vegetabilis, China, Ignatia. Sepia, Murex.

Holzapfel Crab Apple/Malus pumila BB 10

Reinigungsblüte. Furcht vor Verunreinigung, vor Bakterien und beschmutzt zu sein.

DD: Arsenicum, Sulphur, Syphilinum, Thuja.

Hornkraut Cerato/Ceratostigma willmottiana BB 5

Der inneren Stimme mehr Glauben schenken können. Unterstützt die Intuition.

DD: Antimonium crudum, Graphites, Helonias, Pulsatilla, Thuja.

Ilex, Stechpalme Holly/Ilex aquifolium Hom./BB 15

Eifersucht, Neid. Schützt vor allem, was nicht Liebe ist. Öffnet das Herz und lässt Liebe zu.

DD: Acidum nitricum, Hepar sulphuris, Hyoscyamus, Lachesis, Natrium muriaticum, Palladium, Ignatia.

Jelängerjelieber Honeysuckle/Lonicera caprifolium BB 16

Verbindet die Vergangenheit mit der Gegenwart. Heilt das Bedauern von verpassten Gelegenheiten und löst aus der Vergangenheit.

DD: Capsicum, Carbo animalis, Cimicifuga, Phosphorus, Natrium muriaticum, Ammonium.

Johanniskraut		Bach-Blüten

Johanniskraut	*Saint John's wort/Hypericum*	Hom./C 54

Schutz durch inneres Licht (bei zu großer Aufnahmefähigkeit von Reizen).

DD: Phosphorus.

Kamille	*Chamomile/Matricaria chamomilla*	Hom./C 14

Wenn der eigene Wille einer/m im Weg steht und es an Gelassenheit fehlt.

Kiefer	*Pine/Pinus sylvestris*	Hom./BB 24

Schuld (-losigkeit) und Verzeihen. Entschuldigung, dass ich geboren bin. Unwürdigkeit. Überverantwortung.

DD: Kalium bromatum, andere Bromatum-Verbindungen, Carcinosinum, Pulsatilla.

Kirschpflaume	*Cherry Plum*	

DD: Belladonna, Calcium, Cenchris, Hyoscyamus, Lachesis, Mancinella, Pulsatilla, Stramonium.

Klee, Roter Wiesenklee	*Red Clover/Trifolium pratense*	Hom./C 51

Zentriertheit trotz emotionaler Außenreize. Bei starker Beeinflussung hält sie die Mitte aufrecht.

Knäuel, einjähriges	*Scleranthus/Scleranthus annuus*	BB 28

Innere Balance. Gleichgewicht und Entscheidungskräfte. Hin und her zwischen Extremen treiben. (Schwindel, Gleichgewichtsstörungen.)

DD: Anacardium, Crocus, Kalium bichromicum, Medorrhinum, Pulsatilla, Thuja. Lac caninum, Nux.

Knoblauch	*Garlic/Allium sativum*	Hom./C 23

Widerstandskräfte gegenüber Schwingungen und negativen Einflüssen (auch Bakterien etc.).

| **Königskerze** | Mullein/Verbascum thapsus | C 41 |

Selbstentfaltung und Folgen der inneren Stimme. Der eigenen Begabung gerecht werden.

| **Lavendel** | Lavender/Lavandula officinalis | C 31 |

Entspannung und Ruhe in Zeiten von Überbeanspruchung und geistiger Anspannung durch Wachstumsprozesse.

DD: Picricum acidum, Nux vomica, Coffea.

| **Lärche** | Larch/Larix decidua | Hom./BB 19 |

Bescheidenheit verhindert die Selbstentfaltung. Mutlosigkeit aus mangelndem Selbstvertrauen.

DD: Anacardium, Calcium, Silicea. Ambra, Bellis perennis, Carcinosinum, Viola.

| **Leimkraut** | Indian Pink/Silene californica | C 28 |

Zentriertheit. Erdkontakt. Hilft, bei starken Außenreizen die Verbindung zur Mitte zu bilden.

DD: Coffea, China.

| **Löwenzahn** | Dandelion/Taraxacum officinale | Hom./C 17 |

Muskelverspannungen. Stau der Bewegungsenergie (wenn der Widerstand zur Veränderung anhält).

| **Mais** | Corn/Zea mays | Hom./C 16 |

Bodenständigkeit und Erdung bei Beeinträchtigung durch zu hohe Aufnahmefähigkeit und Offenheit.

| **Malve, Stockrose** | Mallow/Malva parviflora | C 34 |

Freundschaft. Schafft Vertrauen nach enttäuschter Liebe oder Zurückweisung. Öffnet das Herz, löst die Verschlossenheit.

DD: Magnesium-Verbindungen, Muriaticum-Verbindungen, Acidum phosphoricum.

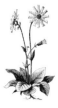

Margerite   Bach-Blüten

Margerite *Shasta Daisy/Chrysanthemum maximum* C 58

Ordnung und Klarheit der verschiedenen Informationen, zu einem Gesamten vereint.

DD: Silicea.

Milchstern *Star of Bethlehem/Ornithogalum umbellatum* Hom./BB 29

Lösung von Schock, Betäubung und Blockaden, wirkt schmerzbesänftigend und gibt Seelentrost. (Mens.)

DD: Acidum phosphoricum, Ignatia, Opium. Aconitum.

Odermennig *Agrimony/Agrimonia eupatoria* Hom./BB 1

Konfrontationsfähigkeit. Wenn Denken und Fühlen und ihre Offenbarung nicht übereinstimmen. „Keep smiling" (versteckter Kummer).

DD: Acidum hydrocyanicum, Agaricus, Arsenicum, Coffea, Crocus, Lycopodium, Magnesium muriaticum, Nux vomica, Phosphorus, Tuberculinum.

Olivenbaum *Olive* Hom.

DD: Abrotanum, Acidum muriaticum, Alumina, Arsenicum, Carbo vegetabilis, China, Helonias, Stannum.

Pfefferminze *Peppermint/Mentha piperita* Hom./C 45

Gibt geistige Frische zurück, wenn der Kopf zu sehr beansprucht wird und die Intuition zu kurz kommt. Öffnen des „3. Auges".

DD: Picricum acidum, Säuren.

Pinie, Kiefer *Pine*

DD: Arsenicum, Aurum, Helleborus, Ignatia, Kalium bromatum, Lachesis, Lilium tigrinum, Natrium, Veratrum.

| **Platterbse** | *Sweet Pea/Lathyrus latifolius* | Hom./C 64 |

Fürchten nach negativen Erfahrungen Familie und gesellschaftliche Bindung. Gibt Zusammenhaltsgefühl und sozialen Zusammenhalt.

DD: Natrium carbonicum, Lac caninum, Platinum.

| **Quellwasser, heilkräftiges** | *Rock Water* | BB 27 |

Möchten schon „heilig" sein und nehmen eigene Bedürfnisse nicht wahr.

DD: Sepia, Thuja. Conium.

| **Quitte** | *Quince/Chaenomeles speciosa* | C 49 |

Der Weg des Herzens. Liebe als Stärke verstehen (während Empfindungen als „Schwäche" missverstanden werden).

| **Rainfarn** | *Tansy/Tanacetum vulgare/Chrysanthemum* | Hom./C 65 |

Lassen sich durch Sicherheitsdenken von eigentlichen Zielen abhalten. Gibt Tatkraft und Entschlossenheit.

| **Ringelblume** | *Calendula/Calendula officinalis* | Hom./C 9 |

Heilung durch Worte. Hift, das „richtige Wort" auch verstehen zu können.

DD: Phosphoricum-Verbindungen, Argentum metallicum.

| **Rittersporn** | *Larkspur/Delphinium depauperatum* | Hom./C 30 |

Härte gegen sich selbst. Hilft, Verständnis für sich selbst und andere zu entwickeln. Nachsicht. Führungsqualitäten und Führungsprobleme.

DD: Lanthanide, Staphisagria.

| **Rosskastanie (Knospe)** | *Chestnut Bud/Aesculus hippocastanum* | BB 7 |

Reflektion der Erfahrungen. Fliehen vor der Vergangenheit in die Zukunft. Wiederholen immer die gleichen Fehler.

DD: Acidum nitricum, Agaricus, Barium carbonicum, Calcium carbonicum, Cedron, China, Lachesis.

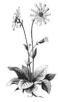

Rotbuche — Beech/Fagus sylvatica — Hom./BB 3

Vorurteile und Kritik distanzieren. Die eigenen engen Maßstäbe werden auf andere übertragen. Urteilsvermögen.

DD: Calcium phosphoricum, Hyoscyamus, Lycopodium, Natrium muriaticum, Palladium, Platinum, Sepia, Veratrum album.

Rote Kastanie — Red Chestnut/Aesculus carnea — BB 25

„Entnabelung" von symbiotischen Banden. Die eigenen Ängste auf andere projektieren. Sorge um andere. BehandlerInnenblüte. HelferInnen.

DD: Aethusa, Arsenicum, Barium, Causticum, Dulcamara, Phosphorus, Pulsatilla, Sulphur.

Schafgarbe — Pink Yarrow/Achillea millefolium — Hom./C 46

Abgrenzungsfähigkeit. Gibt Schutz vor starker Beeinflussung, hilft, die Aura zu stärken bei ungeschützter Aufnahme.

DD: Phosphoricum-Verbindungen.

Schierlingsreiherschnabel — Filaree/Erodium cicutarium — C 21

Erweiterung der Sichtweise, wenn der Gesamtüberblick verloren wurde. Detailkrämerei verhindert Unterscheidungskraft.

DD: Arsenicum album.

Schwertlilie — Iris douglasiana — Hom./C 29

Mangel an schöpferischem Selbstausdruck. Unzulänglichkeitsgefühl. Gibt Inspiration.

Seerose — Lotus/Nelumbo nucifera — Hom./C 32

Verbindung zwischen spirituellen und anderen Ebenen, stellt einen Ausgleich her.

| **Senf, wilder** | *Mustard/Sinapis arvensis* | BB 21 |

Nebelartige Trauer hüllt die Sinne ein. Bringt Klarheit in Begegnungen mit der Dunkelheit.

DD: Alumina, Aurum, Cannabis, Cimicifuga, Graphites, Medorrhinum, Valeriana officinalis, Natrium, Muriaticum-Verbindungen.

| **Sonnenblume** | *Sunflower/Helianthus annuus* | Hom./C 63 |

Ego-Kräfte und Persönlichkeit. Aggressiv oder energielos. Durchsetzungskräfte über- oder unterbetont.

DD: Sonnenblumengewächse, Nux vomica, Mercurius, Asteraceae.

| **Sonnenröschen** | *Rock Rose/Helianthemum nummularium* | Hom./BB 26 |

Mobilisiert alle Kräfte in akuter oder lebensbedrohlicher Krise, verleiht Standhaftigkeit.

DD: Aconitum, Arnica, Arsenicum, Opium.

| **Springkraut, drüsentragendes** | *Impatiens glandulifera* | Hom./BB 18 |

Nimmt die Dauerspannung und die Ungeduld, wenn es nie schnell genug gehen kann.

DD: Chamomilla, Coffea, Lycopodium, Nux vomica, Tarentula.

| **Sumpfwasserfeder** | *Water Violet/Hottonia palustris* | Hom./BB 34 |

Isolation durch stolze Zurückhaltung. Neigt dazu, sich in „höheren Gefilden" zu bewegen.

DD: Aethusa. Camphora, Hydrogenium, Platinum, Veratrum album.

| **Tausendgüldenkraut** | *Centaury/Centaurium umbellatum* | BB 4 |

Starkes Einfühlungsvermögen und Mangel an Eigenwille (bis hin zur Selbstaufgabe). „Ja"-SagerIn. Stärkt das Ichgefühl.

DD: Coffea, Pulsatilla. Carcinosinum.

| **Tigerlilie** | Tiger Lily/Lilium tigrinum | Hom./C 66 |

Wenn Gemeinschaftsgefühl und Zusammenarbeit gestärkt werden sollen und die Selbstbezogenheit im Weg steht.

DD: Platinum, Mercurius, Lilienähnliche.

| **Ulme** | Elm Feldulme/Ulmus procera | Hom./BB 11 |

Überwindungskräfte. Der schwache Moment im Leben der Starken. Zu starke Verantwortung und Identifizierung mit den Aufgaben.

DD: Aurum, Bambusa.

| **Waldrebe, weiße** | Clematis/Clematis vitalba | Hom./BB 9 |

Phantasiekräfte, Ideale und Illusionen. Die sich mit Tagträumen von der Realität fernhalten.

DD: Asarum, Cannabis indica, Cannabis sativa, Kalium bromatum, Tuberculinum. Kola.

| **Waldtrespe** | Wild Oat/Bromus ramosus | BB 36 |

Zielfindung und Berufung. Immer auf der Suche sein. Säen, aber nie ernten können, nie das Gesuchte finden.

DD: Coffea, Sulphur, Stannum, Tuberculinum.

| **Walnuss** | Walnut/Juglans regia | Hom./BB 33 |

Abschied und Neubeginn. Löst die alten Vorstellungen und Bande. Hilft, den eigenen Vorstellungen zu folgen.

DD: Calcium carbonicum, Graphites. Alle Muriaticum-Verbindungen, Milchmittel.

| **Wegwarte** | Chicory/Cichorium intybus | BB 8 |

Erwartungshoffen. Klammern sich an andere, um Zuwendung zu bekommen. Enttäuschung über „Undankbarkeit".

DD: Arsenicum, Dulcamara, Ignatia, Lilium tigrinum, Natrium muriaticum, Moschus, Palladium. Pulsatilla.

Weide — Willow/Salix vitellina — Hom./BB 38

Eigenverantwortung und Macht. Fühlen sich als Opfer des Schicksals. Erkennen nicht die Zusammenhänge von Ursache und Wirkung. Hilft, Dinge so zu akzeptieren, wie sie waren. Der eigene Schlüssel sein.

DD: Acidum nitricum, Capsicum, Ignatia, Magnesium muriaticum, Natrium muriaticum. Muriaticum-Verbindungen, Milchmittel.

Weinrebe — Vine/Vitis vinifera — BB 32

Macht- und Erfolgszwang. Besserwisserei verhindert den Austausch.

DD: Dulcamara, Hepar sulphuris, Lycopodium, Stramonium.

Weiße Kastanie — White Cestnut/Aesculus hippocastanum — BB 35

Geistige Ruhe und Unterscheidungsfähigkeit. „Kopflastige" mit ständigem Gedankenandrang.

DD: Argentum nitricum, Nux vomica, Coffea, China.

Wermut — Sagebrush/Artemisia tridentata — Hom./C 52

Aufrichtigkeit und Selbstdarstellung. Machen sich bei der Anpassung etwas vor. Lässt die Masken fallen.

Zitterpappel — Aspen, Espe/Populus tremula — BB 2

Schwingungsempfindlichkeit, leisester Windhauch versetzt sie in Angst und Schrecken. Eine Haut zu wenig haben. Vage Ängste.

DD: Aconitum, Arsenicum, Belladonna, Cannabis indica, Kalium carbonicum, Phosphorus, Opium, Sepia, Stramonium.

Weitere Bach-Blüten-Zuordnungen aus der Bach-Blüten-Serie (Nichteinheimische)
Herzlichen Dank an Gertraud Leimstättner für die wundervollen Inspirationen (www.Astrologie und Selbstheilung.de. Vieles fand ich auch in „Mutterrecht der Sterne" von U. Schiran.)

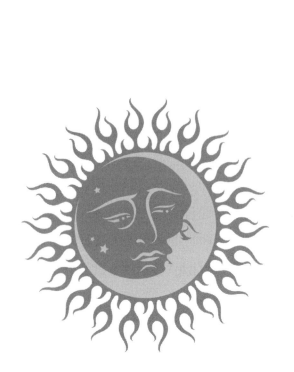

Kapitel 8

Astrologische Inspiration

Widder 31.03–20.04. Element: Feuer

„Ich will!" „Ich bin!" Fraglose Kraft.

Planetenkraft: Mars: Wille, Durchsetzungskraft.
Homöopathisch: Glonoinum, Stramonium, Ferrum, Chamomilla, Nux vomica, Cantharis, Arnica, Sulphur-Verbindungen, Belladonna, Aconitum.

Stier 01.04.–21.05. Element: Erde

„Ich habe!" Nimmt das Land/Materie in Besitz oder Genuss.
Planetenkraft: Venus: Genuss, Sinnlichkeit.

Homöopathisch: Calcium, Graphites, Sepia, Baummittel, Barium carbonicum, Spongia, Murex, Cuprum, Bryonia.

Zwilling 02.05.–21.06. Element: Luft

Vermittlung/Kommunikation.

Planetenkraft: Merkur: Kommunikation. Austausch und Verstand.
Homöopathisch: Vogelmittel, Phosphorus, Mercurius corrosivus, Hypericum perforatum, Argentum, Coffea cruda.

Krebs 22.06.–22.07. Element: Wasser

„Ich fühle!"

Planetenkraft: Mond: Intuition und Bedürfnisse.
Homöopathisch: Borum-Verbindung, Muraticum, Calcium, Lacticum acidum, Lac humanum.

"Pflänzchenwesen": Bellis perennis, Milchmittel, Astacus, Pulsatilla, Calcium, Barium, Barium carbonicum, Borax, Natriumtetraborat.

| **Löwe** | 23.07.–22.08. | Element: Feuer |

"Ich stelle dar!" Selbstausdruck und Darstellung.

Planetenkraft: Sonne: "Ich bin." Lebensspendende Energie und Vitalität. Wie wir uns verwirklichen.
Homöopathisch: Lac leoninum, Lycopodium, Gold-Serie, Sulphur, Aurum metallicum foliatum, Phosphorus, Crataegus.

| **Jungfrau** | 23.08.–22.09. | Element: Erde |

"Ich ordne!" Struktur. Gesundheit.

Planetenkraft: Chiron: Heilung alter Wunden.
Homöopathisch: Silicea, Mineralien, Nux vomica.

| **Waage** | 23.09.–22.10. | Element: Luft |

"Ich wäge ab!" Beziehungen zueinander.

Planetenkraft: Isis: Schwingungen und Harmonien.
Homöopathisch: Carcinosinum, Staphisagria, Phosphorus, Magnesium.

| **Skorpion** | 23.10.–21.11. | Element: Wasser |

"Ich transformiere!". Macht, Tod und Wiedergeburt.

Planetenkraft: Pluto: Wandlungskraft. Macht und Ohnmachtsgefühle.
Homöopathisch: Spinnenmittel, Schlangenmittel, Solanaceae (Nachtschatten), Medorrhinum, Bufo, Cantharis, Scorpio australis.

| **Schütze** | 22.11.–20.12. | Element: Feuer |

"Ich sehe!" Horizonterweiterung. Reisen. Philosophie.

Planetenkraft: Jupiter: Weisheit. "Das große Glück".
Homöopathisch: Stannum, Chelidonium, Vogelmittel (Zugvögel), Calcium phosphoricum, Tuberculinum, Causticum.

| Astrologie | Fische |

Steinbock 21.12.–19.01. Element: Erde

„Ich nutze!" Klarheit und Struktur. Verständnis für das Notwendige. Gelebte Weisheit.

Planetenkraft: Saturn: Konzentration. Begrenzung. Autorität.
Homöopathisch: Symphytum, Kalium, Plumbum, Arnica montana, Arsenicum album, Bryonia.

Wassermann 20.01.–18.02. Element: Luft

„Ich verbessere." Ideen und Ideale, Gruppenzusammenhänge.

Planetenkraft: Uranus/Urania: Freiheit. Unkonventionalität. Originelles.
Homöopathisch: Lanthanide, Causticum, Sulphur, Platinum, Hypericum.

Fische 19.02.–20.03. Element: Wasser

Überpersönliche Liebe. Spiritualität.

Planetenkraft: Neptun: Ideale und Illusion. Sehnsucht.
Homöopathisch: Drogenmittel, Agaricus, Gase (Helium, Hydrogenium), Causticum, Saccharinum, Natrium-Verbindungen, Aqua marina.

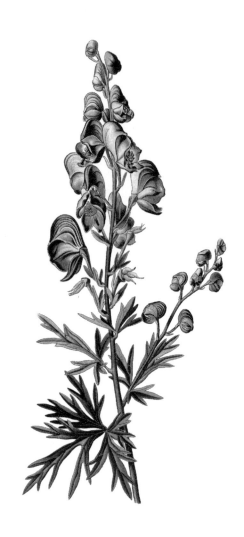

Anhang

Tabellen **294**
   Stadien und Serien nach Jan Scholten 294
   Radioaktivität 398
   Edelsteine 399
   Acidum/Säuren 301
   Pflanzenfamilien 303
   Tierisches 308

Literaturverzeichnis **314**

Repertorium **317**

Arzneimittelverzeichnis **331**

Die Autorin **340**

Impressum **341**

Stadien und Serien nach Jan Scholten

Stadien nach Jan Scholten Überarbeitung von A. Holle Nov. 2010	1	2	3	4	5	6	7	8	9
	Akut Beginn Gedankenlos, einfach tun. Nicht hinterfragen, keine Vorerfahrung, allein Kind	Typhus Beobachten. Wie verhalte ich mich zum Rest. Beobachtet sein, zu beobachten. Unterstützung suchen. Passiv. Nichts tun	Ringworm Suchen. Aufgeben. Weiß noch nicht was. Wechselhaft. Verwirrung Ängstlich, falsch zu machen Zweifel	Granulome Gründung. Entscheiden. Zweifel, ob man es tun kann. Heiraten Das Ich verbunden mit etwas. Unsicher.	Malaria Aufgeben u. Tun. Steckenbleiben, versuchen es erneut. Vermeiden, aufschieben. Vorsicht, Zweifel	Entschlossenheit. Tun es trotzdem. Mut. Sich beweisen DraufgängerIn. Zweifel verbergen	Antrax Gemeinsam zusammen tun, miteinander arbeiten Üben Lernen Lehren	Hochdruck Schaffen Druck. Zuviel Arbeit, Streit. Kraft. Zeitnot. Ärger. Schlagen.	Fast fertig Generalprobe. Wissen, dass es geht. Brauchen nur noch Anerkennung Suchen Zustimmung.
1. Wasserstoff Existenz? Bin ich oder bin ich nicht? **Unverbunden.** Mit der Erde. Ungeboren.	**Hydrogenium** Abgehoben. Ohne Erdung.								
2. Carbon Bin ich Teil von ... oder getrennt? **Geborgen** Geboren. Kind.	**Lithium** Schutz suchen. Unsicher.	**Beryllium** Anpassungsdruck, Abhängigkeit.	**Boron** Entwicklungsverzögert. Unabh. Abhängig.						
3. Silicium Identität. **Beziehungen.** Bezogen Familie Gemeinschaft. Geschmack.	**Natrium** Isoliert. Verschlossen, Kummer, "ohne."	**Magnesium** Friedliebend, Wo ist Platz i.d. Familie.	**Alumina** Verwirrung Identität. Im Auftrag anderer handeln.						

Stadien und Serien nach Jan Scholten — Tabellen

10	11	12	13	14	15	16	17	18
Sykose Selbstverständnis. Erfüllung. Ziel erreicht. Auch rigide. Brechen Würde Priviegiert. Selbstzufrieden. Hautrisse	**Müssen** Erfolg/ Macht erhalten. Sieht noch gut aus. Großzügig, teilen mit anderen.	**Krebs** Kontrolle. Zuviel Kraft. Bald vorbei. Streiten, um erhalten. Feinde. Dominanz. Wiederholen	**Mykose** Altmodisch. Zynismus. Nicht kämpfen. Abtreten. Vergiftung. Misstrauen. Heimweh.	**Polio** Form wahren. Ironie. Verbergen. Rigide. Religion. Keine Macht zu ändern. Kann nichts mehr tun. Atrophie. Lähmung.	**Tuberkulose** Verlieren vergeben Verlust / Abdanken Opfer. Sich, teilen. Brennt, verschwindet, verzehren. Genießen.	**Lepra** In der Phantasie noch Jemand sein. Außenseiterln Kein Zweck Schmutz Ekel Saugen Verwahrlosen	**Syphilis** Abgelehnt zurückgewiesen, müssen gehen, notfalls nehmen, was sie benötigt. Geschwüre Abszess	**Schlaf** Bewusstlos Ungebunden Übergang Flucht Aus dem körperl., Taubheit Anästhesie nicht mehr da sein, gehen raus
							Helium Sich nicht um die materielle Welt kümmern	
Carbo Sinngebung, Beständig. Selbstwert.					**Nitrogen** Hochspannung. Genießen, Geltungsdrang.	**Oxygen** Vernachlässigung. Ungerecht, Freiheit.	**Fluor** Allein durchschlagen. Über Werte hinweg. Glanz, Sex u. Geld	**Neon** Getrennt auf Unterstützung angewiesen.
Silicium Image von Familie aufrechterhalten.					**Phosphor** Kommunikation Kontakt Ängste, Neugier	**Sulphur** Liebe Kleidung, Schönheit, Einzigartigkeit.	**Chlorum** Loslassen Sorge / Fürsorge, mütterliche Zuwend. Verneinung.	**Argon** Wirken, ohne zu tun. Ohne Beziehungen Rückzug.

Tabellen — Stadien und Serien nach Jan Scholten

Stadien	1	2	3	4	5	6	7	8	9
4. Eisen-Serie Sicherheit. Arbeit. Pflicht. Dorf/Gruppe. **Arbeiten, um beschützt zu sein.** Praktisch. Verteidigung.	**Kalium** Pflicht tun. Arbeit und Familie. Prinzipien. Nicht hinterfragen.	**Calcium** Bewertung, was andere denken. Verlegenheit. Gehen mit.	**Scandium** Beginnt viel, finden nicht. Fürchten Verlust Zugehörigkeit.	**Titanium** Nicht auffallen, um Zugehörigkeit nicht zu gefährden.	**Vanadium** Fürchtet, für nichts gebraucht zu werden. Angezweifelt.	**Chromium** Alles glänzen. Makellos erscheinen.	**Mangan** Hilfsbereit. Es allen recht machen. Werkzeug.	**Ferrum** Durchhaltevermögen. Standhaft. Reizbar. Ich bin nützlich. Tatkraft.	**Cobaltum** Alles fürs Kollektiv. Nicht aus dem Gleichschritt geraten.
5. Silber-Serie Kreativität. Darstellen, präsentieren. Abbilden, Anklang finden Wissenschaft. Hören, Selbstausdruck.	**Rubidium** Kunst. Mit einfachen Mitteln. Fürchtet, keine Simpel. Konform	**Strontium** Zugehörigkeit verlieren, wenn keinen Anklang findet. Zweifel.	**Yttrium** Aus Angst, keinen Anklang zu finden. Keine Wahl treffen.	**Zirkon.** Aus Furcht, auf-zufallen, zu versagen. Schwellenangst	**Niobium** Rückschläge, Prüfen aus Angst, keinen Anklang zu finden.	**Molybdän** Wagemut, kreativ Zweifel, tun es dennoch. Draufgängerln.	**Technetium** Kreativität, Lernen. Lehren. Gemeinsam tun	**Ruthenium** Gezwungen, Anklang zu finden. Zeitdruck. Widerstand	**Rhenium** Fast Anklang gefunden. Generalprobe. Brauchen Anerkennung.
Lanthanide Allein **Autonomie** Selbstentwicklung Verwirklichung **Neue Dimension** Teil der Gold-Serie			**Lathanum** Versuche. Wissen nicht, was sie tun müssen	**Cerium** Beginn der Autonomie, fürchten sich davor. Kokon	**Praseodymium** Zweifel unschlüssig. Reflektierende	**Neodymium** Scheitern ist nicht so schlimm, als es nicht zu tun.	**Promethium** Zusammen autonom sein. Forschen	**Samarium** Großer Druck, selbstständig zu sein. Dienen. Bauen die Welt	**Europium** Möchten begreifen. Letzte Zustimmung finden, autonom zu sein
6. Gold-Serie Macht, Verantwortung Führungskraft Autorität. Geltung verschaffen Sehen	**Caesium** Autoritätshörig. Naives Scheitern von Macht	**Barium** Machtlos. Versteckt sich. Geringes Selbstwertgefühl Klein sein.	**Lathanum** Zweifel wegen Autonomie. Hänseln	**Hafnium** Autorität durch Kompetenz. Start mit Vorsicht beginnen	**Tantalum** Fähigkeit beweisen. Zweifel. Besser sein.	**Tungstenium** Wolfram Wagemut Führung, um sich zu beweisen	**Rhenium** Die Verantwortung. Zum Wohle aller!	**Osmium** Macht durchsetzen. Unnachgiebig Unantastbar.	**Iridium** Zögern, ob Verantwortung gewachsen Ansprüche

296

Stadien und Serien nach Jan Scholten — Tabellen

10	11	12	13	14	15	16	17	18
Niccolum Es kommt die Pflicht. Gefühle müssen warten.	**Cuprum** Kontrolle behalten, bis zum Krampf. Pflichtbewusst	**Zincum** Normen befolgen. Mechanisch handeln. Ruhelos.	**Gallium** EigenbrödlerIn. Festhalten an eigenen Normen. Reizbar.	**Germanium** Im Auftrag Gesetze Furcht, vor dem, was gefordert ist, nicht zu entsprechen.	**Arsenic.** Angst, Ruhelos, Perfektionismus. Sicherheit Stellenverlust	**Selenium** Erschöpfter Ehrgeiz. Nicht aufgeben können.	**Bromium** Schuldgefühle. Gewissen. Chance vertan zu haben	**Krypton** Sicherheit nur im eigenen Raum. Verhinderte Handlung
Palladium Müssen glänzen. Beachtung finden. Beeindrucken.	**Argentum** Eindrücklich Darstellen Ausdruck Erwartungsspannung. Eile.	**Cadmium** Wiederholen bewährte Künste. Fürchten, Anklang zu verlieren, Kontrolle.	**Indium** Auf alte Künste zurückziehen. Von Entscheidungen überfordert	**Stannum** Überholte Künste. Zerfall. Image wahren. Eindruck machen.	**Antimonium** Nein Anti-Kunst. Missachtung Bewunderung verlieren.	**Tellurium** Vernachlässigung. Mit dem Dargebotenem begnügen. Zerstreute Professoren	**Iodium** Rastlos Darstellen. Alles loslassen Heimatlos. Essen, Eile Arbeit, Exil	**Xenon** Unverbunden. Bewusstlos. Nach OP nicht klar i. Kopf
Gadolinium Autonomie ist selbstverständlich. Selbstzufrieden	**Terbium** Selbstkontrolle und Autonomie auch anderer wahren.	**Dysprosium** Allein aus sich selbst. Streit, um Autonomie zu behalten.	**Holmium** Verzicht d. Autonomie. Rückzug in Phantasie. Magie. Innere Welt. Über den Dingen.	**Erbium.** Autonom erscheinen, es aber nicht mehr sein. Gleichgültig machen	**Thulium** Im Dunklen aufgeben. Ich bin schlecht Schwarzes Loch.	**Ytterbium** Autonomie am Rande stehen. Phantasie Professor egal für was-	**Lutetium** Außen vor! Bindung oder Verpflichtung meiden = Freiheit	**Radon** Hinwendung zum inneren Glauben. Alles hat sich erfüllt. Koma.
Platinum Außergewöhnlichkeit. Egozentriert.	**Aurum** Überverantwortung Macht, Führen, Geld & Wert.	**Mercurius** Dampfdrucktopf. Frage der Macht.	**Thallium** An Regel Macht festhalten. Durchsetzen müssen.	**Plumbum** Fassade der Macht. Erstarrung. Misstrauen.	**Bismuth** Konkurs! Verlust. Opfert od. Verliert den Thron	**Polonium** Nur i. Phantasie v. Macht. Alle Macht verloren.	**Astatinum** Alles ist zu Ende. Aufgeben müssen. Hoffnungslos	**Radon** Hinwendung zum inneren Glauben. Alles hat sich erfüllt.

Radioaktivität

Schlüsselwörter: Zerfall, Universum, Magie, Identität

Uran-Serie **Schrankenlosigkeit** *Universum. Magie, unvermeidliche Willkür.* Selbstaufgabe Selbstzerstörung	Plutonium Identität zerfällt. Opfern sich höheren Idealen. Vorstellungen von Bewusstsein, statt Bewusstheit. Pedantisch. Bedrohungsgefühl.	Radium bromatum *Schutzlos. Zerfall der Persönlichkeit. Ideale, Struktur, Familie.*	**Uranium metallicum** Schutzsuche im Konflikt mit dem Freiheitsbedürfnis. Wissen verbreiten. Abn.: Traditionen.	**X-Ray** *Röntgenstrahlen* Veränderung ist Zumutung. Reinheit d. Lebens. gereizt. Abn.: Gesellschaft. Scheinheiligkeit	*Uran-Serie außerdem:* Francium, Radium, Actinium, Thorium, Protactinium, Neptunium, Americium, Curium, Berkelium, Californium, Einsteinium, Fermium, Mendelevium, Nobelium, Lawrencium.	Außerdem: Polonium, Technetium, Promethium Actinium nitricum, Caesium, Chloratum, Carboneum, Plutonium nitricum, Promethium chloratum, Strontium, Thorium, Thorium nitricum, Uranium aceticum, Uranium nitricum.[14]	*Sowie ab der Ordnungszahl 94. Sowie „primordiale Nuklide": Kalium, Vanad., German., Selen., Rubid., Zirkon., Molyb., Cadmium, Indium, Tellur., Lanthan, Neody., Sama., Gadol., Lutet., Haf., Tant., Rhen., Osm., Plat., Thor.,*

Edelsteine — Tabellen

Edelsteine — *Schlüsselwörter: Edler Gesinnung, Vollendung, Glanz, Zeitlosigkeit, Druck/Hitze/Enge, Verwirrung*

Edelsteine	Adamas *Diamant*	Amethyst	Aquamarin	Chalcedon	Chrysopras	Jade Nephrit
Mineralische Struktur mit edler Gesinnung. Suche nach Vollendung. Größere Zusammenhänge. Würde. Leuchtkraft. Glanz. Beständigkeit. Zeitlosigkeit. Hitze. Facettenreichtum. Beeindruckend. Eitelkeit. Eifersucht. Verlassenheit. Härte gegen sich selbst.	Ansehen durch Brillanz. Härte und Selbstdisziplin heraufarbeiten. Hochdruckleistung. Unschuld/ Schuld. Emporkömmling. Unversöhnliche Gegensätze in sich selbst.	Pflichtbewusstsein. Dienlich, geduldig sein. Alten Vorstellungen Melancholie, Co-Süchte. Verlust. Wandlung.	Entschlusskraft, später Orientierungslosigkeit. Geschlechtsidentität Kontakt, Kommunikation. Zweifel an Wahrnehmung. Neurose.	Lust und Pflicht. Schwer, zur eigenen Kraft zu stehen. Verl.: Normen auszubrechen. Autoritätskonflikte.	Abgeschnitten. Benutzt. Freiheitsliebe bei Abhängigkeit. Co-Abhängigkeit. Perfektionismus. Verl.: Dazugehören.	HerscherIn über eigenes Leben. Sich zeigen. Tradition & Wandlung. Verantwortung

Vergleiche: Ferrum (Eisen), Aluminium, Manganum, Oxygenium, Phosphorus, Silicea und andere Inhaltsstoffe.

Entscheidende Differenzierung nach der chemischen Zusammensetzung	Jaspis	Karneol/Sarder	Lapislazuli	Lapis marmoreus	Olivin/Chrysolith/ Peridot	Rubin
	Ausgeschlossen, eingesperrt, heimatlos (von allen verlassen). Freiheit und Abhängigkeit. Beziehungsprobleme. Künstlerisch. Zwänge.	Anderen helfen wollen. Hektik. Wie festgefahren, unter Druck. Verl.: Beweglich sein. Kinderwunsch. Mutterthema. Galgenhumor. Ängste: Beim Sterben, während der Geburt.	Lebendigkeit fehlt. Isoliertheit, abgespalten, ausgeliefert, allein. Spiritualität. Depression.	Schönheit & Reinheit. Herz erscheint kal.: Eitelkeit. Tacelt.	Freiheitsdrang (nicht fremdbestimmt werden). Heimatlosigkeit. Sehnsucht nach Leben. Getriebenheit. Beziehungsprobleme. Respekt. Co-Abhängigkeit. Stimmungsschwankungen.	Hilft Lebenskraft erkennen und leben. Verl.: Liebe & Licht. Geborgenheit & Frieden. Verhilft zur Selbstannahme.

Edelsteine

Schlüsselwörter: Edler Gesinnung, Vollendung, Glanz, Zeitlosigkeit, Druck/Hitze/Enge, Verwirrung

Hecla lava	Saphir	Sardonyx	Smaragd	Succinum (Bernstein)	Topas imperial	Turmalin	Zirkon/ Hyazinth
Völlig übergangen. Härte/Dominanz ausgelie-fert. Entrüstung muss unterdrückt werden, staut sich.	Vollkommenheit. Pflichtbewusstsein. „Gut" sein. Engel, Hellsichtigkeit. Künstlerisch. Musikalität. Traumwelten. Magie. Spiritualität. Sternenkinder.	Ausgeschlossen, eingeengt. Bedroht, missachtet, verfolgt. Familiensorge. Angstzustände. Konkurrenz. Nach Bewegungslosigkeit.	Selbstmächtigung. Bewusstsein. Demut und Weisheit. Schönheit, Sinnlichkeit, Reichtum. Tragen schwere Last. Sorge um Beziehung, Zukunft und Geld. Schulden. Vgl. Beryll.	Ausgleichend. Harmonie. Heimat. Reisen. Ton angeben. Mürrisch. Verl.: Ungestört zu sein. Abn.: Zu sprechen.	Charisma. Identitätsprobleme. Leistungsdruck. Gold. Fähigkeiten ins Licht stellen. ÜberfliegerInnen mit Kontaktproblemen. Verl.: Gut sein, aber auch Freunde haben, soll nach ihrem Willen geschehen.	In Stich gelassen. Fehl am Platz, Anforderungen nicht gerecht werden. Über den Versuch, Ordnung zu schaffen, vergrößert sich das Chaos. Orientierungslosigkeit.	Freiheitsliebe. Ästhetik. Künstlerisch. Unverstanden, wenig Kontakte. Tierliebe. Sehnsucht nach Selbsterkenntnis, Spiritualität und Verbundenheit.

Acidum — Tabellen

Schlüsselwörter: Säuren ätzen, verzehren, zerstören

Säuren

Acidum (Säuren)	Aceticum acidum (Essigsäure)	Acidum muriaticum (Salzsäure)	Acidum nitricum (Salpetersäure)	Acicum sulphuricum (Schwefelsäure)	Benzoicum acidum (Benzoesäure)	Boricum acidum (Borsäure)	Butyricum acidum (Buttersäure)
Erschöpfende Anstrengung aus Verlangen nach Einheit. Erschöpfung. Wie: Ausgeschlossen, verloren. Keinen sicheren Ort od. Nahrung. Wie: Gebunden, nicht entkommen können. Assimilationsstörungen. Gewichtsverlust. Ausgelaugt. Wie: Brennen. Ätzend.	Wie Bedrohung nach schwerer Krankheit, weisen alles zurück. Reizbarkeit. Angst. Beschw. nach Rauschmittel.	Nach enttäuschter Beziehung in die Erschöpfung und Isolation geraten. Kränkung. Erschöpfung durch Pflege und Sorge. Abtreibung.	Müssen alle Möglichkeiten ausnützen, bis sie erschöpft sind. Das gebrochene Herz bleibt unversöhnlich. Erschöpfende Krankenpflege. Chronisch unglücklich. Schwach und nachtragend.	Erschöpfende Liebesbeziehungen. Übernimmt sich und muss dafür bluten. Will sich beweisen mit dem, was nicht zu schaffen ist.[1] Ungeduld. Eile.	Glauben, unter einem bedrohlichen Schicksal zu stehen, müssen vieles ertragen und sich verbiegen. Vergangenheit. Veränderungen nicht akzeptieren.	Empfinden wie eiskalt. Nach septischem Schock (z. B. Fremdkörper wie Tampons in der Vagina).	Bruch in der Beziehung zwischen Mutter und Kind. Leiden während der Schwangerschaft. Angst wegen Kleinigkeiten. Depression. Selbstzerstörerische Gedanken.

	Carbolicum acidum (Karbolsäure)	Chromicum acidum (Chromsäure)	Citricum acidum (Zitronensäure)	Fluoricum acidum (Flusssäure)	Formicicum acidum (Ameisensäure)	Gallicum acidum (Gallsäure)	Hydrocyanicum acidum (Blausäure)
Vgl.: Wasserstoff Alle Säuren sind aus einem Wasserstoff-Ion (h+) und einem (meist mineralischen) Anion (Chlorat, Bromat) zusammengesetzt.[27]	Müssen sich völlig zurückhalten, um nicht abgelehnt zu werden.[1] Schwäche.[27] Allergischer Schock.	Schwerfällig. Streitsüchtig. Gedächtnisschwäche. Fehler beim Schreiben.[15] Schmerzen kommen und gehen.[27]	Gleichgültigkeit und Abneigung gegenüber häuslichen Pflichten. Ertrinkt in Erinnerungsgegenständen („Messie-Syndrom").[27] Vaterthemen.	Fröhlich erregt. Hyperaktivität. Voller Begeisterung. Arbeiten, bis sie sich damit umbringen.[6,4] Abneigung gegenüber eigenen Familie.	Geschäftig. Übererregbarkeit. Zu viel, zu schnell. Fürchten, mit dem Leiden allein gelassen zu werden. Arthritis nach Trauma.	Verl.: Aufmerksamkeit. Eifersüchtig, im Mittelpunkt stehen.[27] Ausgestoßenheit. Von anderen abgekapselt worden sein.	Resignieren oder erstarren. Scheitern, sich anzupassen.[1] Schock. Angstneurose. Thema mit Nazi, Gaskammern.

301

Tabellen — Acidum

Acidum
Säuren

Schlüsselwörter: *Säuren ätzen, verzehren, zerstören*

| Vgl. *Muriaticum acidu, Hydrogenium, Hydrogenium peroxidatum* (Wasserstoffperoxyd): Haarausfall. | Lacticum acidum (Milchsäure) Erschöpfung und Entmutigung. Schwer erwachsen zu werden. | Nitromuriaticum acidum (Aqua regia, Königswasser) Ruhelose Suche nach Einheit/Mutter/Genuss. Depression. Rachegelüste. | Oxalicum acidum (Oxalsäure, Wasserstoffoxalat) Familienthemen. Pflicht, für die Familie/sich selbst zu sorgen. Auslaugende Lebhaftigkeit.[27] Zwiespalt von sich entfalten und hinnehmen müssen.¹ Verlassenheit. | Phosphoricum acidum (Phosphorsäure) Übersättigung von Reizen. Schwäche. Kummer. Unglückliche Verliebtheit. Erschöpfung nach Kontaktverlust und/oder zu viel Austausch und Lernen. Bruch der Kommunikation/Mitteilung. | Picricum acidum (Pikrinsäure) Übersteigertes Ziel, welches nicht zu erreichen ist.¹ Geistiger Zusammenbruch nach mentaler Überarbeitung. Furcht: Prüfungen. | Salicylicum acidum (Salizylsäure) Ängstlich und melancholisch, wollen in Ruhe gelassen werden. Sensibel. | Sarcolacticum acidum (Rechtsdr. Milchsäure) Schwäche und Niedergeschlagenheit. Ärger über Kleinigkeiten. Chronische Müdigkeit. Muskuläre Erschöpfung wie nach Marathonlauf. |

Pflanzenfamilien — Tabellen

Pflanzenfamilien

	Rosales	Caprifoliaceae	Malvales	Oleaceae	Scrophulariaceae	Lamiales	Piperaceae
	Rosenartige	*Geißblattgew.*	*Malvenartige*	*Ölbaumgew.*	*Braunwurzgew. Rachenblütler*	*Lippenblütlerart. Minzefamilie*	*Pfeffergewächse*
Liebes-Abenteuer verlieben, Liebe und Liebes-Beziehungen	Sehnsucht nach der Vollkommenheit der Liebe, Verantwortung. Wie: Stechen, herausschießen, zusammendrücken, kneifen. z. B.: Pyrus-Arten Mandel., Pfirsich. Kirschpflaume Weißdorn, Schlehe, Rosen	Um die Liebe kämpfen müssen. Gesellschaftliche Konflikte durch Ideale, Liebe, Leidenschaft. Liebe nicht zeigen dürfen. Unterdrücken Kontrolle, Druck innerlich.[35] z. B. Loicera, Virbunum (Sambucca)	Möchten unabhängig sein, wegen Loyalität aufgeben. *Verl.:* nach Gesellschaft. Wie verbunden od. getrennt.[4] z. B. Abel moschus, Cacao, Linde, Auch: Cistaceae Sterculioidaea Sterkuliengew.	Konflikt Liebe u. Familie Möchten eine intakte Familie leben. Liebesbeziehung darf nicht gelebt werden, um die Familie nicht zu gefährden.[35] z. B. Olive, Esche, Flieder, Linguster	Mit Liebesangelegenheiten beschäftigt, Versucht, keine Bindung zu brauchen oder festhalten an Bindung.[4P] z. B. Euphr., Digitalis, Verbene, Gratiola *Aus der Ordg.* Lamiales	Spaß, Freunde, viele Kontakte, immer in Bewegung, Fleiß. *Abg.*: Langeweile od. unangenehme Überraschungen. Wie: Überwältigt, Zittern. z. B. Mönchspfeffer, Melisse, Tulsi, Küchenkräuter	Würze für das Leben. Sucht Zerstreuung. Ablenkung Tanz … der Langeweile entgehen. *Empfindlich* gegen Routine und Schmerz. z. B.: Piper n. Schwarzer Pfeffer, Piper m. Rauschpfeffer Kava-Kava Cubeba (Kubenpfeffer)

Außerdem: Silicium-Serie: Beziehung, Familie Verbindungen von: Sulphur: Einzigartig Phosphor: Neugier Natrium: Kummer, allein Salze: Kummer, Fluor: Sex, Geld Tilia (Linde) (Malv.) Columba (Taube) Ranuncul.: Puls., Hell., Ignatia, Hyoscyamus, Platina, Phosphoricum acidum, Lepidoptera (Schmetterlinge)

303

Tabellen — Pflanzenfamilien

Familie	Boraginaceae	Gentiana	Cariophyllaceae	Campanulaceae	Cistaceae	Primulaceae	Außerdem:
Platz	*Borretschgewächse* *Raublattgewächse*	*Enziangewächse*	*Nelkengewächse*	*Glockenblumen*	*Zistrosengew.*	*Primelgewächse*	Compositae-Asteraceae Korbblütler-Asternartige
Fürsorge	Es gibt keinen Platz, Respekt in Fam.	Von Familie od. Schwiegereltern nicht akzeptiert.	Sorgen um Familie, Freunde, Arbeit. Opfern sich auf.	Sensibel. Mitfühlend. Kraftvoll und schwach. Allein gelassen.	Freundlich, weich, nachgiebig. Konfrontation vermeiden.[3P]	Müssen sich mit begrenztem Raum zufrieden geben. Können Erwartungen nicht erfüllen.	Acidums – Säuren: Fam. Einheit
Gemeinschaft	Vergiss mein nicht.	Unterdrücken den Ärger, um PartnerIn nicht zu verlieren.	Schüchtern, autoritätsgläubig.[35] z. B.: *Phytolacca, Stellaria* (Vogelmiere) Kornrade	Wie: Engel, die nicht fest in der Welt stehen.[35] z. B. Glockenblumen	z. B. *Cistus canad.* s. a. Malvaceae	Schutzlos, Schuldgefühle. Allein [35] z. B.: Cyclamen (Alpenveilchen) Himmelsschlüssel	Fungi (Pilze): Symbiose-Familie Silicium-Serie: Beziehung Familie Verbindungen von Magnesium: Friedliebend
Geben viel, bekommen wenig	Nicht gesehen werden. Dienen.[35]	Wie: Eingeengt, Bandgefühl, vergiftet.					Kalium: Sicherheit durch Fam. + Pflicht Oxygenium: Vernachlässigung
empfindsam	Wie: Stechen, Spannung, elektrisch. z. B. Borretsch, Vergissmeinnicht Beinwell, Lungenkraut	z. B.: Gelsemium, Enzian, Tausendgüldenkraut					7. Stadium: Gemeinsam tun Milchmittel: Lac delphinum. Gemeinschaft Lac-c-, ….

Acidum — Pflanzenfamilien

	Anacardiaceae	Ericaceae	Ranunculaceae	Saxifragales	Araliaceae	Koniferen Pinales	Außerdem: Malvales S. 28C Fagales
Familie / *Dominierung, Strenge und Kontrolle*	Rautenartige (Sumachgewächse) Versuch, der Unterdrückung zu entfliehen, können sich nicht befreien.[4] Wertlosigkeit. *Wie:* Steif, Krampf. *z. B.: Rhus-t., Manc., Anac.,*	Heidekrautgew. Armut i. Fam. Versuch, Mangel durch Ausdehnung zu kompensieren. *z. B.* Ledum, Heidekraut, Rhododendron, Bärentraube	Hahnenfußgew. Empfindlich, Entrüstung, möchte gleichmütig bleiben. *Wie:* nervös elektrische *z. B.: Acon., Hell., Ran., Puls., Imic., Staph., Clem.*	Steinbrechgew. Bodenständig, empfindsam sein in harter Umgebung. Hart werden *z. B.: Fetthennen*	Araliengewächse Efeu – Ginseng Sich mit aller Kraft hochkämpfen, behaupten, groß, stark sein müssen. Sich beweisen[35] *z. B.: Araliac. Narde Ginseng, Efeu*	Nadelholzgew. Zwangskultivierung. Spaltung, Trennung. Rigide *z. B. Thuja, Wacholder, Eibe, Kiefer, Tanne*	Malvenartige Buchenartige

	Apiaceae	Compositae	Loganiaceae	Papaveraceae	Solanaceae	Karnivoren	Anacardiaceae
Gewalt / **Verletzung** / **Schock**	(Umbelliferae Doldenblütler) Versuch, aus unberechenbaren Situation verstandesmäßig zu entfliehen. Moralische Zurückhaltung, Selbstbeschränkung. *Wie:* Von plötzlicher Gewalt, Schock, Unglück. Schwäche, Lähmung, Krampf. *z. B.: Aethusa, Cicuta, Conium, Koriander, Pastinake*	Asteraceae Korbblütler Asternartige Unabhängig bleiben. Nicht krank sein, hart im Nehmen. Fürchten Annäherung. Verletzlich fühlen. *Wie:* Wund. zerschlagen. Betäubung.[4] *z. B. Arn, Calen., Cham., Tarax., Cina, Eup-per., Bell-p., Echinaceae*	Brechnussgew. Strychnos Verw. Fassungslos, geschockt, überraschend ruiniert, enttäuscht. Niederschmetternd, in Stücke gerissen, nervlich überreizt, erregbar, Krampfanfälle, Lähmung.[4P] *z. B.: Stry., Nux-v., Spig., Gels., Ign., Curare*	Mohngewächse Möchte gelassen sein, auch in Situationen voller Schmerz, Gewalt. *Wie:* Schock, intensiver Schmerz bestraft, Folter, Betäubung.[4P] *z. B.: Morph., Sang., Opium, Chelidonium, Codein.*	Nachtschatten. Mut + Gefahr + Gewalt.[4] Was sie brauchten, gab es nur unter gefährlichen Bedingungen. *Wie:* Explosiv, zerreißen. Terror verfolgt sie, erschrecken. *z. B.: Bell., Stram., Hyos., Dulc., Caps., Tab., Mand., Francise*	Nephenthales Fleischfressende Betrogen, abgesondert. Misstrauisch. Mutig + böse *Wie:* Gefangen, angelockt, keinen Ausweg, hinabgezogen. *z. B.: Sarracenia, Drosera, (Sonnentau) Nepenthes, Venusfliegenfalle*	Rautenartige Sumachgewächse Versuch, der Unterdrückung zu entfliehen, können sich nicht befreien.[4] Wertlosigkeit. *Wie:* Steif, Krampf *z. B.: Rhus-t., Manc., Anac.*

Vergleiche:
Sorgen um die Familie: Scrophulariaceae (Braunwurzgewächse) =Liebesangelegenheiten Natrium carbonicum, Hura, Carcinosinum Cocculus, Cuprum, Zincum

Cactaceae Kaktusgewächse

Fungi (Pilze)

Spinnen, Androc.,

Schlangen,

Cantharis, Cicuta,

Corv-c., Falco.,

Lac-leo., Lac-lup.,

Lepidoptera (Schmetterlinge)

Tabellen — Pflanzenfamilien

	Anacardiaceae Rautenartige Sumach-gewächse	**Crucifera** Brassicaceae Kreuzblütler	**Euphorbiaceae** Wolfsmilchgew.	**Karnivoren** Nephenthales Fleischfressende	**Malvales** Malvenartige	**Cactaceae** Kaktusgew.	**Fungi** Pilze	**Vergleiche:**
Frei sein wollen *Leichtigkeit, unabhängig sein,* *Fürchten, gefangen zu sein, sich los machen*	Versuch, der Unterdrückung zu entfliehen, können sich nicht befreien.[4] Wertlosigkeit. Wie: Steif, Krampf z. B.: Rhus-t., Manc., Anac.	Leben ist ein schweres Kreuz. Harte Arbeit. Freudlosigkeit. Versuchen, der heimischen Enge zu entfliehen, um nicht kritisiert zu werden.[35] z. B. Kresse, Meerrettich, Rettich.	Unterdrückung aus Loyalität. Fürsorglich, introvertiert. Auf beengtem Raum zurechtkommen, sich frei zu fühlen. Sehnsucht auszubrechen. z. B.: Crot-t., Manc., Casc., Acal., Euph., Hura, Still.	Betrogen, abgesondert. Misstrauisch. Mutig + böse Wie: Gefangen, angelockt, keinen Ausweg, hinabgezogen. z. B.: Sarracenia, Drosera, Nepenthes, Venusfliegenfalle	Möchte unabhängig sein. Wunsch nach Gesellschaft. Sich verbunden fühlen oder getrennt.[4] Sensitiv, nervös empfindsam. z. B. Choc, Abel., Goss., Tilia, (Linde), Kola	Lebensfeindliche Bedingungen. Einschränkungen entfliehen, unbegrenzt sein. z. B.: Anh. (Peyote), Cact., Riesenkaktus, Schlangenkaktus, Opuntia vularis (Feigenkaktus)	Geringe soziale Kompetenzen. Symbiotische Beziehungen.[2] Verzerrte Wahrnehmung. Mutig sein wollen. Grenzüberschreitung. Eindringen, Ausbreiten. z. B.: Agaricus, Bovist, Psilocybe, Secale, Schimmelp.	Primulaceae (Primelgew.) Nachtschatten: Bell., Hyos. Oxygenium, Lanthanide Tuberkulines Miasma Alle Vögel, Falco, Schmetterlinge Insekten Camphora, Drogen, Opium, Kola, Cannabis indica, Colchicum. Lac caninum, Lac-lup., Natrium carbonicum, Hura, Aethusa, Aqua marina, Anhalonium, Cimex lectularius (Bettwanze), Corvus corax (Kolkrabe), 16. Stadium, Lepröses Miasma
Außenseiter sein *Beachtung Finden, sich darstellen müssen*	**Liliales**, *Liliflora* *Lilienartige* Ausgeschlossen, Spiritualität – Sexualität. Wie: Eingeengt. (z. B. Verat., Paris, Sars., Colch., Sabad., Croc., Lil-t, Orni., Aloe, Scilla)				**Myrtales** *Myrtenartige* Besonders zu sein, Darstellen, begehrenswert. Nichtbeachtung kränkt[35] z. B.: Eucalyptus globus, Rosenapfel, Muskatnuss, Avocado	**Cactaceae** *Kaktusgew.* Lebensfeindliche Bedingungen. Einschränkungen entfliehen, unbegrenzt sein. z. B.:Anh. (Peyote), Cact., Opuntia vularis.		

Acidum — Pflanzenfamilien

	Araliaceae	Crucifera	Cucurbitaceae	Geraniales	Gramineae	Fagales	Rubiaceae	Rutaceae
	Araliengewächse	Brassicaceae	Kürbisgewächse	Storchenschnabel	Poaceae Gräser	Buchenartige	Kaffeeartige	Zitruspflanzen
	Efeu – Ginseng F.	Kreuzblütler	Kraft/Arbeit	Beharrlich, durchhalten.	Unter Lasten zusammenbrechen.	Harte Arbeiter.	Rötegew.	Rautegewächse
Arbeit	Sich mit aller Kraft behaupten müssen.	Leben ist ein schweres Kreuz. Harte Arbeit.	u. Geld für Sicherheit, für die Familie. Unternehmen.[35]	Möchten unempfindlich und verwegen sein. Dann Erschöpfung[4P] z. B. Coca, Kokain, Guajacum	Rückhalt fehlt. Sich nicht rausstellen dürfen. Ästhetik. z. B.: Bambus, Hafer, Zitrusgras, Maisbart	Selbstständig. Hohe Ziele. Verantwortungsgefühl. Familienthemen z. B.: Birken, Kastanien, Buchen, Walnuss, Myrica cerifera.	Selbstbezogen, beschäftigt. Fühlen sich von außern gehindert. Stimulanzien.[3P] z. B. Coff., Ip., Chin., Yohim.	Hart arbeiten für hohe Ziele. Überanstrengung, tiefe Erschöpfung. Krankheit hindert am Erreichen des ursprünglich gesetzten Ziels. z. B: Ang., Ruta, Zitronen, Jaborandi
Leistung								
Pflicht	Freudlosigkeit.[35] z. B. Lepid., (Kresse), Sin-n., Meerrettich, Rettich.							
Anstrengung	Machtkampf & Vitalität. Konkurrenz[35] z. B.: Aralia, Ginseng, Efeu		z. B. Bryonia, Coloc. Luf-op., Cist., Passi.					Vergl.: Eisen-Serie, Gold-Serie

	Leguminosen	Berberidaceae	Cactaceae	Fungi	Magnoliales	Solanaceae		
	Schmetterlingsblütler	Sauerdorngew.	Kaktusgew.	Pilze	Magnolienartige	Nachtschatten.		Vergleiche: Hamamelidae Zaubernussgewächse
Wahrnehmungsstörungen,	Alles auf die Reihe bekommen. Wie: Verwirrt, zerstreut, nicht zusammen, zersplittert[4] z. B. Meli. (Steinklee), Kichererbse, Indigo, Robinie, Besenginster, Perubalsam	Anpassen an schnell wechselnde Situationen. Auch psychischer und körperlicher Ebene. Macht: z. B. Mahoniastrauch Berberis (Berberitze), Caul., Podo.	Lebensfeindliche Bedingungen. Einschränkungen entfliehen, unbegrenzt sein. Anh. (Peyote), Cact. (Königin der Nacht), Riesenkaktus, Schlangenkaktus, Opuntia vulgaris (Feigenkaktus)	Geringe soz. Kompetenzen. Symbiotische Beziehungen. Verzerrte Wahrnehmungen. Mutig sein, Grenzüberschreitung. Eindringen, Ausbreiten. z. B: Agaricus, Bovist, Secale, Schimmelpilz.	Lorbeergewächse Unsicherheit, Fassungslos, fremd fühlen. Rückzug, in kleine Welt. Wirklichkeitsverlust. Schläfrig, nicht da sein.[4] z. B. Nux-m, Osterluzei, Campher, Zimtbaum	Mut + Gefahr + Gewalt.[4] Was sie brauchten, gab es nur unter gefährlichen Bedingungen. Wie: Explosiv, zerreißen. Terror verfolgt sie, Erschrecken. z. B.: Bell, Stram., Hyos, Mand.		Karnivoren fleischfressende Pflanzen Drogemittel und alle Halluzinogene Gifte Wasserstoff-Serie 18. Stadium
Wirklichkeit verändert, Zerstreuung, desorientiert Klarheit, Verwirrung								

Zeichen: *2 Karl-Josef Müller, Wismut, *3S Aus den Seminaren von Jan Scholten, *4P Rajan Sankaran Pflanzenfamilien
www.amatiholle.de

Tierisches

Schlüsselwörter: Konkurrenz, Angriff, Verteidigung, Vernachlässigung, Zurückweisung,

Insekten Insecta	**Apis mellifica**	**Cantharis**	**Vespa crabro**	**Coccus cacti**	**Coccinella**
Geschäftigkeit. Unruhe. Fürchten Enge, Erstickungsangst. Wasser. Feuer. Träume: Fliegen Wie: Brennen, Einschnürungsgefühle Abn./Verl. Trinken[6.2]	*Honigbiene* Im Stich gelassen sein. Ausgestochen werden. *Fleiß, Familie*	*Spanische Fliege* Sittliche, strenge erzwungene Zurückhaltung. Energie/ Ausstrahlung. Verbrennen. *Geschäftigkeit.* Erotik	*Hornisse* Gewalt erfahren. Schutz i. d. eigenen vier Wänden. Aggression gegen Autoritäten. Panikstörungen	*Rote Schildlaus* **Soll bleiben, wie es ist.** Existenzangst. (Workaholic). Unterdrückter Zorn.	sept. *Marienkäfer* **Ungeschütz**t in der Welt, Familie.

Schmetterlinge Lepidoptera	**Acherontia atropos**	**Apeira syringaria**	**Bombyx liparis chysor.**	**Bombyx processionea**	**Graphium agamemnon**
Gemeinschaften, Transformation, Spiritualität. Unbeständigkeit. Ästhetik, Spiel, Glitzer. Freiheit. Schutzthemen. Verlassenheit. f: Bedroht, stechen, Nadeln, Verschluss.	*Totenkopfschwärmer* Verlassenheit. Piraten. Entführung. Probleme mit fehlenden Strukturen Aufmerksamkeitsstörungen[38]	*Fliederspanner* Sinnlichkeit. Ästhetik. Künstlerisch. Verausgaben sich durch Familiensorge. *38	*Goldafter* Verlassenheit. Reisen, Freiheit. Frieden. Sich verstecken. Brennende Hautprobleme[38]	*Prozessionsspinner* Verlassen. Bleiben in abhängigen Beziehungen trotz Wunsch nach Unabhängigkeit. Eingesperrt sein.[2]	*Eichelhäher* Ruhelos auf der Suche nach d. eigenen (sexuellen) Identität. Vergnügungen Vgl. Fluoricum.*38

Spinnen, Mygale	**Aranea diad.**	**Aranea ixobo.**	**Latrodectus mactans**	**Mygale lasiod.**	**Tarentula cubensis**
Böse od. gute Mutter. Liebe & Hassbeziehung. Fäden i.d. Händen. Aggression. Musik. Bewegungsdrang. Zeitempfinden **Wie: Abgetrennt, angegriffen, stechend**, unter Strom, **Lähmung**	*Gartenkreuzspinne* Kontrollbedürfnis. Nur bevormundet werden**. Wie:** Überfallen, i. d. Enge getrieben. Abwehrbereit.	*Brückenkreuzspinne* Böse Späße gegen die Norm. *Wie:* Nerven stehen unter Strom. *Angst:* Stromstöße.	*Schwarze Witwe* Missachtung. Kämpfen gegen die Familie, zur Sorge zwingen. Panikattacken.	*Vogelspinne* Geltungsbedürftig. AußenseiterIn, Grenzen überschreiten. **Rebellion.** Exzesse.	*Kubanische Tarantel* Aggression, Auto-aggression, hilflos ausgeliefert. Septische

Schlangen Serpentes	**Bothrops** *Gelbe Lanzenotter*	**Cenchris contortrix**	**Crotalus cascavella**	**Crotalus horridus** *Klapperschlange*	**Dendroaspis polylepsis**
Konkurrenzkampf. Mutter-Tochter-Beziehung. **Verrat.** Eifersucht. Misstrauen. Intrigen. Sprache. Bedroht und verfolgt. Spaltung.[2]	Dominanz. Kontrolle über Territorium. Konkurrenz („Super-Lachesis"). Spaltung. Verschließen, Sprachthemen.	*Mokassinsschlange* Geltungsdrang. Müssen die Besten sein. Respekt erwerben, damit sie nicht angegriffen werden.	*Waldklapperschlange* Moral oder Pflicht verletzt, bestraft werden. Sich eines Begehrens schuldig gemacht haben.	Rückzug aus Furcht, angreifbar zu sein. Kein natürliches Lebensrecht haben.	*Schwarze Mamba* Sich für andere einsetzen. Sinnlosigkeit: verlassen, einsam, unverstanden. Abgeschnitten. Impulsiv

Tierisches — Tabellen

Wettbewerb, Liebe

Doryphora decem-lineata *Kartoffelkäfer* **Regressives, dominantes Verhalten.** Eifersucht[6.2] Horrorartige Ängste.	**Formica rufa** *Rote Waldameise* Familie, Fleiß. Leben ist **Arbeit und Kooperation**[*6.2]	**Formica nigra/ Lasius niger** *Schwarze Wegameise* Furchtloser Kampf gegen Autoritäten[2]				
Gonepteryx rhamni *Zitronenfalter* Orientierungslos. Zappelphilipp. Möchten Schönheit gut zu machen.[38]	**Inachis io** *Tagpfauenauge* Leichtigkeit verloren, Orientierungslos. (früher unbeschwert, sprunghaft. Lieben zweigesichtige Masken.[38]	**Limenitis bredowii calif.** *Kalif. Eisvogel* Bindung an Familie, gibt aber keine Sicherheit. Schutzlos, Rückzug.	**Morpho peleides** *Blauer Himmelsfalter* Gefahr. Zwei Wesen. Aufblitzen, Verschwinden.	**Nymphalis urticae** *Kleiner Fuchs* Verwirrung über die eigene sexuelle Identität.	**Pieris brassicae** *Kohlweißling* Vgl: Lanthanide Phosphor-Verbindungen	
Tarentula hispanica *Spanische Tarantel* Überschießende Energie. Abkühlung. Schreck. Sepsis. Erregung.	**Theridion curass.** *Kugelspinne* Ehrgeiz. Rebellieren gegen ihr soz. Netz, verlassen es aber nicht.[6.6] Anspannung	**Buthus australis** *Kleiner Skorpion* Ehrgeiz. Konkurrenz. Distanziert. Gewalt. Drogen.	**Androctonus amurr. hebraeus** *Skorpion* Schatten. Entsetzen. Vertrauen niemandem. Zerstörung. Verborgenheit.	**Limulus cyclops** *Königskrabbe.* Ziellose Aktivität. Es geht darum, sich ein sicheres Umfeld zu schaffen		
Elaps corallinus *Korallennatter* Verstecken sich, um nicht in Versuchung zu kommen.[1] Naives Verkriechen.	**Lachesis muta** *Buschmeister* VerschlingerIn oder Verschlungener.[1] Nie mehr ohnmächtig sein. Befreiung durch Reden.	**Naja tripudians** *Kobra* Zwischen Lust und Pflicht. Rebellion. Aggression, um Unrecht nicht schlucken zu müssen.[1]	**Vipera berus** *Deutsche Kreuzotter* Geheimnisse. Überwachung. Rückzug. Totstellreflex: Schweigen, Starrheit. *Täuschung:* Verfolgt zu werden.			

Tierisches

Tierisches — Schlüsselwörter: Konkurrenz, **Angriff, Verteidigung, Vernachlässigung, Zurückweisung,**

Vögel/Aves Freiheit, Gefängnis, Leichtigkeit, Wind, Hackordnung. Reisen. Navigation. Musik, Ausdrucks- und Bewegungsfreiheit.[2] Wie: Unerwarteter Angriff. Gewalt. Geschwindigkeit Wie: Durchstechend. Schneidend. Reißend, krallend.	**Buteo jamaicensis** *Bussard* Pflicht und Verantwortung f. d. Familie. Sorgen. Unterstützen. Pragmatismus.	**Falco peregrinus disciplinatus** *Wanderfalke* Fühlen sich bevormundet. Geschwindigkeit im Innern sucht einen Ausdruck, Freiheitsdrang und aggressive Impulse.[17] Selbstausdruck	**Haliaeetus leucocephalus** *Weißkopfseeadler* Getrennt von dieser Welt, in Traumwelt gefangen.[14] Einzelgängerln Möchten ausbrechen, mit Universum eins sein.[1] *Wie:* In der Falle sitzen. Schizophrenie.	**Corvus corax principalis** *Kolkrabe* Der Gewalt entkommen. Verlassenheit. Ausgestoßen, missbraucht. Mitgefühl. Mystik. Weisheit. Beziehungen. Schwarz/Weiß. Tod.[7]	**Pica pica** *Elster* Selbstüberschätzung. Intellektualisierung. Launenhaftigkeit. Von Glänzendem angezogen.
Milchmittel Milchthemen und Mutterbeziehung. Fehlende Wärme. Ungestillt. Versorgung. Abhängigkeit. Unabhängigkeit. Suche nach Schutz, aber Kälte erfahren. Vgl. Acid.-lac u. a.	**Lac asinum** *Eselsmilch* **Gutmütig. Ausgenutzt werden.**[2] Demütigungen. Beschämung. Ausgestoßene. Lastenträger. Prügelknabe.	**Lac caninum** *Rottweiler- Hundemilch* „Ich muss mich unterordnen oder mächtig sein." Angst vor Ausschluss vom Rudel. Selbstverachtung.	**Lac caprinum** *Ziegenmilch* Ehrgeiz. Mit Durchsetzungskraft nach oben kommen. Keine Blöße geben, Anstoß erregen. Ertragen keine Unterbrechung. Misstrauen.	**Lac defloratum** *Entrahmte Kuhmilch* Bindung und sicherer Platz. Gemeinschaft und Familie. Vertreibung. Im Stich gelassen, ausgelacht. Träge, sanft.	**Lac delphinum** *Delphinmilch* Lebensfreude. Gemeinschaft, HelferIn. Täuschung: Verantwortlich für das Leiden anderer.
Meeresmittel *Mollusken* **Weichtiere** Rückzug, zusammenziehen, schließen. **Braucht Schutz und Verlässlichkeit.** Aber drinnen ist begrenzt, eingesperrt, beengend. Erstickend. Die Schale könnte Wie: **Zerbrochen.** Unbeweglich. **Öffnen und schließen.**	**Calcium carbonicum** *Austernschalenkalk* Durch Funktionieren Akzeptanz bekommen. Zuverlässig mitgehen. Schüchtern, Schutz, Geborgenheit.	**Cypraea eglantina** *Kaurischnecke* Schutzlosigkeit-Geldthemen für die Sicherheit. Überempfindlich. Hellsichtigkeit[6]	**Murex purpurea** *Purpurschnecke* Alles, was sie tun, bringt nichts. Das Leben ist eine Last. Möchten Unabhängigkeit, brauchen aber Unterstützung.	**Pecten jacobaeus** *Jakobsmuschel* Herausforderungen meistern wollen, um sich zu beweisen.[6] *Spiritualität.*	**Mater perlarum** (Conchiolinum) *Perle der Auster* Suchen Beachtung, Anerkennung.

Tierisches — Tabellen

Wettbewerb, Liebe

Columba palumbus _Taube/Ringeltaube_	Anas indica _Indische Ente_	Anser anser _Wildgans_	Cygnus cygnus _Singschwan_	Ara macao _Papagei_	Pelicanus onocrotalus _Pelikan_
Wie als letzter Dreck behandelt. Friedliebend Härte der Welt. Schuld und Scham. Gewalt. _Wie: Beschmutzt_*18	**Familien-themen _(sich und die Sippe verteidigen)_**. Treue. Von der Familie im Stich gelassen. **Fühlen sich hässlich**.[7] Liebeskummer.	Fühlt sich um eigenen Freiraum beraubt, eingeengt. Begrenzen sich. Themen um Position in einer Gruppe.	Leistungsorientiert. Selbstbestimmt u. Selbstüberforderung. Aristokratisch. Nicht dazugehören. Zügel in den Händen (Pferdethemen)*18	„Exotisch". Bunter Vogel. _Individualität. Sich in Gesellschaft ausdrücken. In einer Welt, in die sie nicht hingehören._ Hochintelligent. Weisheit.[17]	Frei zu „sein"! Spiritualität. Frei von Beurteilung. Gerechtigkeit.[17]

Lac equinum _Pferdemilch_	Lac felinum _Katzenmilch_	Lac humanum _Muttermilch_	Lac leoninum _Löwenmilch_	Lac lupinum _Wolfsmilch_	Lac suinum _Schweinemilch_
Pflichterfüllung/Verantwortung und Drang nach Freiheit und Selbstentfaltung. Loyalität. Disziplin. Erfolgszwang	Unabhängigkeit, Selbstbestimmung. Eifersucht. Gegen die Norm. Coole Erwachsene mit Babysprache	Großer Anspruch. Als ob ich niemanden brauche. Konflikt von Abhängigkeit und Unabhängigkeit. Versorgung.	Macht, Leistung, Familie gerecht werden. Machtkampf. Diktatorisch, selbstgerecht. Ehrgeiz. Fordern Respekt. Hoher Selbstanspruch	Platz in der Gruppe, Position als AußenseiterIn. Durchbeißen Isolation. Rückhalt in der Gruppe. Überlebenswille.	Verachtet, missbraucht, zu Unrecht eingesperrt. Verurteilt sein. Ausgestoßen Wut, Hass. Grausamkeit.

Mytilus edulis _Miesmuschel_	Mytili margerita _Miesmuschel-Perle_	Venus mercenaria _Venusmuschel_	Corallium rubrum _Rote Koralle_	Spongia tosta _gerösteter Meeresschwamm_	
Sicherheit in Beziehungen-Abhängigkeit Unabhängigkeit. Abn.: Disharmoni Verlustängste.[6]	Ehrgeizige Führungskraft[6]	Distanz. Groll dient als Vorwand, den Rest der Welt fernzuhalten[6]. Negative Einstellung über Körper und Leben.[6]	Betrogen. Wehrlos, ausgenützt, reizbar. Schimpfen[5]	Sicherheit über Abhängigkeit. Wehrlosigkeit. Ängstlich.	

Tabellen Tierisches

Tierisches
Schlüsselwörter: Konkurrenz, **Angriff**, **Verteidigung**, **Vernachlässigung**, **Zurückweisung**,

Meeresmittel	**Aqua marina**	**Ambra grisea**	**Lac delphinum**	**Lac phoca**
Urmutter, Geborgenheit. Verlassenheit, emotionale Minderversorgung. Unsicherheit, Abhängigkeit. Verl./Abn.: Salz, Meeresfrüchte	_Meerwasser_ Durch eigene Bedürfnisse Blöße geben.[1] Verletztes Schamgefühl. Isoliert. Verstecken. Künstlerisch.	_Ambragries_ Peinlich, dass man sich schämen musste. Schamhafte **Zurückhaltung.** Schüchtern. Empfindsam für Musik.	_Delphinmilch_ Gemeinschaft, Lebensfreude. Fürchten, verantwortlich für das Leiden anderer zu sein.	vitulina _Seehundmilch_ Können die Trennung nicht überwinden.[2] Zerschlagenheitsgefühle.

www.amatiholle.de

Abkürzungen: Abn. = Abneigung Verl. = Verlangen
* Kürzel der Quellen von den Autoren:

2. Müller, Karl-Josef: „WISSMUT", Materia Medica. Verlag (2007)
5. R Morrison, Roger: „Leitsymptome der Homöopathie", Verlag Kai Kröger (1995)
6.2 Mangialavori, Massimo: „Insekten und Parasiten in der Homöopathie", Narayana Verlag (2009)
7. Kittler, Gertraude: Seminarmitschrift
17. Shore, Jonathan: „Gib mir die Freiheit zu fliegen", aus dem Internet: www.groma.ch/fileadmin/download/Homoeopathie/shore.rtf
38. Le Roux, Patricia: „Schmetterlinge", Narayana Verlag (2009)

\# = Stadien nach Jan Scholten

Tierisches   Tabellen

Wettbewerb, Liebe

Homarus gammarus *Hummer*	**Limulus cyclops** *Königskrabbe*	**Asterias rubens** *Seestern*	**Medusa** *Ohrenqualle*	**Sepia** *Tintenfisch*
Suchen Beschützer oder Schutz. Talisman. Kamenge Kleidung nicht ertragen.	Ziellose Aktivität für ein sicheres Umfeld schaffen, bis total erschöpft. Von Familie entfernen, um Selbstständigkeit zu beweisen.[6]	Ausgeliefert sein, unter fremder Kontrolle. Willkür.[6]	Harmonie, Ästhetik, das Leben tanzen. Unabhängigkeit, um dem eigenen Fluss zu folgen.	Entwürdigung. Reizbarkeit. Gleichgültig, was sie am meisten lieben. Ausgelaugt.

Literaturverzeichnis

Mein Dank gilt allen AutorInnen und ReferentInnen, deren Wissen hier eingeflossen ist und deren Bücher ich besonders empfehlen möchte:

1. Zippermayr, Philipp: „Materia Medica der Motive". Irl Verlag (2004)
2. Müller, Karl-Josef: „Wissmut", Materia Medica. Verlag (2007)
3. Scholten, Jan: „Homöopathie und Elemente". Narayana Verlag (1996)
   Stuut, Rienk/Scholten, Jan/Rothkegel, Gislind: „Homöopathie und Minerale", Narayana Verlag (2003)
3. L Scholten, Jan: „Geheime Lanthanide", Narayana Verlag (2003)
3. S Scholten, Jan: „Seminar Plants1-8" Eurosids Pflanzenfamilien, Utrecht
4. Sankaran Rajan: „Die Seele der Heilmittel", Homoeopathic Medicinal Publishers (2000)
4. P Sankaran, Rajan: „Einblicke ins Pflanzenreich", Homoeopathic Medicinal Publishers (2003)
4. T. Sankaran, Rajan: „Sankaran's Tabellen 2006", Narayana Verlag (2006)
5. R. Morrison, Roger: „Leitsymptome der Homöopathie", Verlag Kai Kröger (1995)
6. Mangialavori, Massimo/Burley, Vicky: „Die Meeresmittel in der Homöopathie", Narayana Verlag (2007)
6.1 Mangialavori, Massimo: „Cactaceae in der Homöopathie", Narayana Verlag (2007)
6.2 Mangialavori, Massimo: „Insekten und Parasiten in der Homöopathie", Narayana Verlag (2009)
6.3 Mangialavori, Massimo/Zwemke, Hans: „Von der Tarantel gebissen", Faust Verlag (2005)
6.4 Mangialavori, Massimo: „Die Säuren in der Homöopathie", Narayana Verlag (2008)
7. Kittler, Gertraude: Seminarmitschrift
8. Bomhardt, Martin: „Symbolische Materia Medica", Verlag Homöopathie + Symbol (2000)
9. Vermeulen, Frans: „Homöopathische Substanzen"
9.1 Vermeulen, Frans: „Synoptische Materia Medica 1", Emryss Verlag (2006)
9.2 Vermeulen, Frans: „Synoptische Materia Medica 2", Emryss Verlag (1998)
10. Nash, Eugene Beauharnais (1838–1917): „Leitsymptome der homöopathischen Therapie", Haug Verlag (2004)
11. Mütsch-Engel, Annemarie (Hrsg.): „Bäume lügen nicht"
12. Seminarmitschriften Andrea Lux und Nürnberger Phytotherapeutinnen
13. Gemeinschaftsarbeit und Mitschriften aus Zeitschrift „Lachesis", Verbandstagungen, Thema Bäume.

Literaturverzeichnis

14. Wikipedia aus dem Internet (alle Bilder ohne Quellenangaben)
15. Vermeulen, Frans: „Konkordanz der Materia Medica", Emryss bv (2000)
16. Miller, Robert G./Klunker, Willi: „Arzneibeziehungen", Haug Verlag (1983)
17. Shore, Jonathan: „Gib mir die Freiheit zu fliegen", aus dem Internet: www.groma.ch/fileadmin/download/Homoeopathie/shore.rtf
18. Leimstättner, Gertraud: Seminarmitschrift bei Homöosophia, „Astrologie und Homöopathie" (2003)
19. Schiran: „Mutterrecht der Sterne".
20. Zuordnung nach Monika Hackl: „Bach-Blütentherapie für Homöopathen", Sonntag Verlag (1979)
21. Scheffler, Margarete: „Bach Blütentherapie", Theorie und Praxis, Heinrich Huge-Trennung: Hugen-dubel Verlag (1981)
22. Helm, Beate: „Kalifornische Blütenessenzen"
23. Schroyens, Dr. Frederik: „101 kleine Arzneimittel", Hahnemann Institut (1995)
24. JJ Kleber: Naturheilkunde Information nach Jan Scholten und R. Sankaran unter http://www.naturmedinfo.de/html/plants.html
25. Master, Farokh J.: „Milchmittel in der Homöopathie", Narayana Verlag (2008)
26. Schadde, Anne: „Der Turmalin", Narayana Verlag (2009)
27. Le Roux, Patricia: „Die Energie des Wasserstoffs", Narayana Verlag (2007)
29. Stürmer, Joachim: „Minimale Materia medica", Verlag Müller und Steinicke (2008)
30. Die Milchmittel der Materia Medica (2002)
31. „Homöolinks Publishers", Herausgeber Corrie Hiwat
32. Joshi, Bhawisha: „Homöopathie und die Struktur des Periodensystems", Narayana (2010)
33. Aus Sesam Biblibiothek
34. Welte, Ulrich: „Das Periodensystem in der Homöopathie", Narayana Verlag (2009)
35. Murphy, Robin: „Klinische Materia Medica", Narayana Verlag (2008)
36. Zeitschrift „Spektrum der Homöopathie", Narayana Verlag 1/2009
37. Le Roux, Patricia: „Die Metalle in der Homöopathie", Narayana Verlag (2009)
38. Le Roux, Patricia: „Schmetterlinge", Narayana Verlag (2009)
39. Dörre, Edith Helene: „Symptome und Themenverzeichnis von 13 Edelsteinen für die homöopathische Behandlung", Novalis Verlag (2007)
40. „Flensburger Hefte", Gespräche mit Bäumen
41. Gawlik, Willibald: „Arzneibilder und Persönlichkeitsportrait", Hippokrates Verlag.
42. Boericke, William, „Homöopathische Mittel und ihre Wirkungen"
43. Krusse, Frans: „Homöopathische Typenbilder", Narayana Verlag (2010)
44. Zeitschrift „Spektrum der Homöopathie", I/2010 (AutorInnen einzeln benannt).
45. Heuer, Ulrike (Zusammenfassung) mit Hilfe der Bücher „Grundkurs Pflanzenbestimmung" von Rita Lüder aus dem Verlag Quelle & Meyer sowie „Die große Enzyklopädie, Urania Pflanzenreich, Blütenpflanzen 1", von Prof. Dr. rer. nat. habil. Siegfried Danert u. a. aus dem Urania-Verlag
46. Uyldert, Mellie: „Verborgene Kräfte der Edelsteine", Lüchow Verlag (2005)

Literaturverzeichnis

47. Lüscher, Max: „Der 4-Farben-Mensch: Wege zum inneren Gleichgewicht", Ullstein Verlag (2005), Seite 17
48. Riedel, Ingrid: „Farben in Religion, Gesellschaft, Kunst und Psychotherapie", Verlag Kreuz, Seite 61, 80, 81
49. Scholz, Barbara: „Gesund durch die Kraft der Edelsteine", Verlag Weltbild (1998)
50. Zeitschrift „Homoeopathia viva", 1/08 (von Thomas Schweser)
50.1 Zeitschrift „Homoeopathia viva", 2/08 (von Thomas Schweser), Autor: Vermeulen
50.2 Zeitschrift „Homoeopathia viva", 2/09 (von Thomas Schweser), Autor: Merialdo
50.3 Zeitschrift „Homoeopathia viva", 1/04 (von Thomas Schweser), Autorin: Gertraude Kittler
51. Eberle/Ritzer: „Arzneimittellehre, Heilung von Krankheiten in modernen Lebenssituationen, Neue homöopathische Arzneien 1", Verlag Müller & Steinicke
52. Homoeopathic Links 4/95
53. Homöopathie Zeitung I/98 von Peter M. Purkert
54 T. Smits*
55. Schmelzer Seminarmitschrift
56. I. Voss Seminarmitschrift
57. S. Greiner*
58. Schuster*
59. Seminarmitschrift aus Vorträgen von J. Becker
60. M. Riefer*
61. Gudrun Barwig: www.frauenweise.de
62. Jelinek*
63. Zeitschrift „Homoeopathia viva"
64. Christoph Weihe*
65. Aus der Prüfung von Lophophora Williamsii,

Außerdem Andreas Holling, Dimensionen der Mineralien, Seminarmitschrift. (Bezüglich: Eisen-Serie „Lasten", Silber-Serie „Zeit", Gold-Serie „Schöpfungskraft")

Abbildungsverzeichnis

S. 3, 102, 257, 265, 292 © Köhler
S. 4 © Peter Hermes Furian – Fotolia.com
S. 11 © djemphoto – Fotolia.com
S. 12, 15, 266, 271 © Pureguitarfury
S. 16 © Burly – Fotolia.com
S. 76 © shoot4u – Fotolia.com
S. 84 © Tombaky – Fotolia.com

S. 88, 101 © boykung – Fotolia.com
S. 198, 231, 238 Narayana
S. 210 © Ansem
S. 218 © Eric Isselée – Fotolia.com
S. 220 © peter waters - Fotolia.com
S. 225 © Klaus Eppele - Fotolia.com
S. 226 © arthurdent - Fotolia.com

S. 232, 265 © istockphoto.com
S. 242 © dobrik72 – Fotolia.com
S. 237 © Alexander Potapov - Fotolia.com
S. 248 © PRILL Mediendesign – Fotolia.com
S. 258 © Okea - Fotolia.com
S. 272 © lynea - Fotolia.com
S. 288 © ink tear - Fotolia.com

Repertorium

A

Abenteuerlust: Sulph., Lac-lup., Neod., Op., Tub, Stadium 6
Aberglaube: Bar-c., Con., Rhus-t., Zinc., Argaric., Arg-n., Bell., Stram., Manc.
Abgrenzung: Phos., Schmetterlinge
Abhängigkeit: Cand-a., Cypra-e.
Ablehnung: Chloratum
Abneigung
   gegen Annäherung: Arn., Bar-c., Bry., Canth., Chin., Cham., Lil-t., Lyc., Sanic., Sulph., Tax., Thuj., Verat.
   gegen die Familie: Aur., Crot-h., Fl-ac., Hep-s., Lap-laz., Merc., Nat-c., Plat., Sep.
   gegen Menschen: Cact., Cic., Cupr., Gels., Iod., Nat-c., Sep., Thuj.
   gegen oberflächliche Gespräche: Eur-p., Plut-n., Scorpion, Thul-c., Lanthanide
   gegen sich selbst: Carc., Crot., Germ., Hell., Iod., Lac-c., Lac-h., Phos., Plat., Senec., Sep., Thul., Uran.
   gegen Traditionen: Uran., Lanthanide.
   gegenüber Kind und Ehemann: Adam., Bamb-a., Caul., Choc., Glon., Hura., Lat-h., Nat-c., Nat-m., Sep., Thuj., Uran., Verat.
Abort beschwerden nach: Caul., Cimic., Helon., Op., Ruta., Sabin.
AIDS: Agar., Ars-i., Ars-m., Aur., Cinnb., Jac., Jaspis, Kali-i., Nit-ac., Plat-m., Sardonyx, Staph., Still., Thuj., Thul., Thul-c., Tub., Miasma: Syph.

Alkohol: siehe Beschwerden infolge von
Aluminiumvergiftung: Alum., Bar-c., Bry., Cadm., Camph., Calc., Cham., Ip., Plb., Pul.
Alzheimer: Alum., Anac., Arg-n, Bar-c., Beryl., Calad., Cob., Con., Cordy-s., Fl-ac., Gink-b., Hell., Hyos., Lac-e., Nux-m.
Angst
   andere könnten ihren Zustand: bemerken, Aq-mar., Beryl., Calc., Cer., Chel., Choc., Cimic., Falco., Germ., Hell., Lach., Lyc., Lapi-mar-c., Neod., Salx., Terb.
   beobachtet zu werden: Acon., Ambr., Apis, Bamb-a., Boa., Calc., Cann., Cupre., Gal-ac., Gels., Germ., Helia., Kali., Lac-a., Lac-f., Lap-laz., Lil-t., Lyss., Merc., Naja., Nitro., Nux-v., Phys., Plut., Scan., Spong., Stram., Stront., Titan., Verat-v., Vip., Stadium 2
   Fehler: s. u. Furcht Fehler
   Nadeln, vor: Alum., Apis, Ars., Bov., Hep-s., Lac-d., Lac-f., Merc., Nat., Plat., Sil., Spir., Uran
   unangenehme Überraschungen, vor: Coff.
   vor dem einen letzten Fehler: s. u. Fehler
   vor Wind: Aloe, Aq-mar., Bar-c., Cham., Coloc., Crot-t., Kali-b., Lac-a., Lyc., Mang., Mez., Nat-ar., Neod., Nux-m., Ol-an., Rhodi., Sec., Stram., Thuj., Bäume

Anorexie: Ant-c., Ars., Chin., Cit-ac., Coca, Ign., Iris, Kali-bi., Lit-c., Lob., Merl., Mygal., Nat., Nux-v., Phos., Puls., Stram., Tab., Topas, Uran., X-ray, Edelsteine, (s. a. Bulimie) u. v. m.

Apoplex: Coff., Gels., Nux-m., Oena.

Apoplex mit Sprachverlust: Acon., Agar., Ars., Bar-c., Brom., Both-l., Crot-h., Ip., Nux-v., Oena., Rubi., Silberserie, Schlangen u. a.

Apoplex mit Betäubung: Apis, Bar., Crot-h., Gels., Hyos., Lach., Morph., Op., Plb., Sol-n., Stram.

Arbeiten hart schwer: Bry., Calc., Ferr., Lac-a., Sam., Ros-ca., Carbon-Verbindungen, Araliaceae, Crucifera, Geranalis, Graminae, Fagales, Form-ac., Rubiaceae, Rutaceae, Eisenserie

Armut: Adam., Ars., Babt., Bry., Calc., Cand-a., Caust., Chlor., Graph., Hura., Lach., Lanth-o., Meli., Nat., Niob., Nux-v., Ph-ac., Posit., Pras-s., Psor., Puls., Sec., Sep., Sil., Stann., Staph., Sulph., Thul., Uran., Säuren

Augenentzündung Neugeborener: Acon., Bell., Bry., Calc., Cham., Dulc., Euph., Merc., Nux-v., Puls., Sulph.

Autismus: Agra., Ambr., Anac., Anh., Aspart., Bar-c., Bell., Bos-s., Brach., Bufo., Cact., Falco., Heli, Hell., Hydr-ac., Kali-br., Lyc., Mag-c., Nitro., Nux-m., Phos.; Sabin., Sil., Spong., Staph., Tarent., Thuj., Tub., Zinc., (s. a. Enwicklungsverzögerung)

Autoaggression: Agar., Alum., Arg., Ars., Bell., Carb-v., Cimic., Germ., Helia., Hydr-ac., Ind., Kola., Lac-d., Lac-h., Lyss., Merc., Nat-s., Plut., Sep., Succ., Tarent.

Autoimmunerkrankung: Lanthanide, Edelsteine u. v. m.

Autorität anderer wird nicht anerkannt: Adam., Ant-c., Caust., Lac-cp., Lac-del., Lac-leo., Lach., Sac-alb., Staph., Sulph., Syph., Lanthanide

B

Befruchtung, künstliche: Mag., Sec.,

Behandlung: s. u. Beschwerden von ungerecht Behandlung

ungerecht: Caust., Chin., Cic., Cocc., Gall., Hell., Hyos., Glon., Ign., Lac-d., Lac-f., Lap-laz., Luf., Lycpr., Mag., Nuph., Nux-m., Oxyg., Oxyt., Puls., Quercus., Rhus-v., Sarr., Sep., Staph., Tarax., Thea, Lanthanide

Beißen sich selbst: Acon., Agar., All-c., Alum., Arum-t., Caust., Cupr., Elaps, Holm., Hura., Hydr., Ign., Lac-del., Lac-h., Lyss., Nit-ac., Op., Ph-ac., Phos., Plb., Sol-t-ae., Stram., Sulph., Tarent., Vip.

Beriberi: Ars., Elat., Lath., Rhus-t.

Beschwerden infolge von

Abort: Caul., Cimic., Helon., Op., Ruta, Sabin.

Abstillen: All-s., Arg-n., Bell., Bry., Calc., Chin., Choc., Con., Cycl., Dulc., Kali-chl., Lac-c., Lac-h., Lycpr., Med., Nit-ac., Phel., Pul., Sep., Zinc., Milchmittel

Alkoholismus: Alco., Agar., Ant-c., Arg-n., Ars., Aur., Bell., Caes., Calc-c., Calc-f., Calc., Caps., Caust., Carb-v., Chin., Cimic., Cocc., Coff., Crot-h., Cupr., Ferr., Gels., Graph., Hyos., Hell., Ign., Kali-bi., Lac-c., Lach., Larus-a., Lyc., Mand., Med., Nat., Naja., Nux-v., Op., Petr., Ph-ac., Phos.,

Plat., Psor., Quer., Sang., Sel.,
Sep., Sil., Staph., Sol-t-ae., Stram.,
Sulph., Syph., Ther., Thuj., Tub.,
Verat., Zinc.
Ausgeschlossen sein aus Familie:
Anas-i., Aq-mar., Corv-c., Cucu-c.,
Gal-ac., Hura., Nat-c., Lac-lup.,
Verat., Pelmyotis, Boraginaceae,
Euphorbiaceae, Gentiana,
Liliales, Lanthanide, Uran.,
Stadium 16
Bestrahlung: Cadm., Rad-br.,
Uran., X-ray, Zirkon, s. Kapitel
Radioaktivitat
Bewegungseinschränkung:
Anacardiaceae, s. a. Gefangen/
Frei
Chemotherapie: Ars., Cadm., Carc.,
Chin., Emer (Smaragd), Fl-ac.,
Kali-p., Nux-v., Ip., Phos., Saphir,
Zirkon
Dominierung: Apoc., Aur., Carc.,
Coloc., Cupr-acet., Falco., Foll.,
Gall., Lac-a., Merc., Mosch.,
Plut., Sep., Staph., Sulph., Scop.,
Uran., Araliaceae, Boraginaceae,
Lanthanide
Ertrinken beinah: Olivin, Stann.
Gewalt, Sexualisiert Missbrauch:
Acon., Agn., Ambr., Anac.,
Aq-mar., Arn., Babt., Berb.,
Bufo., Carc., Camph., Canth.,
Colum-p., Corv-c., Croc., Caust.,
Cer., Cocc-s., Cycl., Dyspr., Elaps,
Erb., Eur., Falco., Gado-o., Grat.,
Hyos., Ign., Inul., Lac-c., Lac-f.,
Lac simiae., Lac-sui., Lute-met.,
Marm-w., Meli., Nat-m., Neod.,
Oxyg., Osm., Orni., Plat., Plut.,
Pras., Rad-br., Rhus-t., Ruta,
Sam., Sep., Squil., Staph., Stigm.,
Stram., Terb., Thuj., Thul., Ust.,

Ven-m., Vesp., Vip., Edelsteine,
Karnivoren, Euphorbiacea,
Fungi, Papaveraceae, Pelmyotis,
Scorphulaiaceae, Solanaceae,
Schlangen
Gewalt, Vergewaltigung: Acon.,
Ambr., Anac., Arn., Berb., Carc.,
Caust., Dendro-p., Elaps, Falco-p.,
Foll., Germ., Granit-m., Haliae-
lc., Hydrog., Ign., Lac-c., Lac-f.,
Lava-f., Musc-d., Plut., Osm.,
Plat., Ratt-b., Ros-b., Ruth., Sep.,
Staph., Stram., Succ., Thul-m.,
Schlangen, u. v. m.
Grobheit anderer Beschwerden
infolge von: Anac., Bar-m., Calc.,
Carc., Cocc., Colch., Hyos., Lac-c.,
Lay., Mag., Med., Mur-ac., Nat.,
Puls., Ph-ac., Staph., Topas
Hautausschläge unterdrückt: Ail., Anac.,
Ant-c., Ant-t., Apis, Arn., Ars., Asaf.,
Bar-c., Bell., Calc., Caps., Caust.,
Cupr., Dulc., Fa-ac., Hell., Hep-s.,
Hyos., Ign., Lach., Layc., Med.,
Nux-v., Phos., Psor., Sep., Stram.,
Sulph., Tub., Verat., Zinc.
Insektenstiche: s. u. Insekten
Kaiserschnitt Gemüt, Beschwerden
infolge: Chalcedon, Hydr-ac.,
Nitro.
Kaiserschnitt, unruhige Kinder nach:
Plut-n.
Kaiserschnitt, Verletzung nach: Calen.
Mangelnde Versorgung s. u.
Versorgung
ungerechte Behandlung: Caust., Chin.,
Cic., Cocc., Gall., Hell., Hyos.,
Glon., Ign., Lac-d., Lac-f., Lap-laz.,
Luf., Lycpr., Mag., Nuph., Nux-m.,
Oxyg., Oxyt., Puls., Quercus.,
Rhus-v., Sarr., Sep., Staph., Tarax.,
Thea, Lanthanide

Operation Beschwerden infolge von ...: All-c., Chrysopras, Led., Plut-n., Ruta, Staph., Stict., Stront-c., Sul-ac.
Operation, Beschwerden infolge von Blasensteinoperation: Arn., Bell., Calen., Cham., Chin., Cupr., Dig., Mill., Nux-m., Nux-v., Staph., Verat.
Organtransplantation: Cyclosporium, Chrysopras
Versorgung, mangelnde: Anas-i., Chlor., Nat., Oxyg., Sulph., Carbonserie, Säuren, Campanulaceae, Milchmittel u. v. m.
Besorgt um andere: Apis, Ars., Bar., Cand., Carc., Caust., Cer., Cocc., Colch., Hep-s., Ign., Lach., Med., Nux-v., Phyt., Plut., Puls., Rhus-t., Ros-ca., Sam., Sep., Spig., Sulph., Thuj., Zinc.
Bissverletzung: s. a. Insektenstiche Apis, Cit-l., Hyper., Ledum, Origanum, Vesp.
Bleivergiftung: Acet-ac., Alum., Ant-c., Arg., Ars., Bell., Caust., Cham., Coloc., Kali-br., Kreos., Mang., Nat-s., Op., Petr., Plat., Plb., Sep., Stram., Sul-ac., Sulph., Verat., Zinc.
Blindheit: Agar., Anac., Ars., Atro., Elaps, Gels., Lith-c., Lycpr., Nat-m., Nit-ac., Sant., Stram., Tab., Zirkon
Bluterkrankheit: Ars., Bov., Crot-h., Ham., Ip., Jaspis, Lach., Meli., Phos., Thlas., Ter., X-ray, Zirkon
Blutungsneigung: Cer-met., Phos., Thlas., Ham., Meli., Ip.
Blut Anblick verschl.: Aloe, Alumn., Calc-o-t., Cit-l., Gels., Glon., Jaspis, Nux-m., Nux-v., Ph-ac., Phos., Ruta, Sac-alb., Verat.

Brustkrebs: Apis, Ars., Aur., Bar., Bell., Bell-p., Bry., Calc-met., Chalcedon, Carb-an., Carb-v., Con., Ferr., Graph., Hep-s., Iod., Kali., Lach., Lyc., Merc., Myt-m., Pall., Petr., Phos., Ph-ac., Psor., Pul., Rhus-t., Sabin., Sang., Sep., Sil., Sulph., Thuj., Tub., Spinnen- und Schlangenmittel, Milchmittel
Bulimie: Abies-n., Alfalfa (Luzerne), Aq-mar., Boa-c., Brass., Buth-a., Boa., Calc., Calc-sil., Cina., Cann-i., Choc., Ferr-s., Ign., Kali-i., Kali-m., Lac-p., Larus-a., Lyc., Nux-v., Mygale, Phos.; Sumb., Sabad., Sabin., Sec., Mygale, Opunitia, Vanad., Verat., Edelsteine, Rosaceae, Milchmittel

D

Demütigung: Alum., All-c., Anac., Ara-m., Chin., Conch., Dyspr., Frax., Gink-b., Holm., Hura., Jaspis, Lac-a., Lac-f., Lac-c., Lanth., Nat-m., Neod., Phel., Ph-ac., Phyt., Pul., Ran-b., Staph., Thul., Verat., Vip., Uran., Kanivoren, Papaveraceae
Diphtherie: Aven., Chr-ac., Crat., Hip-ac., Lac-c., Merc-c., Tarent.
Drogen: Acet-ac., Anh., Asta., Aven., Buth-a., Camph., Cann., Holm., Mygal., Op., Polon-met., Edelsteine, Cactaceae, Papaveraceae, Solanaceae, Fungi
Dupuytren-Kontraktur: Alum., Caps., Caust., Cimix., Cina., Cupr., Cycl., Graph., Guaj., Psil., Sil., Spig., Sabad., Sulph.

E

Elektrizität empfinden: Acon., Agar., Ambr., Ar., Calc., Carb-an., Coc-c., Cypra-e., Dulc., Hep-s., Lyc., Merc., Nat-m., Ol-an., Phel., Phyt., Rheum., Ros-ca., Sabad., Sec., Sel., Sep.,

Sulph., Thal-s., Boraginaceae,
Ranunculaceae
Elektroschlag: Electr., Morph., Nat-c.,
Nat-s., Nux-v., Phos.
Embolie, Herz-Kreislauf: Calc-ar., Ham.,
Kali-m., Lach.
Empfindung
als wenn das Herz stillstehen könnte:
Digin., Lach., Alco., Anh., Stry.
Beengtheit/Behinderung:
Nitrogenium s. a. Gefangen/
Freiheit
Faden wie ein: Liliengewächse,
gebunden: s. a. Freiheit /Gefangen
gestochen, gepiekt: Boraginaceae,
Insekten, Spinnen
Falle gegangen: s. a. Gefangen/
Freiheit
Zusammengeschnürtsein/
Zusammengedrückt:
Anacardiaceae,
Hamamelidaceae, Liliales,
Cactaceae, Karnivoren
Gewalttat, wie von plötzlicher:
Apiaceae, Solanaceae, s. a.
Gewalt
Engel: Anac., Aq-mar., Cann., Carc.,
Phos., Plut., Salx., Stram., Tub.,
Schmetterlinge
Entwicklungsstillstand/
Entwicklungsverzögerung: Aeth.,
Aloe, Aur., Bar., Beryl., Borium.,
Borx., Bufo., Calc., Caust., Cap.,
Holmium, Hyos., Kali-o., Neon.,
Nitro., Op., Per., Plb., Plut., Syph.,
Tanac., Thyr., Thuj., Toxo., Tub., Vip.,
(s. a. Autismus)
Enzephalitis: s. a. Hirnhautentzündug
Ertrinken: s. u. Beschwerden infolge von
Ertrinken
Ertrinken, Atemstillstand nach: Ant-t.,
Coff., Lach.

Ertrinken Träume von: Alum., Bov.,
Cygn-c., Frax., Hell., Ign., Kali., Limb-c., Lyc., Merc., Nicc., Plut-n., Ran-b.,
Rumx., Samb., Sil., Verat., Zinc.
Erwartung, hohe: s. a. Selbstanspruch
Essensgeruch/empfindlich gegen:
Bor-c., Chin., Colch., Dig., Eup-per.,
Lit-c., Olivin, Sep., Stann.
Essstörung: Larus-a., Rosaceae,
Edelsteine, Milchmittel s. a.
Anorexie, Bulimie

F

Fehler: s. a. Angst Fehler zu machen
Fischvergiftung: Ars., Berb., Carb-v.,
Cop., Euph., Lach., Lyc., Pyro., Rhut-t.,
Verat.
Freiheit: Ambr., Anser., Berb., Cann-i.,
Fl-ac., Lac-e., Lac-f., Lach.,
Pip-m., Olivin, Oxyg., Salx., Uran.,
Anacardiaceae, Euporbiaceae,
Karnivoren, Malves, Cactaceae,
Fungi, Papaveraceae, Solanaceae,
Lanthanide, Vögel, Insekten,
Schmetterlinge; s. a. Gefangen
Fremde Macht: s.u Wahnidee fremde
Macht
Furcht
andere zu verletzen: Beryl,
Chalcedon, Cer-o., Neod-f.,
Oxyg., Thul.
Geforderten nicht zu entsprechen:
s. a. Versagen
Fehler zu machen: Ars., Bell-p., Boa-c.,
Bry., Cit-l., Con., Ign., Kali-br.,
Lac-f., Merc., Moly., Nat-m., Phyt.,
Palc., Thul-c., Edelsteine
vor dem einen letzten Fehler: Eur.,
Satdium 9
Versagen/Lampenfieber/Prüfung:
Acon., Anac., Ant-t., Arg-n., Ars.,
Aur., Bar-s., Bor., Calen., Calc-p.,

G

Carb-v., Carc., Cina., Coff., Crot., Cypr., Eur-n., Frax., Gels., Hyos., Ign., Kali-br., Kali-p., Lach., Lac-c-h., Lud-o., Lyc., Lyss., Med., Merc., Nat., Ox-ac., Petr., Ph-ac., Phos., Pic-ac., Plb., Psor., Pul., Rhodi., Rhus-g., Rubi., Sac-alb., Sanic., Sep., Sil., Stroph., Sulph., Syph., Terb-n., Thuj., Tub., Yttr.
vor Neuem: Aur-m., Cer., Cupr., Germ., Lanth., Lyc., Plb., Sil., Stront., Thul.
vor Kritik: Bar., Beryl., Bor., Calc., Caps., Carc., Coch., Dig., Lava., Nux-v., Stront., X-ray

G

Geburtstrauma: Acon., Arg-n., Borx., Orni., Mad., u. v. m.
Gedächtnis für Zahlen: Crot-h., Hura., Lach., Nat-c., Nitro., Plb., Syph., u. a.
Gefangen: Ambr., Anac., Anser., Cact., Cer., Cere., Cygn-c., Dros., Falco., Germ., Haliae-lc., Lac-e., Mand., Mang-i., Oxyg., Plut., Posit., Rhus-g., Rhus-t., Salx., Succ., Tax., Lanthanide, Anacadiaceae, Cactaceae, Euphorbiaceae, Karnivoren, Malven, Papaveraceae, Vögel, Tuberkulinisches Miasma; s. a. Frei
Gehirnerschütterung: Acon., Arn., Cic., Con., Hell., Hyper., Op., Teucr., Vip.
Geruchsverlust: Astac., Bell., Beryl, Carb-an., Caust., Colch., Hyos., Iod., Lyc., Nat-m., Nux-v., Op., Plb., Sarr., Sep., Sin-a., Teucr., Vac., Verb., Zinc.
Gewalt
  Gewalttat wie von plötzlicher: Androc., Canth., Cic., Corv-c., Falco., Lac-leo., Lac-lup., Anacardiaceae, Apiaceae, Cactaceae, Compositae,

Loganiaceae, Papaveraceae, Solanaceae, Karnivoren, Spinnen, Schmetterlinge
Sexualisiert Gewalt /Missbrauch: s. u. Beschwerden infolge von
Gewitter, besser: bei Bell-p., Beryl, Calc., Carc., Caust., Lyc., Nat-c., Nat-p., Rhus-r., Sep., Thuj., Tub., Bäume
Grobheit anderer siehe: Bewerden infolge von ... Anac., Bar-m., Calc., Carc., Cocc., Colch., Hyos., Lac-c., Lay., Mag., Med., Mur-ac., Nat., Puls., Ph-ac., Staph., Topas

H

Haare verfilzt: Ant-c., Ars., Atro., Borx., Cic., Cupr., Fl-ac., Graph., Haydr., Hordeum-vg., Iris, Jac., Lyc., Med., Mez., Mill., Mur-ac., Nat-m., Psor., Sars., Sep., Sulph., Thea, Tub., Vinc., Viol-t.
Hämophilie: s. u. Bluterkrankheit
Hautausschlag unterdrückt: s. d. Beschwerden durch unterdrückte Hautauschläge
Hirnhautentzündung: Apis, Apoc., Arn., Babt., Bell., Bry., Cic., Cina., Con., Chr-ac., Cupr., Ferr., Gels., Glon., Hell., Hep-s., Hyper., Lach., Med., Merc., Op., Phos., Rhus-t., Sol-n., Stram., Sulph., Terb., Thuj, Zinc.
Höhenkrankheit: Acon., Arn., Calc., Carb-v., Carc., Caust., Coca, Cocain., Con., Conv.,Cupr., Gels., Guai., Kola., Lach., Spig., Pul., Verat.
Hyperpigmentierung: s. u. Pigmentierung

I

Identität der Verwirrung bezüglich: Alum., Ant-c., Bapt., Cann-i., Gels.,

Repertorium   **L**

Graph-a., Kali-br., Lach., Lac-c., Med., Petr., Phos., Plb., Plut., Pyrus., Stram., Sulph., Thuj., Valer., Magnoliales
Identität Verwirrung bezüglich sexueller Identität: Graph-a., Herin., Nico-r., Schmetterlinge
Insektenstiche, empfindlich gegen: Nitro.
Insektenstiche, Hautpieken wie durch: Apis, Chlor., Ign., Graph., Iod., Lycps-v., Nuph., Pall., Rhus-v.
Beschwerden infolge von: All-c., Aloe, Apis, Carb-ac., Gels., Lach., Led., Scorp., Sep., Urt-u., Vesp., Schmetterlinge
Insektenstiche, Zeckenbiss (Ixoodida): Glon., Led., Borrelia Nos., Chalcedon
In-vitro-Fertilisation: Mag-c., Muttermittel
Inzest: s. u. Beschwerden von Gewalt sexualisierte

K

Kachexie alter Menschen: Ambr., Anac., Ars., Bar-c., Carb-v., Fl-ac., Kreos., Iod., Nit-ac., Rhus-t., Sec., Teucr., Säuren
Kaiserschnitt: s. u. Beschwerden infolge
Katzen: Lac-f., Teur., Tub., Salx-a.
Katzen, Furcht vor: Absin., Bac., Calc-ar., Chin., Elaps, Med., Plb., Psor., Sil., Syph., Tub.
Katzen, Liebe zu: (s. a. Tierliebe) Lac-f., Olivin, Sulph.
Kinderwunsch unerfüllt: Karneol, Milchmittel, Rosaceae, u. v. m.
Kinder Abneigung gegen: Agn., Androc., Aster., Bamb-a., Choc., Con., Glon., Helon., Herin., Iris, Kali-i., Lyc., Med., Nux-v., Phos., Plat., Posit., Raph., Sep., Verat.

Klaviermusik verschl.: All-c., Anac., Calc., Cann-i., Cop., Kali-br., Nat-c., Nat-s., Phos., Sep., Zinc.
Kollaps/Bewußtlosigkeit: Ars., Agar-ph., Anthr., Apis, Bell., Beryl., Camph., Carb-v., Chin., Hydr-ac., Stram., Verat., u. v. m.
Kontrolle: Aq-mar., Agar., Ars., Anac., Aster., Carc., Lach., Thuj., Topas, Edelsteine, Spinnen, Stadium 12, u. v. m.
Krebs im letzten Stadium: Carb-an., Oxyg.
Krieg: Agar., Bell., Glon., Ferr., Germ., Hyos., Hydr-ac., Op., Plat., Plut., Ran-b., Thuj., Verb., Papaveraceae, Solanaceae
Kunst: Aran., Carc., Salx-a., Silberserie, Edelsteine, Bäume, Schmetterlinge, Milchmittel

L

Lachen: Alco., Bell., Bufo., Camph., Cann-i., Gink-b., Hyos., Nat-m., Op., Par., Past., Sal-ac., Salx., Stram., Sol-m., Sulph., Tab., Til., Ulm-c., Piperaceae
Lachen bei Traurigkeit/Unanehmlichkeit: Aq-mar., Jaspis, Olivin, Til.
Lachen mit Weinen: Aq-mar., Canth., Caust., Ign., Karneol, Nat-c., Olivin, Phos., Plat., Stram., Smaragd, Tarent., Zinc.
Lachen verschlechtert: Ars.,. Coff., Croc., Dros., Ther.
Lampenfieber: s. a. Furcht Versagen/Prüfungen
Leberflecke; viele: Ant-c., Carb-v., Carc., Con., Cupr., Dulc., Inach., Laur., Lyc., Merc., Mez., Nat-c., Nat-h., Nit-ac., Phos., Sep., Sulph., u. v. m.

Legasthenie: Lanthanide und s. a. Lesen Fehler

Leistungsanspruch: s.a Selbstanspruch, Ars., Coca, Coff., Calc., Cygn-c., Bry., Granit-m., Gin., Helia., Kola., Lac-e., Lac-h., Nux-v., Pic-ac., Sabin., Sam., Uran., Apiaceae, Araliaceae, Cucifera, Geranalis, Gramninae, Fagales, Rubiaceae, Rutaceae, Eisenserie und Goldserie, Edelsteine

Lesen, Fehler beim: Alco., Bar., Calc., Carc., Cham., Chin., Germ., Hydr-ac., Hyos., Lach., Lac-h., Lact., Lyc., Med., Mec., Parth., Plb., Salx-f., Sil., Stann., Thuj., Turmalin, Zirkon, Lanthanide, Edelsteine u. v. m.

Liebeskummer: Acon., Am-c., Anas-i., Androc., Ant-t., Aur., Bell., Bufo., Cact., Calc-s., Calc-p., Caust., Cimic., Coff., Con., Colum-p., Fl., Hell., Hyos., Ign., Iod., Kali-c., Kali-p., Lach., Malus-d., Merc., Nat., Nux-m., Nux-v., Orig., Ph-ac., Pin-s., Phos., Plat., Psor., Puls., Sac-r., Scorp., Staph., Sep., Succ., Sul-ac., Sulph., Stram., Til., Verat., Siliciumserie, Caprifoliaceae, Labiales, Malvales, Oleaceae, Piperaceae, Roseales, Scorphulariaceae, Schmetterlinge, Edelsteine

Liebe, idealisierte: Fl., Sulph., Til., Phos., Caprifoliaceae, Rosales, Scrophulariaceae, Oleaceae

Lungen-TB: Asperg., Cac., Lac-lox-a., u. a.

M

Magersucht: s. u. Anorexie

Mamma-Ca: s. u. Brustkrebs

Mastektomie: X-ray, Lac-c.

Meer, Bezüge neben den Arzneimitteln aus dem Meer: Aq-mar., Astac., Badiaga., Chlor., Iod., Kali-i., Kali-m.,
Larus-a., Mag-i., Mur-ac., Nat., Ol-j., Squil., Meeresmittel, Pisces/Fische, Milchmittel

Meningitis: s. u.Hirnhautentzündung

Mitgefühl: Acon., Adam., Aeth., Alco., Am-c, Ambr., Arg-n., Calc., Cand-a. Carc., Carl., Caust., Chin., Cic., Cocc., Coloc., Corv-c., Croc., Cupr., Ephedra, Graph., Hell., Hydrog., Ign., Iod., Leprominum, Lyc., Mag., Manc., Nat., Nit-ac., Nuph., Oxyg., Puls., Scorp., Sep., Seq-s., Staph., Stram., Tarent., Tub., Phos.

mit Tieren s. u. Tiere

Mumps: Bapt.

Musik, weinen bei: Acon., All-c., Ambr., Ant-c., Aur., Bor., Bos-s., Calc-p., Carc., Coff., Cop., Croc., Cygn-c., Dig., Granit-m., Graph., Harp., Holm., Ign., Kali., Kola., Kreos., Lac-lup., Lyc., Mand., Mang., Medus., Nat., Nico-r., Niob., Nitro., Nux-v., Olea., Phyt., Pica., Posit., Sabin., Sep., Tarent., Thuj., Tub., Edelsteine, Bäume

Musik, Abneigung gegen: Acon., Bry., Nux-v., Sabin., Sumb., Viol-o.

Mutterprobleme: Chloratum-Verbindungen, Karneol, Spinnen, Schlangen, Milchmittel

Mutter, Abneigung gegen die: Alum-s., Niob., Posit., Scorp., Thuj.

Mutter anklammern: Ant-c., Bar., Bor., Cer-c., Cham., Cupr-acet., Gels., Lac-h., Lyc., Mag-c., Mag-m., Oxyg., Plac., Puls., Sanic., Scorp., Sol-m., Med.

Myom: Apis, Aur., Brom., Bufo., Chr., Con., Ham., Kali., Lach., Led., Lil-t., Lyc., Merc., Nit-ac., Nux-v., Phos., Plat., Ros-b., Sabad., Sec., Sil., Sul-ac., Terb., Teucr., Thlas., Thuj., Tub., Ust., Zinc.

Repertorium   P

N

Nabelbruch: Aur., Calc., Cham., Cocc., Dulc., Gran., Lach., Lyc., Nux-m., Nux-v., Op., Plb., Rhus-t., Sulph., Verat.

Narbenschmerz: All-c., Carb-an., Carb-v., Crot-h., Graph., Hyper., Kali-c. Lach., Lyss., Nit-ac., Phos., Nat-m., Sol., Sul-ac.

Neid: Am-c., Anac., Apis, Ars., Calc., Chin., Cur., Germ., Hell., Hyos., Ign., Lach., Lil-t., Lyc., Merc., Nit-ac., Olivin, Pall., Puls., Rhus-t., Sarr., Sep., Stann., Staph., Sulph., u. v. m.

Nervenverletzung: Arn., Bell-p., Calen., Glon., Hell., Hyper., Led., Ph-ac., Ruta, Stann.

Nesselausschlag durch Sonne: Astac., Clem., Cop., Elant., Germ., Ign., Kali-b., Mur-ac., Nat., Rob., Penic-r., Topas, Urt-u., Medus., Myris., Fungi., Schmetterlinge

Nesselausschlag nach Antibiotika: Cand-a.

Nesselausschlag nach Impfung: Cupre-l., Maland., Nit-ac., Sab., Thuj.

Netzhautablösung: Abel., Apis, Aur., Dig., Erb-c., Gels., Nat., Naphtin., Nuph., Phos., Spig., Ruta

Nystagmus: Agar., Crat., Mag-p., Merc-v., Morph., Nat-p., Phys., Tung.

O

Ohnmacht bei Angst: Arg-n., Ars., Cic., Crot-h., Dig., Ferr., Hist., Ign., Mag-m., Merl., Mosch., Nit-ac., Nux-v., Op., Plb., Puls., Ran-b., Spong., Tab., Verat.

Ohnmachtsneigung: Acet-ac., Acon., Atro., Camph., Caust., Cham., Cench., Cic., Coff-t., Colch., Coloc., Crot-t., Dig., Ign., Lach., Nat-c., Nux-m., Ran-s., Sol-t., Uran., Smaragd, Sumb., Valer., Verat., Vib., Säuren, Loganiaceae, Papaveraceae, Solanaceae, Schlangen, u. v. m.

Ohnmacht, fürchten in Ohnmacht zu fallen: Acon., Alum., Arg., Ars., Aster., Bar-c., Carb-an., Cimic., Kola., Lac-c., Onos., Plat., Sac-alb., Sarr., Spig., Thuj., Til., Ust.

Operation, Beschwerden infolge von: All-c., Chrysopras, Led., Plut-n., Ruta, Staph., Stict., Stront-c., Sul-ac.

Operation, Beschwerden infolge von Blasensteinoperation: Arn., Bell., Calen., Cham., Chin., Cupr., Dig., Mill., Nux-m., Nux-v., Staph., Verat.

Operationen, Furcht vor: Aeth., Beryl., Calc., Lac-f., Fl-ac., Phos., Plut.

Operationsschock: Acon., Bism-met., Camph., Carb-v., Stront-c., Verat.

Organtransplantation: s. u. Beschwerden infolge von ...

P

Pankreatitis: Atro., Aego-p., Astac., Carc., Hoch., Jaspis, Rib-ac., Spong., u. a.

Paranoid: Bell., Hyos., Nux-v., Op., Plut., Stram., Verat., u. v. m.

Phantomschmerz: Aster., Acon., All-c., Am-m., Anh., Arg., Asaf., Bell., Cupr., Cupr-acet., Hell., Hyos., Ign., Kalm., Ph-ac., Rauw., Spig., Staph., Stram., Symph., Thala, Verat.

Pigmentstörung: Adam., Carc., Chlorpr., Cortico., Ion-rad., Kreos., Levo., Myt-e., Parth., Pitu-p., Sep., Sulph., Thal.

Prolaps, Uterus abwärtsdrängen: Aur., Frax., Lil-t., Sep., u. v. m.

Prüfung, Furcht vor: Aeth., Aids., Anac., Arg-n., Ant-t., Carb-v., Carc., Cob., Eur-n., Frax., Gels., Germ., Kali-p., Lac-h., Lyc., Med., Nat-m., Nit-ac., Ph-ac., Pic-ac., Puls., Sanic., Sil., Thuj.,

Tub., Zirc-met., s. a. Fehler/Versagen u. a.
Psychose: Aeth., Ambr., Aml-n., Anac., Anh., Aq-mar., Brom., Grat., Hell., Hydr., Meli., Thal., Zirkon, Stadium 17, Fungi, u. a.

Q

Quecksilbermissbrauch: Aur., Carb-v., Cham., Dulc., Hep-s., Kali-i., Merc., Mez., Nit-ac., Puls., Still.
Quetschung der Brüste: Bell-p., Con., s. a. Verletzung, weiblicher Genitalien, Verletzung

R

Reizmittelabusus: Acet-ac., Cham., Chin., Coff., Dios., Nux-v., Thea, Thuj., Sulph.
Rippenfellentzündung: Abrot., Chel., Kali-i., Merc., Ran-b.
Risse an den Fingerspitzen: Alum., Aur., Bar-c., Bell., Graph., Merc., Petr., Ran-b., Sarr., Sil., Ulm-c., u. a.
Risse der Nägel, Spalten sich: Ant-c., Ars., Fl-ac., Nat-m., Ruta, Sabad., Sil., Squil.
Rückenmarksverletzung nach Schlag/Stich: Ars., Bamb-a., Hyper., Merc., Rhus-t., Staph., Stram., s. a. Verletzung

S

Schamgefühl/Scham: Aloe, Ambr., Anac., Anas-i., Bar., Carc., Colum-p., Hyos., Mur-ac., Nat-c., Phal., Puls., Squil., Euphorbiaceae
Schamlosigkeit: Bell., Canth., Caru., Cub., Cupr., Hell., Hyos., Lac-or., Lyc., Merc., Mosch., Murx., Nat-m., Nux-m., Nux-v., Op., Phal., Phos., Plat., Pyth., Sabin., Sec., Staph., Stram., Tarent., Tub., Verat.
Schlaganfall: s. Apoplex

Schleudertrauma: Crat., Ruth., Ther., Zirkon
Schock: Acet-ac., Acon., Aeth., All-c., All-s., Ambr., Am-c., Apis, Atro., Bothrops atrox, Calen., Camph., Carb-v., Carc., Cham., Cic., Cimic., Coff., Gels., Hecla., Hep-s., Hyos., Hyper., Iod., Kali-p., Lob., Merc., Nat-m., Nux-m., Op., Ph-ac., Pic-ac., Plat., Puls., Samb., Sec., Stront., Sulph., Verat., Asteraceae, Liliidae, Loganiacaeae, Papaveraceae, Solanaceae, Apiaceae/Umbelliferae
Schock, die Furcht hält noch an: Acon., Bell., Merc., Nat-m., Nat-p., Verat.
Unfallzeuge: Acon., Calc., Op.
Verletzung bei: Arn., Camph., Op.
Schreibkrampf: Primulaceae, u. a.
Schreiblähmung: Pic-ac., u. a.
Schüchternheit: s. a. Scham
Schuld/Gewissensbisse: Abies-c., Alum., Amethyst, Aur., Ars., Brom., Cact., Canth., Carb-v., Caust., Chel-b., Cer., Cina., Clem., Cocc., Coff., Con., Croc., Cupr., Cycl., Dig., Ferr., Graph., Hyos., Ign., Kali-br., Lac-h., Mag-s., Med., Merc., Nat-m., Nit-ac., Nux-v., Olnd., Phos., Psor., Puls., Rheum., Rhus-t., Ruta, Saba., Sil., Stront-c., Sulph., Thuj., Verat., Zinc., Vip., Brom-Verbindungen, Edelsteine, (s. a. Selbstanspruch), Primulaceae, Ranunculaceae, Schlangen
Schwäche durch Lesen: Aur., Pic-ac., Pip-m., Sil., Sumb., Tab.
Seekrankheit: Borx., Carb-ac., Colch., Con., Cocc., Cuc-p., Euph., Glon., Hyos., Ip., Kali-bi., Kreos., Lac-ac., Nat-m., Nux-v., Petr., Sep. Staph., Succ., Tab., Ther., Verat.
Selbstanspruch, überhöht: Lac-e., Lac-h., Cygn-c., Edelsteine, Lanthanide, Stadium 12

Repertorium S

Serie
Eisen Serie: Arsenicum, Bromium, Calcium, Chromium, Cobaltum, Cuprum, Ferrum, Gallium, Germanium, Kalium, Krypton, Manganum, Niccolum, Scandium, Selenium, Titanium, Vanadium, Zincum
Gold Serie: Astatinum, Aurum, Barium, Bismuthum, Caesium, Hafnium, Iridium, Lanthanum, Mercurius, Osmium, Platinum, Plumbum, Polonium, Radon, Rhenium, Tantalum, Thallium, Tungsten (Wolfram)
Kohlenstoff (Carbon) Serie: Beryllium, Boron, Carbon, Fluor, Lithium, Neon, Nitrogenium, Oxygenium
Lanthanide Serie (Teil der Gold-Serie): Cerium, Dysprosium, Erbium, Europium, Gadolinium, Holmium, Lanthanum, Lutetium, Neodymium, Praseodymium, Promethium, Samarium, Terbium, Thulium, Ytterbium
Silber Serie: Antimonium, Argentum, Cadmium, Indium, Iodum, Molybdän, Niobium, Palladium, Rhodium, Rubidium, Ruthenium, Stannum, Strontium, Technetium, Tellurium, Xenon, Yttrium, Zirkonium
Silicium Serie: Aluminium, Argon, Chlorum, Magnesium, Natrium, Phosphor, Silicium, Sulphur
Uranium: Actinium, Americium, Berkelium, Californium, Curium, Einsteinium, Fermium, Francium, Lawrencium, Mendelevium, Neptunium, Nobelium, Plutonium, Protactinium, Radon, Thorium, Uran

Wasserstoff: Helium, Hydrogenium
Silikose: Ars., Beryl., Brom., Calc., Ip., Mag-m., Nar-ars., Nit-ac., Penic., Ph-ac., Puls., Sil., Sulph.
Sonnenallergie: s. u. Nesselsucht
Sonnenstich: Bell., Cact., Cit-ac., Camph., Glon., Lach., Op.
Sprache: Silberserie, Schlangen,
Sprachverlust: s. a. Stimmverlust oder Apoplex Sprachverlust
Stadium
1. Stadium: Caesium, Francium, Hydrogenium, Kalium, Lithium, Natrium, Rubidium
2. Stadium: Barium, Beryllium, Calcium, Magnesium, Radium, Strontium
3. Stadium: Actinium, Alumina, Boron, Lanthan, Scandium
4. Stadium: Titanium, Zirkonium, Cerium, Hafnium, Thorium
5. Stadium: Niobium, Praseodymium, Protactinium, Tantalum, Vanadium
6. Stadium: Chromium, Molybdän, Neodymium, Uran, Wolfram
7. Stadium: Manganum, Neptunium, Promethium, Rhenium, Technetium
8. Stadium: Ferrum, Ruthenium, Samarium, Osmium, Plutonium
9. Stadium: Americium, Cobaltum, Europium, Iridium, Rhodium
10. Stadium: Carbon, Curium, Gadolinium, Niccolum, Palladium, Platinum, Silicium
11. Stadium: Argentum, Aurum, Berkelium, Cuprum, Terbium
12. Stadium: Cadmium, Californium, Dysprosium, Mercurius, Zincum
13. Stadium: Einsteinium, Gallium, Holmium, Indium, Thallium

14. Stadium: Erbium, Fermium, Germanium, Plumbum, Stannum
15. Stadium: Antimonium, Arsenicum, Bismuthum, Mendelevium, Nitrogenium, Phosphor, Thulium
16. Stadium: Nobelium, Oxygenium, Polonium, Selenium, Sulphur, Tellurium, Ytterbium
17. Stadium: Astatinum, Bromium, Chlorum, Fluor, Iodum, Lawrencium, Lutetium
18. Stadium: Argon, Helium, Krypton, Neon, Radon, Xenon

Stichverletzung: s.u Verletzungen
Stimmverlust: Arun-d., Ip., Yttr., Zirkon, (s. a. Apoplex)
Strahlung, radioaktiv: s. u. Beschwerden infolge Bestrahlung

T

Tanzen: Agar., Alum-s, Ana-i., Androc., Apis, Bell., Bos-s., Calc-p., Camph., Cann., Carc., Cer., Chlol., Cic., Con., Cordy-a., Croc., Crot-t., Cygn-c., Dat-f., Erb-o., Fl-ac., Gins., Glyc-g., Grat., Hippo-k., Hyos., Ign., Ilx-p., Irid-met., Karneol, Kola., Lach., Lac-f., Lat-h., Loxo-r., Medus., Merc., Nat-n., Nitro., Onc-t., Ozon., Ph-ac., Pip-m., Plat., Posit., Rob., Safir., Salx-f., Sant., Scorp., Sep., Sil., Sop-m., Stict., Stram., Tab., Tanent., Tax., Teg-a., Tela, Topas, Uran., Verat., Vib., Zirkon, Edelsteine, Bäume, Piperaceae, Schmetterlinge
Tierliebe: Aeth., Bufo., Calc., Carc., Caust., Choc., Corv-c., Cygn-c., Dysp-p., Mand., Med., Nat-n., Niob., Nuph., Olivin, Phos., Psor., Pul., Sep., Sulph., Ytte-p., Milchmittel
Traum
Fliegen: Adam., Aether., Apis, Aquila-a., Asc-t., Astac., Atro., Bani-c., Bell., Bos-s., Bute-j., Cadm., Caiop-s., Cann-i., Carc., Carn-g., Cath-a., Choc., Convo-d., Corv-c., Dyspr-o., Falco-p., Galv., Haliae-lc., Helod-c., Herin., Hydrog., Indg., Kola., Lat-h., Lat-m., Lyc., Meteo-a., Musc-d., Nat-s., Nept., Onc-t., Oro-ac., Perl., Plut., Por-m., Posit., Rhus-g., Salx-f., Sia-c., Sol., Stang-e., Stict., Tax-br., Teg-a., Tela., Xan., Ytte-n., Insekten, Schmetterlinge, Vogelmittel
Fliegen in einen Flugzeug: Adam., Agath-a., Allox., Amet., Caras., Falco-p., Helod-c., Hydrog., Micro-a., Nept-m., Oro-ac., Sol., Stange-e., Teg-a.
Hellsichtig: Acon., Adam., Agar., Anh., Ara-m., Arg-n., Asaf., Bell-p., Bor., Bos-s., Bov., Calc-c., Camph., Cann-i., Carc., Carn-g., Chr-ac., Citl-l., Coff., Com., Cortico., Geoc-c., Glyc., Hep-s., Herin., Hippo-k., Kali-chl., Lac-del., Lach., Lamp-c., Lap-laz., Mang., M-arct., Med., Nelu., Nux-m., Olnd., Ph-ac, Phos., Ptel., Sals-t., Sinusin., Spect., Staph., Stront., Sol-n., Stram., Sulph., Ther., Toxop-p., Ulm-c., Solanacea
Kinder in Gefahr: Carc., Clad-r., Corv-c., Frax., Kreos., Lac-leo., Lac-lup., Latex., Lsd., Maia-l., Nept-m., Niob., Nitro., Ozon., Plut-n., Pop-m., Sulph., Telo-s., Thea
Säuglinge in Gefahr: Adam., Alch-v., Ana-i., Arist-cl., Bell-p., Calop-s., Choc., Diox., Ephe-v., Falco-p., Fic-sp., Helod-c., Hyosin., Ignis., Lac-del., Lac-dr., Lac-h., Lac-leo., Lac-m., Leon., Lom-b-c., Maia-l.,

Mang-i., Meteo-a., Methyli-p.,
Mobil-ph., Musc-d., Neon.,
Nico-r., Niob., Nitro., Olea., Onc-t.,
Ory-c., Ozon., Pier-b., Plac.,
Par-m., Posit., Ros-d., Salx-f., Sol.,
Sop-m., Spect., Succ., Tax-br.
Kindesmissbrauch: Cygn-c., Lac-lox-a.,
Ozon., Plut-n., Telo-s
Kinder, rettet sie: Cass., Culx-p.,
Hydrog., Lsd., Maia-l., Nitro.,
Olea., Plut-n., Por-m., Posit.,
Salx-f., Stoi-k.
Reisen unter Schwierigkeiten: Am-m.,
Ana-i., Bell-p., Bros-g., Calc-p.,
Clad-r., Echi-a., Falco-p., Germ.,
Herin., Hippo-k., Lac-e., Lat-h.,
Leon., Mag-s., Merc., Mez., Nat-c.,
Nelu., Niob., Plut-n., Posit., Pras-f.,
Salx-f., Sin-a., Spect., Telo-s., Thea
Säuglinge: s. u. Kinder
Vergebliche Anstrengung, Lähmung:
Kalium, u.v.a. Siehe auch Träume
Reisen/ Zug
Verlaufen/Verirrt sich, Orientierungs-
losigkeit: Am-m., Blatta-a.,
Cadm-s., Chin, Coelo-p., Com.,
Dict., Elephas., Helia., Hoch.,
Hyos., Inach., Ind., Kali., Mag.,
Musc-d., Nat-c., Nitro., Ourl.,
Tyt-a., Onych., Ozon., Pras-met.,
Sep., Terb-o., Vip-a., Vögel,
Milchmittel
Verstorbene, tote Verwandte: Ferr., Fl-
ac., Mag-c., Mag-s., Rheum., Sars.,
Saphir, Säuren
vom Paradies: Coff., Hippo-k., Plut-n.
Wasser: Kactaceae, Bäume, Wasser-
vögel, Meeresmittel, u. v. m.
Wasser, unter Wasser atmen
können: Cer., Hippo-k., Ozon.,
Wasservögel, Meeresmittel,
Muttermittel

zermalmt zu werden: Sulph.,
Tungstenium, Mineral,
Edelsteine
Zug,versucht zu erreichen: Adam.,
Ana-i., Acan-p., Apis, Blatta.,
Cortico., Des-ac., Diox., Emer.,
Ferr-m., Haliae-lc., Hydrog.,
Ignis., Lac-c., Lac-h., Lsd., Maia-l.,
Meteo-a., Methyl-p., Onc-t.,
Ozon., Pip-m., Plut-n., Sol.,
Telo-s., Tela., Toxop-p., s. a. Reisen
unter Schwierigkeiten
Fremde Macht: s. u. Macht

U

Unabhängig: s. a. Freiheit
Unversöhnlich: Am-c., Am-m., Glon.,
Mim-p., Nat-m., Nit-ac., Thul.
Urtikaria: s. u. Nesselsucht
Uterustumore: Apis, Aur., Brom., Bufo.,
Calc., Chr-s., Con., Kali., Lach., Led.,
Lil-t., Lyc., Merc., Myom., Nit-ac.,
Nux-v., Phos., Plat., Ros-b., Sabal.,
Sec., Sil., Spez., Sul-ac., Thalaspi.,
Terb., Thuj., Tub., Ust., Vinc., u. v. m.

V

Vaginalkrampf: Berb., Cact., Coc-c.,
Ferr-p., Ham., Ign., Kreos., Mag-p.,
Mentho., Plat., Plb., Sep., Staph.,
Thuj., Viol-t., Insekten u. v. m.
Verantwortung, furcht vor: Brach.,
Bute-j., Carc., Helod-c., Lac-del.,
Lac-leo., Lim-b-c., Nico-r., Ory-c., Sol.,
Stoi-k., Tela., Stadium 1-3
Verantwortungsbewusstsein: Apei-s.,
Aur., Coff., Frax., Lac-e., Lac-
leo., Plut., Goldserie, Edelsteine,
Tilioides s. u. Malvaceae, Fagales,
Bäume
Verbitterung: Bac., Calc-s., Ambr.,
Am-m., Am-c., Card-m., Colc., Con.,

Cupr-s., Helod-c., Hep-s., Mang., Merc., Nat., Nux-v., Plb., Puls., Rob., Salx-b., Sil., Staph., Stram.
Verbrennen: s. u. Veretzungen
Verfolgungsangst: Anac., Bell., Brom., Cic., Lat-m., Sil., Sardonyx u. v. m.
Vergewaltigung: s. a. Beschwerden, Gewalt, sexuelle
Verlassen, fürchtet zu sein: Arg-n., Ars., Aur., Bufo., Cand-a., Carc., Caust., Cer., Crot-c., Dyspr-n., Kali-c., Lac-d., Lac-f., Lant-o., Larre-t., Lith-c., Lyss., Mang-c., Mang., Mang-i., Musc-d., Nat-c., Neod-c., Phos., Phyt., Plat., Pras-m., Puls., Sac-alb., Stram., Thul-f., Tub-k., Chlorum, Mutter- und Milchmittel. Stadium 17
Vernachlässigung, Beschwerden durch: Arg-n., Ars., Bufo., Cand-a., Car., Cer-i., Cer-p., Coff., Crot-c., Kali-c., Lith-c., Lyss., Mag., Mang., Mang-i., Musc-d., Nat-c., Oxyg., Pall., Phos., Phyt., Plat., Puls., Sac-alb., Stram., Sulph., Thuj., Tub., Lanthanide, Milchmittel

Verletzung
 innere: Acon., Cic., Con., Lach., Mill., Op., Rumx.
Kollaps/Ohnmacht durch Verletzung: Acet-ac., Sul-ac., Arn., Atro., Camph., Cham., Dig., Hell., Hyos., Hyper., Nux-v., Sulph., Verat.
Krebsartiges Leiden nach Verletzungen: Arn., Bell-p., Calc-f., Con., Phyt., Symph.
Lähmung nach Verletzung: Arn., Calc., Con., Cupr., Hydr-ac., Hyper., Led., Staph.
Schläge nach: Ruta
Schnittwunden: Arn., Ars., Mec., Nat-c., Ph-ac., Rhus-t., Sil., Staph., Stram., Sul-ac., Sulph.

Sehnenverletzung mit Entzündung: Arn., Bac., Con., Hep-s., Rhus-t., Ruta, Staph., Sulph.
Splitter: Acon., Apis, Arn., Bar-c., Bell., Carb-v., Cic., Colch., Hep-s., Hyper., Iod., Lach., Led., Lob., Nit-ac., Petr., Plat., Ran-b., Sil., Staph., Sulph.
Verbrennungen 3. Grades: Ars., Canth., Cycl., Kreos.
Verbrennungen 4. Grades: Ars., Carb-v., Caust., Cycl., Lach, Sapo., Sec.
Verbrennung Mundschleimhaut: Apis, Canth.
Verbrennungen Verbrühungen: Agar., Alum., Ant-c., Ars., Calc., Caust., Euph., Lach., Mag-c., Rhus-t., Ruta, Sec., Stram., Urt-u.
Verbrennungen durch heißen Dampf: Ars., Bell., Euph., Ham., Kali-bi., Rhus-t., Terb.
Verbrennungen heißes Wasser: Agar., Alum., Ant-c., Ars., Asaf., Calc., Carb-ac., Carb-v., Caust., Cycl., uph., Kreos., Lach., Mag-c., Merc., Rhus-t., Ruta, Sec., Sep.
Verrenkung/Verstauchung: Acet-ac., Ruta, Rhus-t, Anac., Caled., u. v. m.
Wirbelsäulenverletzung: Arn., Bell-p., Hyper., Led., Mez., Nat-s., Nit-ac., Nux-v. Rhus-t., Sil., Zirkon, u. v. m.
Steißbein: Banb-a., Bell-p., Carb-an., Caust., Hyper., Kali-bi., Mez., Ruta, Sil., Thuj.
Quetschungen: Arn., Anth., Cham., Cic., Con., Euphr., Hep-s., Iod., Lach., Puls., Rhus-t., Ruta, Sul-ac., Sulph.
Rückenmarksverletzung nach Schlag/Stich: Ars., Bamb-a., Hyper., Merc., Rhus-t., Staph., Stram.
Stichverletzung: Carb-v., Cic., Hep-s., Ledum, Nit-ac., Plb., Sil., Sulph., (ins Auge: Con.)

Repertorium   **W**

Quetschung der Brüste: Bell-p., Con., s. a.
Verletzung, weiblicher Genitalien: Arn.,
   Bell., Ham., Psor.
Versagensangst dem Geforderten nicht
   zu entsprechen: s. a. Versagen
Verstauchung: s. Verletzung

W

Wahnidee/Täuschung
   alle lachen über sie: Adam., Ph-ac.,
      Anh., Aq-mar., Bar-c., Calop-s.,
      Cyna., Des-ac., Germ., Haliae-lc.,
      Herin., Hura., Ign., Lach., Lac-leo.,
      Latex., Lava-f., Lsd., Nux-v., Ory-c.,
      Ph-ac., Psor., Rhod., Scorp., Sep.,
      Staph., Symph., Uran.
   alles falsch zu machen: Arg-n., Anac.,
      Ars., Aur., Bapt., Bamb-b., Germ.,
      Hell., Ign., Lach., Lil-t., Nat-c.,
      Nux-m., u. v. m.
   alles ist sonderbar: Bar-m., Carb-an.,
      Cic., Graph., Nux-m., Plat., Staph.,
      Stram.
   alles muss fehlschlagen: Act-sp.,
      Qu-ma., Arg-n., Aur., Bamb-a.,
      Cob-n., Com., Conch., Cygn-c.,
      Euph-pu., Hura., Kola., Lac-c.,
      Lac-e., Lac-f., Merc., Nitro., Nux-v.,
      Sil.
   alles vergeht: Lyc., Cann-i.
   als würden sie sich im Raum auflösen:
      Acan-p., Calc., Lsd., Neon., Niob.,
      Nuph., Sile-c., Uran.
   Besessenheit: Alum., Anac., Ars., Bell.,
      Canth., Carb-v., Ephe-v., Helo.,
      Helod-c., Hydrog., Hyos., Ignis.,
      Lyss., Manc., Mand., Nelu., Nico-r.,
      Op., Oro-ac., Plat., Postit., Psil-c.,
      Salx-f., Sil., Sol., Stram., Sulph.,
      Verat., s. a. fremde Macht
   betrogen worden zu sein: Kali., Mand.,
      Nuph., Rhus-g., Stront-c.

   Groß, bezüglich der eigenen Größe:
      Cann-i., Coca., Cur., Hell., Plat.,
      Staph., Taosc., Säuren
   Kleine, Dinge seien kleiner: Aur., Berb.,
      Carb-v., Cinnm., Cycl., Hyos., Iris,
      Lsd., Merc., Nat-c., Nux-m., Ozon.,
      Plat., Puls., Stroph., Stram., Thuj.
   ein Verbrechen begannen zu haben:
      Chel., Ign., Med., Merc., Op.,
      Stront., Thul., Thul-c., Thul-m.,
      Verat., u. v. m.
   Macht, wie unter fremder Macht/
      Kontrolle: Agar., Anac., Aster.,
      Cann-i., Carc., Cere-b., Cypra-e.,
      Des-ac., Germ., Gink-b., Hura.,
      Ignis., Lach., Lamp-c., Mus-m.,
      Naja., Op., Peg-h., Plat., Posit.,
      Psil-c., Salx-f., Thuj., Turmalin
   Krank, unheilbar: Acon., Adam.,
      Alum., Arg-n., Arn., Ars., Cact.,
      Calc., Caras., Chel., Germ., Ign.,
      Karneol, Lac-c., Lach., Lil-t.,
      Mang-s., Nit-ac., Phos., Plb.,
      Podo., Posit., Sabad., Spect.,
      Stann., Syph.
   Krieg, im: Bell., Calc-i., Ferr., Hyos.,
      Ignis., Plat., Ran-b., Rhus-g., Succ.,
      Thuj., Verb.
   Pflichten vernachlässigt zu haben:
      Ars., Aur., Bism-met., Borag.,
      Cupr., Cycl., Frax., Falco., Hell.,
      Hyos., Ign., Kola., Lac-e., Lava-f.,
      Lsd., Lyc., Naja., Nat-ar., Nelu.,
      Puls., Ros-g., Ulm-c.
   schwanger zu sein: Apis, Aquila-a.,
      Berb., Carc., Caul., Croc., Cycl.,
      Cyni-c-g., Hydrog., Ign., Lap-laz.,
      Nux-v., Olea., Op., Oryc., Ozon.,
      Puls., Sabad., Salx-f., Sulph., Tax-
      br., Thuj., Tyt-a., Verat.
   stehen unter mächtigem Einfluss: s.u
      Macht fremde …

Z — Repertorium

Teufel: Absin., Alum, Ambr., Anac.,
Ars., Bani-c., Bell., Bor., Camph.,
Cann-i., Cupr., Cygn-c., Dulc.,
Harp., Hell., Hyos., Ignis., Kali-
br., Kali-c., Lach., Lsd., Lycpr.,
Lyss., Manc., Mand., Mali., Nat-c.,
Op., Orig., Ozon., Peg-h., Phos.,
Plat., Plb., Posit., Puls., Stram.,
Sulph., Tax., Terb., Thul., Zinc.,
Nachtschatten
vernachlässigt zu sein: Ana-i., Arg-n.,
Aur., Bar-p., Bute-j., Clad-r.,
Coloc., Colum-p., Curc., Dyspr-o.,
Erb-o., Eur-o., Gink-b., Herin.,
Kola., Lac-h., Lac-m., Lamp-c.,
Lant-o., Lsd., Mand., Marm-a.,
Naja., Nat-m., Oci-s., Pall., Posit.,
Pras-o., Puls., Querc-r., Sac-alb.,
Sac-l., Sam-m., Sep., Stram.,
Stront-c., Tax., Terb-o.
von der Welt getrennt: Anac., Androc.,
Anh., Germ., Haliae-Ic., Hydrog.,
Ratt-n., Lanthanide, Uranserie,
u. v. m.
wird kritisiert: Bar-c., Beryl., Cadm.,
Calc., Carc., Carn-g., Cocain.,
Colum-p., Cordy., Germ., Herin.,
Hippo-k., Hydrog., Hyos., Hyosin.,
Ign., Lach., Lac-leo., Lam., Latex.,
Lava-f., Lsd., Marm-a., Pall., Plb.,
Posit., Pras-f., Rhus-t., Salx-f., Sop.,
Spect., Staph., Thuj.
Wasser, wie unter/Glasglocke: Cerium,
Meeresmittel, Muttermittel
Weinen, können nicht: Aeth., Ambr.,
Am-m., Apis, Carc., Lap-laz., Aur-m.,
Op., Ther., Ign., Nat-m

Weinen
Erzählen der Krankheit: Adam., Agar.,
Aster., Bry., Calc-ar., Calc-i., Carc.,
Croc., Gink-b., Graph., Ign., Kali-c.,
Med., Nat-m., Neod., Nit-ac.,
Onc-t., Prot., Pter-a., Puls., Sep.,
Sil., Staph., Succ., Thuj., Tub.,
Meersmittel., u. v. m.
grundlos: Apis, Ars., Bell., Camph.,
Cina., Graph., Hura., Kali-ar.,
Kali-br., Kali-c., Kreos., Lap-laz.,
Lyc., Nat-m., Nit-ac., Puls., Staph.,
Sulph., Tarent., Thlas., Viol-o.,
Zinc.
Gedankt, wenn ihm/ihr gedankt wird:
Lyc., Puls.
Koitus beim: Nat-f., Sep. u. v. m.
Wirbelsäulenverletzung: s. u. Verletzung

Z

Zeckenbiss: Chalcedon, Ledum, Olivin,
Smaragd, s. u. Insektenstiche
Zwangsverhalten: s. a. Kontrolle, Bäume
Zweifel an der Genesung: Acon., Agn.,
Alum., Arn., Ars., Aur., Bar., Bry.,
Calc., Cecr., Cimic., Ign., Lai-c., Kreos.,
Lac-c., Lach., Lept., Lil-t., Lyc., Mag-c.,
Merc., Nat-s., Nit-ac., Nux-v., Ph-ac.,
Phos., Psor., Puls., Sars., Sep., Stann.,
Syph., Tax., u. a.
Zwergwuchs: Bar., Holmium, s. u.
Entwicklungsverzögerung

* Homöopathie Computer Programm
„SESAM" sowie Complete Repertory
von Roger von Zandvoort wurden
zur Hilfe genommen.

Arzneimittelverzeichnis zum Buch von Amati Holle

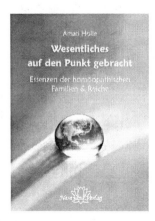

A

Abelmoschus 167
Abies canadensis 200
Abies nigra 201
Abroma augusta 170
Acalypha indica 135
Acer campestre 273
Aceticum acidum 78
Acherontia atropos 227
Achillea millefolium 121, 284
Acidum chloratum 30, 83
Ackergauchheil 178
Aconitum 180
Aconitum napellus 276
Actaea spicata 180
Adamas 89
Adonis vernalis 181
Aesculus carnea 284
Aesculus hippocastanum 207, 283, 287
Aethusa cynapium 105
Agaricus campestris 212
Agaricus muscarius 212
Agaricus pantherinus 212
Agaricus phalloides 212
Agathis australis 201
Agnus castus 148
Agraphis nutans 159
Agrimonia eupatoria 282
Agrimony 282
Agrostemma githago 120
Ahorn 273
Alant, echter 124
Alcoholus 17, 217

Alkaloid 116
Allium cepa 159
Allium sativum 159, 280
Allium ursinum 274
Aloe, echte 159
Aloe vera 159
Alpenrose 134
Alpenveilchen 178
Alraune 193
Alumina 18
Aluminium 18
Aluminiumphosphat 57
Aluminium phosphoricum 57
Ambragries 249
Ambra grisea 249
Ameisensäure 80
Amethyst 90
Ammonium 18
Ammonium carbonicum 18, 28
Ammonium chloratum 31
Ammoniumchlorid 18, 31
Ammonium muriaticum 18
Anacardiaceae 104
Anacardium orientale 104
Anagallis arvensis 178
Anas indica 245, 253, 254
Anemone nemorosa 181, 276
Anethum graveolens 276
Angophora lanceolata 171
Anhalonium lewinii 116
Anser anser 246
Antimonium 18
Antimonium crudum 19, 67
Antimonium metallicum 18
Antimonium tartaricum 19
Antimonium-Verbindungen 18
Apeira syringaria 228
Apfelbaum 186
Apiaceae 105
Apis mellifica 221
Apium graveolens 106
Aquamarin 90
Aqua marina 249
Aqua regia 81
Arachniden 233

Ara, hellroter 246
Araliaceae 110
Aralia racemosa 110 B
Ara macao 246
Aranea diademata (A. diadematus) 233
Aranea ixobola 234
Arbutus andrachne 132
Arctostaphylos uva ursi 132
Arctostaphylo viscida 274
Argemone 173
Argentum metallicum 19
Argentum nitricum 20
Argon 20
Aristolochia clematitis 166, 176
Arnica montana 122, 273
Arnika 122, 273
Arsenicum album 20
Arsenik, weißer 20
Arsentrioxid 20
Artemisia abrotanum 122
Artemisia cina 123
Artemisia tridentata 287
Artemisia vulgaris 274
Arundo donax 142
Arundo mauritanica 142
Asa foetida 106
Asarum canadense 166, 176
Asche vom Vulkan Hekla 38, 100
Asparagales 158
Aspen 287
Aspergillus 214
Astacus fluviatilis 253
Astatinum 20
Asteraceae 121
Asterias rubens 250
Äthylalkohol 17
Atropin 173
Atropinum 173, 192
Ätzstoff 29
Augentrost 153, 273
Aurelia aurita 251
Aurum 21
Aurum arsenicosum 21

Arzneimittelverzeichnis

Aurum chloratum 31
Aurum muriaticum 21
Aurum sulfuricum 21
Aurum sulphuratum 68
Aurum-Verbindungen 21
Avena sativa 142
Aves 243
Ayahuasca 140

B

Bach-Blüten 273
Bahia-Pulver 155
Baldrian 273
Baldrian, echter 125
Balsamum peruvianum 155
Bambus 142
Bambusa arundinacea 142
Banisteriopsis caapi 140
Baptisia tinctoria 154
Bärentraube 274
Bärentraube, echte 132
Barium carbonicum 22, 28
Barium chloratum 31
Bariumchlorid 22, 31
Barium, elementares 22
Barium metallicum 22
Barium muriaticum 22
Barium nitricum 22
Bariumnitrid 22
Bariumorthophosphat 23
Bariumphosphat 57
Barium phosphoricum 23, 57
Bariumsulfat 23, 68
Barium sulphuricum 23, 68
Barium-Verbindungen 22
Bärlauch 274
Basilikum 150
Basilikum, heiliges 150
Bäume 199
Baumwollstaude 168
Becherprimel 179
Beech 284
Beifuß 274
Beinwell 114, 274
Belladonna 192
Bellis perennis 122
Benzoesäure 78
Benzoicum acidum 78
Benzylpenicillinum 214
Berberidaceae 111

Berberis aquifolium 111, 274
Berberis vulgaris 111
Berberitze 274
Berberitze, echte 111
Berglorbeer 133
Bergwohlverleih 122
Bernstein 98
Beryllium 23
Beryllium metallicum 23
Besenginster 156
Bettwanze 223
Betula alba 204
Betula pendula 275
Bibernelle 274
Bilsenkraut 193, 275
Birke 204, 275
Bisameibisch 167
Bismuthum metallicum 23
Bittersalz 68
Bitterschokolade, belgische 168
Blackberry 275
Blausäure 81
Blauschimmelkäse 214
Blei 59
Bleichlauge 51
Bleiphosphat 58
Blutwurzel, kanadische 175
Bohnenfrüchte Kaffee, ungeröstete 188
Bombyx chrysorrhoea 228
Bombyx processionea 228
Bor 24
Boraginaceae 113
Borago officinalis 113, 275
Borax veneta 24
Boricum acidum 78
Borium causticum 24
Borium purum metallicum 24
Borretsch 113, 275
Borsäure 78
Bothrops lanceolatus 239
Bovista 213
Brassicaceae (Cruciferae) 126
Brassica napus 126
Braunwurz, knotige 153
Brechnuss 163
Brechweinstein 19
Brechwurzel 189
Brennnessel 275

Brom 25
Brombeere 275
Bromium 25
Bromus ramosus 286
Brückenkreuzspinne 234
Brunfelsia 195
Brustkrebs-Nosode 267
Bryonia alba 129
Buchenholzkohlenteer 208
Bufo rana 107, 241
Buschwindröschen 181, 276
Bussard 243
Buteo jamaicensis 243
Buthus australis 236
Butterblume 183
Buttercup 278
Buttersäure 79
Butyricum acidum 79

C

Cacao 167
Cactaceae 115
Cactina 116
Cactus grandiflorus 116
Cadmium metallicum 25
Caesium 25
Calcera ovi testae 246
Calcium bromatum 26
Calcium carbonicum 26
Calcium chloratum 31
Calcium fluoricum 26
Calcium muriaticum 26
Calcium phosphoricum 26, 57
Calcium silicatum 27
Calciumsulfat 68
Calcium sulphuricum 27, 68
Calcium-Verbindungen 26, 254
Calendula 283
Calendula officinalis 122, 283
Calluna vulgaris 133, 277
Calluna vulgaris (Erica vulgaris) 132
Campanulaceae 118
Campanula rotundifolia 118
Camphora 165, 209
Canchalagua 138
Candida albicans 216
Candida parapsilosis 216
Candida-Pilz 216
Candida-Pilz, infektiöser 216

Arzneimittelverzeichnis

Cannabis indica 145
Cannabis sativa 145
Cantharis vesicatoria 221
Caprifoliaceae 118
Capsicum 192
Carassius auratus 254
Carbo animalis 28
Carbolicum acidum 79
Carbonat-Verbindungen 27
Carbo vegetabilis 28
Carcinosinum 24, 57, 87, 122, 169, 260, 262, 263, 267, 305
Carnegiea gigantea 116
Carpinus betulus 278
Carum carvi 109
Caryophyllaceae 120
Cascarilla 135
Castanea sativa 277
Castanea vesca 204
Castor equi 261
Caulophyllum thalictroides 112
Causticum 29
Cayennepfeffer 192
Cenchris contortrix 239
Centaurium erythraea 138
Centaurium umbellatum 285
Centaury 285
Cerato 279
Ceratostigma willmottiana 279
Cereus bonplandii 117
Cereus serpentinus 117
Cerium bromatum 29
Cerium carbonicum 29
Cerium iodatum 30
Cerium metallicum 29
Cerium oxydatum 29
Cerium phosphoricum 30
Cerium-Verbindungen 29
Ceylon-Zimt 165
Chaenomeles speciosa 283
Chalcedon 91
Chalzedon 91
Chamomile 280
Chamomilla 123
Champignon 212
Chelidonium majus 173
Chelone 152
Cherry Plum 280
Chestnut Bud 283
Chicory 286

Chimaphila umbellata 133
China (Cinchona) 209
China officinalis 188
Chinarindenbaum 188
Chininsulfat 68, 188
Chininum sulphuricum 68, 188
Chionanthus virginicus 206
Chloratum-Verbindungen 30, 90, 208, 255, 324
Chocolate 66, 121, 168, 170, 196
Christopheruskraut, ähriges 180
Christrose 182
Chrom 31
Chromicum acidum 79
Chromium 31
Chromsäure 79
Chrysanthemum 283
Chrysanthemum maximum 282
Chrysarobinum 155
Chrysolith 95
Chrysophanicum acidum 79
Chrysophansäure 79
Chrysopras 92
Cichorium intybus 286
Cicuta virosa 106
Cimex lectularius 223
Cimicifuga racemosa 181
Cina 123
Cinchona 188
Cinnamomum ceylanicum 165
Cistaceae 169
Citricum acidum 79
Citrullus colocythis 129
Citrus vulgaris 190
Claviceps purpurea 143, 215
Clematis 286
Clematis erecta 181
Clematis vitalba 286
Cobaltum 32
Coca 140, 209
Cocain 140
Cocainum hydrochloricum 140
Cocastrauch 140
Coccinella septempunctata 222
Cocculus indicus 182
Coccus cacti 222
Cochinelle 222
Cochlearia armoracia 126

Codeinum 173, 174
Coffea cruda 188, 209
Coffea tosta 189
Coffeinum 189
Cola nitida 209
Colchicum autumnale 157
Collinsonia canadensis 148
Colocynthis 129
Columba palumbus 246
Compositae 121
Conchiolinum 251
Coniferales 200
Conium maculatum 107
Convallaria 160
Copaiva 155
Corallium rubrum 250
Cordyceps subsessilis 215
Coriandrum sativum 107
Corn 281
Cornus nuttalii 279
Corvidae 244
Corvus corax principalis 244
Corydalis formosa 174
Corylus avellana 204
Crab Apple 279
Crataegus oxyacantha 185, 209
Crocus sativus 160
Crotalus cascavella 240
Crotalus horridus 240
Croton eluteria 135
Croton tiglium 136
Cruciferae 126
Cuculus canorus 247
Cucurbitaceae 128
Cucurbita citrullus 130
Cucurbita pepo 129
Cuprum 32
Curare 162
Cyclamen europaeum 178
Cyclosporinum 215
Cygnus cygnus 247, 253, 254
Cymbopogon citratus 143
Cypraea eglantina 250
Cypripedium pubescens 162

D

Damaszenerrose 186
Dandelion 281
Delphinium depauperatum 283

Arzneimittelverzeichnis

Delphinium staphisagria 184
Delphinmilch 251, 260
Dendroaspis polylepsis 240
Diamant 89
Digitalinum 153
Digitalis purpurea 152, 153
Dill 276
Dioscoreacea 131
Dioscorea villosa 131
Dogwood 279
Doldenmilchstern 161
Dorschlebertran 252
Doryphora decemlineata 222
Dost, gemeiner 151
Drosera rotundifolia 146
Dschungelliane 140
Dysprosium carbonicum (muriaticum) 32
Dysprosium fluoratum 32
Dysprosium metallicum 32
Dysprosium nitricum 33
Dysprosium oxydatum 33
Dysprosium sulfuricum 33
Dysprosium-Verbindungen 32

E

Eberesche 276
Eberraute 122
Ecballium elaterium 130
Echinacea angustifolia 123
Edelgas 53
Edelkastanie 204
Edelschimmel bei Käse 214
Efeu 110, 276
Ehrenpreis, echter 154
Eibe 202
Eiche 276
Eichelhäher, geschweifter 229
Einbeere, vierblättrige 157
Eisen 35
Eisenhut 276
Eisenkraut 277
Eisenphosphat 35, 57
Eisvogel, kalifornischer 229
Elaps corallinus 240
Elaterium 130
Elefantenlaus, Samen der 104
Elefantenmilch 261
Elm 286
Elster 245

Ente, indische 254
Ente, indische (Lauf-) 245
Entenfuß 112
Enzian 277
Enzian, gelber 139
Erbium carbonicum 34
Erbium metallicum 33
Erbium oxydatum 34
Erbium phosphoricum 34
Erbium-Verbindungen 33
Erdbeerbaum 132
Erd-Burzeldorn 141
Erdkröte 241
Erdrauch 174
Ericaceae 132
Erica vulgaris 133
Erika 277
Erodium cicutarium 284 E
rythroxylum coca 140
Esche 206, 277
Eselsmilch 259
Espe 287
Esponjilla 130
Ess-, Edelkastanie 277
Essigsäure 78
Ethanol 17
Eucalyptus globulus 171
Eugenia jambos 171
Eupatorium perfoliatum 123
Euphorbia 136
Euphorbiaceae 134
Euphrasia 153
Euphrasia officinalis 273
Europium carbonicum 34
Europium metallicum 34
Europium nitricum 35
Europium oxydatum 35
Europium phosphoricum 35
Europium-Verbindungen 34
Eutrema japonica 127

F

Fabaceae 154
Fabiana imbricata 192
Fabianakraut 192
Fagales 203
Fagus sylvatica 204, 284
Falconiformes 243
Falco peregrinus disciplinatus 243

Färberhülse 154
Feigenkaktus 117
Feldahorn 273
Feld-Stiefmütterchen 197
Feldulme 208, 286
Ferrum metallicum 35
Ferrum phosphoricum 35, 57
Fichte, kanadische 200
Fieberbaum 171
Filaree 284
Fingerhut 152
Firnisbaum 104
Flieder 206
Fliederspanner 228
Fliegenpilz 212
Fluor 36
Fluoratum 36
Fluoricum acidum 80
Flusskrebs 253
Flusssäure 80
Flussspat 26
Formica nigra 223
Formica rufa 223
Formicicum acidum 80
Franciscea uniflora 195
Frauenmilch 262
Frauenschuh 162
Frauenwurz 112
Fraxinus americana 206
Fraxinus excelsior 277
Frühlings-Adonisröschen 181
Fuchsia hybrida 277
Fuchsie 277
Fumaria officinalis 174
Fungi 211
Fußblatt 112

G

Gadolinium metallicum 36
Gadolinium nitricum 36
Gadolinium oxydatum 36
Gadolinium phosphoricum 37
Gadolinium sulphuricum 37
Gadolinium-Verbindungen 36
Gadus morrhua 250, 254
Galanthus nivalis 160
Galium aparine 189
Gallicum acidum 80
Galliformes 245
Gallium 37

Arzneimittelverzeichnis

Gallussäure 80
Gänseblümchen 122
Garlic 280
Gartengeißblatt 119
Gartenkreuzspinne 233
Gauklerblume, gefleckte 278
Gauklerblume II 278
Gaultheria procumbens 133
Gelbwurz, kanadische 183
Gelsemium 138, 164, 209
Gentian 277
Gentiana amarella 277
Gentianaceae 138
Gentiana cruciata 139
Gentiana lutea 139
Geraniaceae 140
Germanium 37
Germaniumphosphat 57
Germanium phosphoricum 57
Germer, grüner 158
Gerste 143
Gießkannenschimmel 214
Gifthahnenfuß 184
Giftlattich 124
Giftlorchel 213
Giftsumach 104
Ginkgobaum 207
Ginkgo biloba 207
Ginseng quinquefolia 110
Ginsengwurzel 110
Ginster 278
Gips 27, 68
Glaubersalz 52, 69
Glockenblume, rundblättrige 118
Glonoinum 37
Gnadenkraut 153
Gold 21
Goldafter 228
Goldarsen 21
Goldchlorid 21, 31
Goldenrod 278
Goldfisch 254
Goldrute 278
Goldsulfid 21, 68
Gonepteryx rhamni 228
Gorse 278
Gossypium herbaceum 168
Gramineae 141
Graphit 38

Graphites 38
Graphium agamemnon 229
Gratiola officinalis 153
Grauspießglanz 19
Großpilze, fleischige 212
Grüner Quarz 92
Guajacum officinale 140
Guajakaharz 140
Gummibaum, roter 171
Gyromitra esculenta 213

H

Hafer 142
Hafnium metallicum 38
Hahnenfuß 278
Hahnenfuß, blauer 112
Hahnenfuß, scharfer 183
Hainbuche 278
Haliaeetus leucocephalus 244
Halogen, radioaktives 20
Hamamelidaceae 144
Hamamelis virginiana 144
Hanf 145
Hanf, indischer 145
Harnsäure 83
Hartriegel 279
Haselnuss 204
Haselwurz, kanadische 176
Heather 277
Heckenkirsche, rote 119
Heckenrose 186, 279
Hecla lava 38, 100
Hedera helix 110, 276
Hefe 217
Hefepilze 216
Heidekraut 133
Heidelbeere 134
Helianthemum nummularium 285
Helianthus annuus 124, 285
Helium 38
Helleborus niger 182
Hepar sulphuris 69
Herbstzeitlose 157
Himmelsfalter 230
Hippomane mancinella 136
Hippomanes alantois 261
Hippophae rhamnoides 207
Hirschhornsalz 18, 28
Hirtentäschelkraut 128

Holcus lanatus 143
Höllenstein 20
Holly 279
Holmium carbonicum 39
Holmium metallicum 39
Holmium muriaticum 39
Holmium oxydatum 39
Holmium-Verbindungen 39
Holunder 119
Holzapfel 279
Holzkohle 28
Homarus gammarus 250
Honeysuckle 279
Honigbiene 221
Honiggras, wolliges 143
Hordeum vulgare 143
Hornbeam 278
Hornisse 223
Hornkraut 279
Hottonia palustris 285
Hühnereierschale 246
Hummer 250
Hundspetersilie 105
Hundsrose 186
Hura brasiliensis 137, 207
Hyazinth 99
Hydrastis canadensis 183
Hydrocotyle asiatica 108
Hydrocyanicum acidum 81
Hydrogenium 40
Hydrophobinum 267
Hyoscyamus 193, 275
Hypericum 122, 196, 260, 280

I

Ignatia amara 163, 209
Ignatiusbohne 163
Ilex aquifolium 279
Impatiens glandulifera 285
Inachis io 229
Indian Pink 281
Indigo, wilder 154
Indium metallicum 40
Industriezucker 63
Ingwer, wilder 166
Insecta 221
Insekten 221
Inula helenium 124
Iodum purum 40, 254
Ipecacuanha 189

Arzneimittelverzeichnis

Iridium metallicum 40
Iris douglasiana 284

J

Jakobsmuschel 252
Jasmin, wilder 138, 164
Jaspis 92
Jelängerjelieber 279
Jod 40, 254
Johanniskraut 196, 280
Juglans regia 204, 286
Juniperus communis 201

K

Kabeljau 250, 254
Kaffeebohnen, geröstete und gemahlene 189
Kakaobaum 167
Kalium arsenicosum 41
Kaliumarsenit 41
Kaliumbichromat 41
Kalium bichromicum 41
Kalium bromatum 41
Kaliumbromid 41
Kalium carbonicum 42
Kalium chloratum 31
Kaliumchlorid 31, 42, 255
Kalium iodatum 42, 255
Kaliumjodid 42, 255
Kaliumkarbonat 42
Kalium muriaticum 42, 255
Kaliumphosphat 42, 58
Kalium phosphoricum 42, 58
Kalium-Verbindungen 41, 203
Kalk, kohlensaurer, aus Austernschalen 26
Kalkschwefelleber 69
Kalmia latifolia 133
Kalziumbromid 26
Kalziumchlorid 26, 31
Kalziumfluorid 26
Kalziumhydrogenphosphat 57
Kalziumphosphat 26
Kalziumsilikat 27
Kamille 280
Kamille, echte 123
Kampferbaum 165
Kaninchenmilch 263
Kannenpflanze 146
Karbolsäure 79
Karneol 93
Karnivoren 146
Kartoffel 194
Kartoffelfäule, kranke 194
Kartoffelkäfer 222
Kastanie, rote 284
Kastanie, weiße 287
Katzengamander 151
Katzenmilch 261
Katzenschwänzchen 135
Kaurifichte 201
Kaurischnecke 250
Kava-Kava Tou tou Baum 177
Kermesbeere 120
Keulenbärlapp 199
Kiefer 280, 282
Kiefer, gemeine 203
Kiefernheide 137
Kieselsäure 65
Kirschlorbeer 185
Kirschpflaume 280
Klapperschlange 240
Klee 280
Kleiner Fuchs 230
Klette, große 124
Klettenlabkraut 189
Knäuel, einjähriges 280
Knoblauch 159, 280
Knollenblätterpilz, grüner 212
Knollenhahnenfuß 183
Koalabärenmilch 263
Kobalt 32 Kobra 241
Kochsalz 256
Kockelsamen 182
Kodein 174
Koffein 189
Kohlweißling 230
Kola 170
Kolanuss 170
Kolkrabe 244
Koloquinte 129
Königin der Nacht 116
Königskerze 281
Königskerze, kleinblütige 153
Königskrabbe 236, 251
Königswasser 81
Kopaivabalsam 155
Kopflaus 224
Korallennatter 240
Koralle, rote 250
Koriander 107
Kornrade 120
Krauseminze 150
Kreosotum 208
Kresse, brasilianische 127
Kreuzenzian 139
Kreuzkraut, goldenes 124
Kreuzotter, deutsche 241
Krokodilbaum 190
Krotonölbaum 136
Krypton 43
Küchenzwiebel 159
Kuckuck 247
Kuhmilch, entrahmte 260
Kupfer 32
Kupferkopf 239
Kürbis 129

L

Labiatae 147
Lac asinum 259
Lac caninum 260
Lac caprinum 260
Lac defloratum 260
Lac delphinum 251, 260
Lac elefantis asiatica 261
Lac equinum 261
Lac felinum 261
Lac glama 262
Lachesis muta 240
Lac humanum 262
Lac leoninum 262
Lac lupinum 263
Lac oryctolagi cuniculi 263
Lac ovinum 263
Lac phascolarctos 263
Lac phoca vitulina 251, 264
Lac simiae 255, 264
Lac suinum 264
Lacticum acidum 81, 259
Lactuca virosa 124
Lamamilch 262
Lamium album 148
Lanthanum bromatum 43
Lanthanum carbonicum 44
Lanthanum fluoratum 44
Lanthanum metallicum 43
Lanthanum oxydatum 44
Lanthanum-Verbindungen 43

Arzneimittelverzeichnis

Lanzenotter, gelbe 239
Lapislazuli 93
Lapis marmoreus 94
Lappa arctium 124
Larch 281
Lärche 201, 281
Larix decidua 201, 281
Larkspur 283
Larus argentatus 247, 253, 255
Lasius niger 223
Lathyrus latifolius 283
Latrodectus mactans 234
Laubbäume 207
Laurocerasus officinalis 185
Läusekraut, mexikanisches 158
Lavendel 281
Lavender 281
Lavendula officinalis 281
Lebensbaum 202
Ledum 133
Leguminosae 154
Leimkraut 281
Lepidium bonariense 127
Lepidoptera 227
Lerchensporn 174
Levkojen 127
Liebesbaum 190
Liguster 206
Ligustrum vulgare 206
Liliales 156
Lilium tigrinum 157, 286
Limenitis bredowii californica 229
Limulus cyclops 236, 251
Linde 169
Lithium carbonicum 44
Lithiumkarbonat 44
Loganiaceae 162
Lonicera caprifolium 119, 279
Lonicera xylosteum 119
Lorbeerkirsche 166
Lotus 284
Löwenmilch 262
Löwenzahn 125, 281
Luffa operculata 130
Lungenflechte 217
Lungenflechten 217
Lungenkraut 114
Lungenmoos 217
Lutetium fluoratum 45
Lutetium metallicum 45

Lutetium oxatum 45
Lutetium-Verbindungen 45
Lycopodium clavatum 199
Lycopus virginicus 149
Lyssinum 263, 267

M

Magnesium 46
Magnesium carbonicum 28, 46
Magnesium chloratum 31
Magnesiumchlorid 31
Magnesium iodatum 47, 255
Magnesiumjodid 255
Magnesiumkarbonat 46
Magnesium, kohlensaures 28
Magnesium lacticum 47
Magnesium metallicum 46
Magnesium muriaticum 47
Magnesiumphosphat 58
Magnesium phosphoricum 47, 58
Magnesium sulphuricum 47, 68
Magnesium-Verbindungen 46
Magnoliales 164
Mahonie 111
Maiapfel 112
Maiglöckchen 160
Mais 144, 281
Maisbeulenbrand 216
Majoran 150
Mallow 281
Malus domestica 186, 209
Malus pumila 279
Malvaceae 167
Malva parviflora 281
Malve 281
Mamba, schwarze 240
Manchinelbaum 136
Mancinella hippomane 209
Mandragora 193
Mangan 47
Manganum metallicum 47
Manzanita 274
Margerite 282
Marienkäfer 222
Marmor 94
Märzveilchen 197
Mater perlarum 251
Matricaria chamomilla 280
Matricaria recutita 123

Matthiola 127
Medorrhinum 17, 195, 268
Medusa 251
Meeresmittel 249
Meeresschwamm, gerösteter 253
Meerkatzenmilch (Affe) 255, 264
Meerrettich 126
Meerrettich, japanischer 127
Meerwasser aus dem Ärmelkanal 249
Meerzwiebel 161, 256
Melilotus officinalis 155
Melissa officinalis 149
Menschenfloh 224
Mentha piperita 149, 282
Mentha pulegium 149
Mentha viridis 150
Menthol 150
Mentholum 150
Mercurius corrosivus 49
Mercurius cyanatus 49
Mercurius dulcis 49
Mercurius iodatus flavus 49
Mercurius sulphuricus 49, 68
Mercurius-Verbindungen 48
Mercurius vivus 48
Miesmäulchen 152
Miesmuschel 252
Miesmuschel-Perle 252
Milchmittel 259
Milchsäure 81, 259 Milchsäure, rechtsdrehende 83
Milchstern 282
Milch vom Hausschwein 264
Mimulus 278
Mimulus aurantiacus 278
Mimulus guttatus 278
Minze, grüne 150
Mohnsaft aus Schlafmohn 175
Mokassinschlange 239
Molybdaenum 49
Molybdän 49
Mönchspfeffer 148
Monilia albicans 216
Morphinum aceticum 174
Morphinum sulphuricum 175
Morphiumsulfid 175
Morphofalter, blauer 230
Morpho peleides 230
Moschuswurzel 109

Arzneimittelverzeichnis

Mullein 281
Mungwort 274
Murex purpurea 252
Muriaticum acidum 81
Muskatnuss 165
Mustard 285
Mutterkorn 143, 215
Muttermilch 262
Mygale 233
Mygale lasiodora 234
Myosotis arvensis 114
Myrica cerifera 205
Myristica fragrans 165
Myrtales 171
Mytili margerita 252
Mytilus edulis 252

N

Nachtschatten, bittersüßer 193
Nachtschatten, schwarzer 194
Naja tripudians 241
Narde, amerikanische 110
Natrium arsenicosum 50
Natriumarsenik 50
Natriumborat 24
Natriumcarbonat 28
Natrium carbonicum 28, 50
Natrium causticum 50
Natriumchlorid 256
Natrium fluoratum 51
Natrium hypochlorosum 51
Natriumkarbonat 50
Natriummonohydrogen-
phosphat 58
Natrium muriaticum 51, 256
Natrium nitricum 51
Natriumoxalat 51
Natrium oxalicum 51
Natrium phosphoricum 51, 58
Natrium silicatum 51
Natrium sulphuricum 52, 69
Natrium-Verbindungen 24, 50
Natronlauge 50
Nelumbo nucifera 284
Neodymium carbonicum 52
Neodymium fluoratum 52
Neodymium metallicum 52
Neodymium nitricum 52
Neodymium oxydatum 53
Neodymium phosphoricum 53

Neodymium sulfuricum 53
Neodymium-Verbindungen 52
Neon 53
Nepenthales 146
Nepenthes distillatoria 146
Nessel, indische 135
Niccolum 53
Nickel 53
Nieswurz, schwarze 182
Nieswurz, weiße 158
Niobium 54
Nitricum acidum 81
Nitrogenium 54
Nitroglyzerin 37
Nitromuriaticum acidum 81
Nosoden 267
Nuphar luteum 187
Nux moschata 165, 209, 239
Nux moschata (Myristica
fragrans) 166
Nux vomica 163, 209
Nymphalis urticae 230

O

Oak 276
Ocimum canum 150
Ocimum sanctum 150
Odermennig 282
Oenanthe crocata 108
Ohrenqualle 251
Ölbaum 205
Oleaceae 205
Olea europaea 205
Oleum jecoris aselli 252
Olive 282
Olivenbaum 205, 282
Olivin 95
Onosmodium virginianum 114
Opium 175
Opiumalkaloid 174
Opuntia vulgaris 117
Orange, bittere 190
Orangenspinne 235
Orchidaceae 161
Oregon Grape 274
Origanum majorana 150
Origanum vulgare 151
Ornithogalum umbellatum
161, 282

Osmium metallicum 54
Osterluzei 166, 176
Oxalicum acidum 82
Oxalis acetosella 141
Oxalsäure 82
Oxygenium 55

P

Palladium 55
Palladium metallicum 55
Pantherpilz 212
Papagei 246
Papaveraceae 172
Papaver argemone 173
Paradiesnessel 135
Parasiten 215, 223
Paris quadrifolia 157
Pastinaca sativa 109
Pastinake 109
Pecten jacobaeus 252
Pediculus (humanus) capitis 224
Pelecanus onocrotalus 253, 256
Pelicanus onocrotalus 247
Pelikan 247, 256
Penicillinum 214
Penicillium glaucum 214
Penicillium Roquefortii 214
Peppermint 282
Peridot 95
Perle der Auster 251
Perubalsam 155
Petroleum 55, 182, 269
Peyotl 116
Pfahlrohr 142
Pfefferminze 149, 282
Pfeffer, schwarzer 177
Pfeilgift 162
Pferdemilch 261
Phallus impudicus 213
Phellandrium aquaticum 108
Phosphoricum acidum 58, 82
Phosphorsäure 58, 82
Phosphorus 56
Phosphor-Verbindungen 56
Phytolacca decandra 120
Pica pica 245
Picea nigra 201
Picricum acidum 82
Pieris brassicae 230
Pikrinsäure 82

Arzneimittelverzeichnis

Pilze 211
Pimpinella saxifraga 274
Pinales 200
Pine 280, 282
Pinie 282
Pink Yarrow 284
Pinus sylvestris 203, 280
Piperaceae 176
Piper methysticum 177
Piper nigrum 177
Pisces 256
Platin 59
Platinum 59
Platterbse 283
Plumbum metallicum 59
Plumbum phosphoricum 58
Plutonium 86
Plutoniumnitrat 86
Plutonium nitricum 86
Poaceae 141
Podophyllum peltatum 112
Poleiminze 149
Polonium metallicum 59
Populus tremula 287
Praseodymium carbonicum 60
Praseodymium fluoricum 60
Praseodymium metallicum 59
Praseodymium muriaticum 60
Praseodymium oxydatum 60
Praseodymium sulphuricum 60
Praseodymium-Verbindungen 59
Primärglykosid 153
Primulaceae 177
Primula obconica 179
Prozessionsspinner 228
Psilocybe-Art, mexikanische 213
Psilocybe caerulescens 213
Psorinum 56, 81, 111, 268
Pulex irritans 224
Pulmonaria officinalis 114
Pulsatilla pratensis 183
Purpurschnecke 252

Q
Quarzamethyst 90
Quecksilber 48
Quecksilber, gelbes 49
Quecksilberchlorid 49
Quecksilbercyanid 49
Quecksilber(II)chlorid 49

Quecksilbersulfat 49, 68
Quellwasser, heilkräftiges 283
Quercus robur 205, 276
Quince 283
Quitte 283

R
Radiumbromat 86
Radium bromatum 25, 61, 86
Radiumbromid 25, 61
Radon 61
Rainfarn 125, 283
Ranunculaceae 179
Ranunculus acris 183
Ranunculus bulbosus 183
Ranunculus occidentalis 278
Ranunculus sceleratus 184
Raphanus sativus var. niger 127
Raps 126
Rauschpfeffer 177
Rebendolde, giftige 108
Red Chestnut 284
Red Clover 280
Reißblei 38
Rettich, schwarzer 127
Rhenium 61
Rhodium metallicum 62
Rhododendron chrysanthum 134
Rhus toxicodendron 104
Rhus venenata 104
Rhus vernix 104
Ribonucleicum acidum 82
Rindertuberkulose, Nosode der 270
Ringelblume 122, 283
Ringeltaube 246
Rittersporn 184, 283
RNA 82
Robinia pseudoacacia 156
Robinie 156
Rock Rose 285
Rock Water 283
Roherdöl 55
Röntgenstrahlen 87
Rosa canina 186, 279
Rosaceae 185
Rosa damascena 186
Rosenapfel 171
Rosmarin, wilder 133
Rosskastanie 207, 283

Rotbuche 204, 284
Rottweiler-Hundemilch 260
Rubiaceae 187
Rubidium metallicum 62
Rubin 95
Rubus fructiosus 275
Ruhrrindenbaum 135
Rutaceae 190
Ruta graveolens 191
Ruthenium 62

S
Sabadilla 158
Sabina juniperus 202
Saccharomyces cerevisiae 217
Saccharum raffinatum 63
Sadebaum 202
Safran 160
Sagebrush 287
Saguaro 116
Saint John's wort 280
Salicylicum acidum 83
Salix babylonica 208
Salix vitellina 287
Salizylsäure 83
Salpetersäure 81
Salzsäure 30, 81
Salzwasserfische 256
Samarium carbonicum 63
Samarium fluoratum 64
Samarium metallicum 63
Samarium muriaticum 64
Samarium oxydatum 64
Samarium phosphoricum 64
Samarium sulphuricum 64
Samarium-Verbindungen 63
Sambucus nigra 119, 209
Sandbüchsenbaum 137, 207
Sanddorn 207
Sand-Mohn 173
Sanguinaria canadensis 175
Sanguinarinnitrat 175
Sanguinarium nitricum 175
Saphir 96
Sarcolacticum acidum 83
Sarder 93
Sardonyx 96
Sarothamnus scoparius 156
Sarracenia purpurea 147
Sarsaparilla officinalis 161

Arzneimittelverzeichnis

Sarsaparillwurzel 161
Sauerdorn 111
Sauerklee 141
Sauerstoff 55
Scandium metallicum 65
Schafgarbe 121, 284
Schafsmilch 263
Scheinakazie 156
Schierling, gefleckter 107
Schierlingsreiherschnabel 284
Schierlingstanne 200
Schildblume 152
Schildlaus, rote 222
Schimmelpilze 214
Schlangen 239
Schlangenkaktus 117
Schlangenwurz 181
Schlauchpflanze, rote 147
Schmetterlinge 227
Schneeball, gewöhnlicher 119
Schneeflockenstrauch 206
Schneeglöckchen 160
Schneerose 134
Schoenocaulon off. 158
Schokoladenhibiskus 170
Schöllkraut 173
Schwammgurke 130
Schwarze Witwe 234
Schwarzfichte 201
Schwefel 67
Schwefelsäure 69, 83
Schwererde 22, 28
Schwertlilie 284
Schwertschwanz, atlantischer 236
Scleranthus 280
Scleranthus annuus 280
Scrophulariaceae 152
Scrophularia nodosa 153
Secale cornutum 87, 120, 143, 144, 215, 263
Seehundmilch 251, 264
Seerose 284
Seestern 250
Selen 65
Selenium 65
Sellerie, echter 106
Senecio aureus 124
Senf, wilder 285
Sepia (Sepiida) 252

Serpentes 239
Shasta Daisy 282
Siebenpunktkäfer 222
Silber 19
Silbermöwe 247, 255
Silene californica 281
Silicea 65
Sinapis arvensis 285
Singschwan 247, 254
Skorpion, kleiner 236
Smaragd 97
Solanaceae 191
Solanum dulcamara 193
Solanum lycopersicum 193
Solanum mammosum 194
Solanum nigrum 194
Solanum tuberosum 194
Solanum tuberosum aegrotans 194
Solidago 278
Sommerlinde 169
Sonnenblume 124, 285
Sonnenhut, schmalblättriger 123
Sonnenröschen 285
Sonnentau 146
Sorbusaucuparia 276
Spanische Fliege 221
Spigelia anthelmia 163
Spinnen 233
Spongia tosta 253
Springgurke 130
Springkraut, drüsentragendes 285
Spritzgurke 130
Squilla maritima 19, 158, 159, 161, 253, 256
Stannum 66
Staphisagria 184
Star of Bethlehem 282
Staubschwamm 213
Stechapfel 195
Stechpalme 279
Steinklee, gelber 155
Steinöl 55
Steinsamen, falscher 114
Steinwurzel 148
Stellaria media 121
Sterculioideae 169
Sternenhyazinthe 159

Stickstoff 54
Sticky Monkeyflower 278
Sticta pulmonaria 217
Stieleiche 205
Stigmata maydis 144
Stillingia silvatica 137
Stinkasant 106
Stinkmorchel 213
Stinkwacholder 202
Stockrose 281
Stramonium 195
Strontium 66
Strontiumcarbonat 66
Strontium carbonicum 66
Strychnin 164
Strychninum 164
Sturmhut 276
Sturmhut, blauer 180
Succinum 98
Sulphuricum acidum 69, 83
Sulphur lotum 67
Sulphur-Verbindungen 67, 187
Sumbulus moschatus 109
Sumpfporst 133
Sumpfwasserfeder 285
Sunflower 285
Sweet Chestnut 277
Sweet Pea 283
Symphytum officinale 114
Symphytum officinalis 274
Syphilinum 269
Syphilis, Nosode aus 269
Syringa vulgaris 206

T

Tabacum 195
Tabak 195
Tagpfauenauge 229
Talgmuskatnussbaum 166
Tanacetum vulgare 125, 283
Tansy 283
Tantal 69
Tantalum metallicum 69
Tarantel, kubanische 235
Tarantel, spanische 235
Taraxacum officinale 125, 281
Tarentula cubensis 235
Tarentula hispanica (Lycosa tarentula) 235
Taube 246

Arzneimittelverzeichnis

Taubnessel, weiße 148
Tausendgüldenkraut 138, 285
Taxus baccata 202
Technetium 70
Teestrauch 196
Teichrose, gelbe 187
Tellurium metallicum 70
Terbium metallicum 70
Terbium muriaticum 70
Terbiumoxid 71
Terbium oxydatum 71
Terbium phosphoricum 71
Terbiumsulfat 71
Terbium sulphuricum 71
Terbium-Verbindungen 70
Terebinthinae oleum 208
Terpentilöl 208
Teucrium marum verum 151
Teucrium scordonia 151
Thallium metallicum 71
Theaceae 196
Thea chinensis 196
Theobroma cacao 167
Theridion curassavicum 235
Thlaspi (Capsella) bursa pastoris 128
Thuja occidentalis 202
Thymelaeaceae 170
Tierkohle aus Rindsleder 28
Tigerlilie 157, 286
Tiger Lily 286
Tilia europaea 169
Tilioideae 169
Tintenfisch 252
Titanium metallicum 71
Tollkirsche 192
Tollkirsche, Alkaloid aus der 173, 192
Tollwut-Nosode 267
Tomate 193
Topas 98
Topas imperial 98
Torula cerevisiae 217
Totenkopfschwärmer 227
Tribulus terrestris 141
Trifolium pratense 280
Trippernosode 268
Tuberculinum bovinum 270
Tulsi 150
Tungstenium metallicum 72

Türkenlilie 157
Turmalin 99

U
Ulme 286
Ulmus campestris 208
Ulmus procera 286
Umbelliferae 105
Uranium metallicum 86
Uranium-Serie, die 85
Uricum acidum 83
Urtica dioica 275
Ustilago maydis 216

V
Vaccinium myrtillus 134
Valeriana officinalis 125, 273
Vanadium metallicum 72
Venus mercenaria 253
Venusmuschel 253
Veratrum album 158
Veratrum viride 158
Verbascum thapsus 153, 281
Vergissmeinnicht 114
Veronica officinalis 154
Vervain 277
Vespa crabro 223
Viburnum opulus 119
Vine 287
Violaceae 196
Viola odorata 197
Viola tricolor 197
Vipera berus 241
Virola sebifera 166
Vitis vinifera 287
Vögel 243
Vogelmiere, gewöhnliche 121
Vogelspinne 234
Vultures 244

W
Wacholder 201
Wachsgagel 205
Waldameise, rote 223
Wald-Gamander 151
Waldklapperschlange, brasil. 240
Waldrebe, aufrechte 181
Waldrebe, weiße 286
Waldtrespe 286
Walfischdreck 249

Walnuss 204, 286
Walnut 286
Wanderfalke 243
Wanzenkraut 181
Wasserfenchel 108
Wasserhanf, durchwachsener 123
Wassermelone 130
Wassernabel, indischer 108
Wasserrohr 142
Wasserschierling 106
Wasserstoff 40
Water Violet 285
Wegameise, schwarze 223
Wegwarte 286
Weide 208, 287
Weinraute 191
Weinrebe 287
Weißdorn 185
Weißkopfseeadler 244
Wermut 287
White Cestnut 287
Wiesenklee, roter 280
Wiesenküchenschelle 183
Wiesenkümmel 109
Wildgans 246
Wild Oat 286
Wild Rose 279
Willow 287
Wintergrün 133
Winterlieb 133
Wismutnitratgemenge 23
Wolfram 72
Wolfsfuß 149
Wolfsmilch 136, 263
Wolfstrapp 149
Wollkaktus 117
Wormkraut 163
Wurmkraut 125
Wurmsamen 123

X-Y
Xenon 73
X-Ray 87
Yams, wilder 131
Yamswurzel 131
Yohimbinum 190
Ytterbium carbonicum 73
Ytterbium metallicum 73

Ytterbium nitricum 74
Ytterbium phosphoricum 74
Ytterbium-Verbindungen 73
Yttrium 74

Z
Zaubernuss 144
Zaunrübe, weiße 129

Zea mays 144, 281
Ziegenmilch 260
Zincum 75
Zink 75
Zinn 66
Zirconium 75
Zirkon 99
Zitronenfalter 228

Zitronengras 143
Zitronenmelisse 149
Zitronensäure 79
Zitterpappel 287
Zitwerblüte 123
Zitzen-Nachtschatten 194

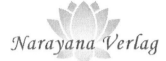

Impressum

Amati Holle
Wesentliches auf den Punkt gebracht
Essenzen der homöopathischen Familien & Reiche

ISBN 978-3-941706-32-3

1. Auflage 2012

© 2012 Narayana Verlag GmbH
Blumenplatz 2, 79400 Kandern, Tel.: +49 7626 974970-0
E-Mail: info@narayana-verlag.de
Homepage: www.narayana-verlag.de

Coverabbildung: www.istockphotos.com

Alle Rechte vorbehalten. Ohne schriftliche Genehmigung des Verlags darf
kein Teil dieses Buches in irgendeiner Form – mechanisch, elektronisch,
fotografisch – reproduziert, vervielfältigt, übersetzt oder gespeichert werden, mit Ausnahme
kurzer Passagen für Buchbesprechungen.

Sofern eingetragene Warenzeichen, Handelsnamen und Gebrauchsnamen verwendet werden,
gelten die entsprechenden Schutzbestimmungen
(auch wenn diese nicht als solche gekennzeichnet sind).

Die Empfehlungen dieses Buches wurden von Autor und Verlag nach
bestem Wissen erarbeitet und überprüft. Dennoch kann eine Garantie nicht übernommen werden.
Weder der Autor noch der Verlag können für eventuelle Nachteile oder Schäden, die aus den im
Buch gegebenen Hinweisen
resultieren, eine Haftung übernehmen.

Impressum

Amati Holle
Wesentliches der Arzneimittel auf den Punkt gebracht
Essenzen der homöopathischen Familien & Reiche

ISBN 978-3-941706-32-3

1. Auflage 2012

© 2012 Narayana Verlag GmbH
Blumenplatz 2, 79400 Kandern, Tel.: +49 7626 974970-0
E-Mail: info@narayana-verlag.de
Homepage: www.narayana-verlag.de

Coverabbildung: www.istockphotos.com

Alle Rechte vorbehalten. Ohne schriftliche Genehmigung des Verlags darf kein Teil dieses Buches in irgendeiner Form – mechanisch, elektronisch, fotografisch – reproduziert, vervielfältigt, übersetzt oder gespeichert werden, mit Ausnahme kurzer Passagen für Buchbesprechungen.

Sofern eingetragene Warenzeichen, Handelsnamen und Gebrauchsnamen verwendet werden, gelten die entsprechenden Schutzbestimmungen
(auch wenn diese nicht als solche gekennzeichnet sind).

Die Empfehlungen dieses Buches wurden von Autor und Verlag nach bestem Wissen erarbeitet und überprüft. Dennoch kann eine Garantie nicht übernommen werden. Weder der Autor noch der Verlag können für eventuelle Nachteile oder Schäden, die aus den im Buch gegebenen Hinweisen resultieren, eine Haftung übernehmen.

Weitere Werke im Narayana Verlag

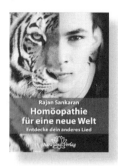

Rajan Sankaran
Homöopathie für eine neue Welt
Entdecke dein anderes Lied

384 Seiten, geb., € 29,-

Was lässt jeden von uns auf seine Weise wahrnehmen und handeln? Woher kommt der Stress im Leben?

Der weltweit führende Homöopath Rajan Sankaran hat sich lange mit diesen Fragen beschäftigt und erkannt, dass unsere Wahrnehmung von Stress durch unsere eigene Empfindung oder inneres „Lied" bestimmt wird, das einem Naturreich – sei es Tier, Pflanze oder Mineral – entspricht.

Er erklärt die sieben Ebenen der Erfahrung und zeigt, wie ein erfahrener Homöopath anhand von Worten und Gesten, wie wir unsere Beschwerden beschreiben, tief in unsere Empfindung eintauchen kann und erkennt, welches Tier, Pflanze oder Mineral in uns „singt". Diese Erkenntnis kann der Homöopath nutzen, um das Problem direkt an der Quelle zu behandeln.

„Dr. Sankarans Ansatz ist der größte Fortschritt in der Homöopathie im letzten Jahrhundert. Homöopathie für eine neue Welt› gibt eine Einführung in diesen neuen Ansatz.«

William Franklin McCoy, American Journal of Homeopathic Medicine 2009

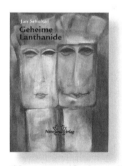

Jan Scholten
Geheime Lanthanide

560 Seiten, geb., € 75,-

Jan Scholten hat hier ein Jahrhundertwerk der Homöopathie geschrieben, das unsere Medizin ebenso nachhaltig beeinflussen wird wie das Organon. Er schenkt uns hier nicht nur den lange verborgenen Schlüssel zur therapeutischen Anwendung der Seltenen Erden, sondern präsentiert uns gleichzeitig eine abgerundete Methodik zur Mittelfindung aller anderen Elemente des Periodensystems, deren allgemeine Tragweite für eine Gesamtsystematik der homöopathischen Mittel man erst zu ahnen beginnt.

In 79 Fallbeispielen wird gezeigt, dass viele schwer therapierbare Krankheiten unserer Zeit nun durch diese Mittel bessere Erfolgschancen haben: Autoimmunkrankheiten, Migräne, Legasthenie, zahlreiche Augenkrankheiten, chronische rheumatische Erkrankungen, Morbus Crohn und Colitis ulcerosa sind nur einige Indikationen.

Den Abschluß bildet ein Kapitel mit den Prüfungssymptomen aller Lanthanide und ein besonders wertvoller Tabellenteil, der alle vorgestellten Themen im Überblick wiedergibt. Ein Meisterwerk!

Weitere Werke im Narayana Verlag

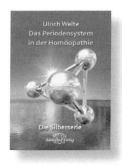

Ulrich Welte
Das Periodensystem in der Homöopathie
Die Silberserie

344 Seiten, geb., € 33,-

Mit 64 lebendigen Falldarstellungen gibt uns U. Welte eine Einführung in die Serien und Stadien. Exemplarisch werden die Elemente der Silberserie dargestellt, die den Künstlern und Wissenschaftlern entspricht und vor allem neurologische Krankheitsbilder beeinflusst. Ausgehend von der Symptomatik des Krankheitsbildes wird gezeigt, wie man typische Verhaltensweisen, auslösende Situationen, Berufe oder andere lebensbestimmende Charakteristika der Patienten in die Mittelwahl mit einbezieht. Viele neue Heilmittel sind mit der Theorie der Elemente entdeckt worden. Ferner sieht man die altbekannten Mittelbilder in neuem Licht. Man hat das Gefühl, durch die Oberflächenstrukturen der Symptome auf einen tief darunter liegenden Grund von merkwürdiger innerer Schönheit zu schauen. Das Periodensystem lebt!

„Ulrich Welte hat die Theorie der Elemente weiter entwickelt und sie in eigener Praxis zum Leben erweckt. Die Fälle zeigen, dass er das Wesen der Mittel voll erfasst hat und auch die Probleme kennt, die ihre Unterscheidung bereitet. Besonders die Kapitel über die Differenzierung der Stadien zeigen deutlich, in welcher Tiefe das Thema hier verstanden wurde. Man kann dieses Buch allen empfehlen, die einen praktischen Einstieg in die Theorie der Elemente suchen."

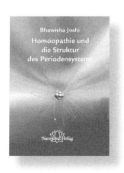

Bhawisha Joshi
Homöopathie und die Struktur des Periodensystems
Band 1

456 Seiten, geb., € 58,-

Bhawisha Joshi und ihr Mann Shachindra gelten als das „dynamische Duo der Homöopathie". Sie stammen aus der „Bombay Schule" mit weltweit führenden Lehrern wie Rajan Sankaran. Als zentrales Unterscheidungsmerkmal sehen sie das Thema „Ich und Du". Dieses Thema beginnt schon bei der Entwicklung eines Embryos im Mutterleib. Das einzelne Ich muss sich von allem, was es nicht sein will, abgrenzen. In der Auseinandersetzung mit dem Du wächst und entwickelt sich das Ich.

Anhand dieser Idee vom existenziellen Wechselspiel zwischen Ich und Du haben Bhawisha und Shachindra Joshi ein neues Verständnis für die Mittel unserer Materia medica entwickelt.

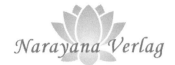

Blumenplatz 2, D-79400 Kandern
Tel: +49 7626-974970-0, Fax: +49 7626-974970-9
info@narayana-verlag.de

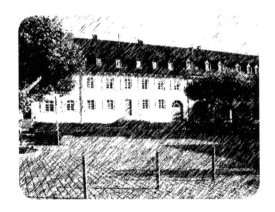

In unserer Online Buchhandlung
www.narayana-verlag.de
führen wir alle deutschen und
englischen Homöopathie-Bücher.

Es gibt zu jedem Titel aussagekräftige Leseproben.

Auf der Webseite gibt es ständig Neuigkeiten zu aktuellen Themen, Studien und Seminaren mit weltweit führenden Homöopathen, sowie einen Erfahrungsaustausch bei Krankheiten und Epidemien.

Ein Gesamtverzeichnis ist kostenlos erhältlich.